처음 배우는

약리학

Etsuro TANAKA 지음
예상규 옮김

도서출판 대한의학

역자 서문

처음 이 책을 펼쳤을 때, 250페이지를 한참 넘는 분량이지만 시간가는 줄 모르고 정말 재미있게 읽으며 작업한 기억이 납니다. 내용도 내용이지만 저자가 독자들을 정말 세심하게 배려하고 있다는 것을 느꼈기 때문입니다.

똑같은 약물이지만 개개인에 따라 다르게 작용할 수도 있고, 이름이 복잡하고도 비슷한 것이 많기에 약리학이 결코 쉬운 분야는 아니라고 생각합니다. 그럼에도 불구하고 처음 읽는 사람도 쉽게 이해할 수 있도록 인체에 작용하는 약물의 개념과 기전을 흥미롭게 설명했으며, 이에 따른 재미있고 직관적인 그림을 덧붙인 책입니다.

또한 인체의 각 기관과 약물의 분류 등에 따라서 각 파트를 구성하였으며, 색인을 통해 혼동하기 쉬운 약을 상세히 수록하였습니다. 이로 인해 약리학을 처음 배우는 사람은 물론, 심화적인 내용을 학습하려는 사람에게도 도움이 될 것으로 보입니다.

아직 우리나라는 의학용어의 사용에 있어서 혼란기에 있다고 보입니다. 명확한 기준이 없기에 임상 현장이나 각종 전문 서적, 심지어 전문가들의 일치된 의견도 없는 상황입니다. 이 책에서는 이러한 혼란을 최대한 줄이고자, 주요 용어의 경우 2020년 대한의사협회에서 펴낸『의학용어집 제6판』의 용어를 병기하는 형식으로 표기하였습니다.

또한 각 장의 말미에 첨언이 필요하다고 생각되는 내용을 역자주(※)로 추가하였습니다. 일본과 다른 우리나라의 현황 및 용어 등이 있으며, 우리가 일상에서 잘 쓰지 않거나, 쓰긴 쓰되 정확한 뜻을 모르고 넘기는 말이 있기에 이러한 내용을 짧게나마 담기 위해 노력했습니다.

이 책을 통해 약리학에 대한 이해와 지식이 더 깊어지면 의료 분야의 업무에 자신감을 갖게 될 것으로 생각됩니다. 의료 현장의 한 축을 담당하시게 될 모든 의료관계자 분들에게 도움이 되기를 진심으로 바랍니다.

2025년 2월

서울대학교 의과대학 약리학교실

예 상 규

머리말

2004년 이 책의 초판을 출간한 후, 지금까지 총 14번에 걸쳐 크고 작은 업데이트를 해왔습니다. 이러한 노력 덕분인지 시대가 변했음에도 내용은 그다지 진부하지 않고, 오랫동안 많은 독자들이 본서를 손에 들고 읽어주신 것에 대해 저자로서 매우 기쁘게 생각합니다. 시대가 변해도 약리학의 기본은 변하지 않지만, 최근 많은 신약이 개발되고 학생들의 학습 도구도 변화하며, 교육에서의 약리학 위치도 변해왔습니다.

이번에 다시 큰 업데이트를 시도하여 4판을 발행하게 되었습니다. 4판에서는 본문과 약물 리스트 등을 변경하였습니다

이 책에서는 먼저 병태생리의 설명을 하고 있습니다. 치료법이나 약물 사용법은 병태생리를 이해하지 않고는 이해할 수 없기 때문입니다. 그다음으로 임상 약물을 중심으로 그 약리 작용을 해설하고 있습니다. 즉 '병태생리의 관점에서 본 임상 약물의 사용 방법'입니다. 학생들에게는 미래에 임상 현장에 나갔을 때 그곳에서 사용되는 약물의 의미와 역할을 올바르게 이해하는 것이 중요하기 때문입니다. 학문으로서의 약리학에 치우치지 않도록 임상 현장에서 필요한 항목을 중심으로, 양과 수준도 충분히 고려했다고 생각합니다.

이 책의 개념이나 표현 방식은 자매판인『처음 배우는 생리학』을 따르고 있습니다. 예를 들어 본문은 그 중요도에 따라 대제목, 중제목, 설명문 3개 항목으로 나뉘어 있습니다. 대제목과 중제목의 내용은 반드시 이해하고 기억해 주길 바랍니다. 그대로 기억할 수 있도록 작성되어 있으므로 암기도 가능합니다. 설명문은 내용 이해를 위한 것으로 읽기만 해도 좋습니다. 시험이 끝나면 힘들게 외운 내용을 모두 잊어버리는 학생이 많지만, 적어도 대제목 항목은 시험 종료 후에도 계속 기억해 주길 바랍니다. 장래에 반드시 도움이 될 것입니다.

왼쪽 페이지에는 본문의 내용을 일러스트로 설명하고 있습니다. 꽤 과감한 비유나 변형도 있지만, 기억해야 할 포인트를 강조하기 위해 그러한 그림이 되었습니다. 또한 약품명 기재는 임상에서 사용되는 표현을 채택하여 예를 들어 '아트로핀 황산염'은 '아트로핀'으로만 표기했습니다. 중요도가 높지 않은 항목이나 최근의 토픽 등은 칼럼이나 Coffee Break로 각 페이지 하단이나 챕터 뒤에 기재했습니다. 각 장의 끝에는 복습의 의미로 문제를 실어두었으니, 이것을 이해 확인에 이용하시기를 바랍니다. 이 책이 약물의 올바른 이해에 도움이 되길 바랍니다.

2023년 8월
Etsuro TANAKA

목차

PART

1

약이 작용하는 구조

1. 약과 수용체
2. 약의 혈중농도
3. 약의 투여 방법

1 약과 수용체

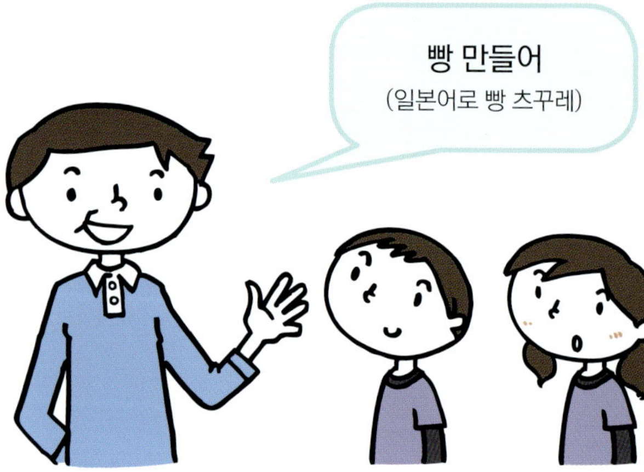
빵 만들어
(일본어로 빵 츠꾸레)

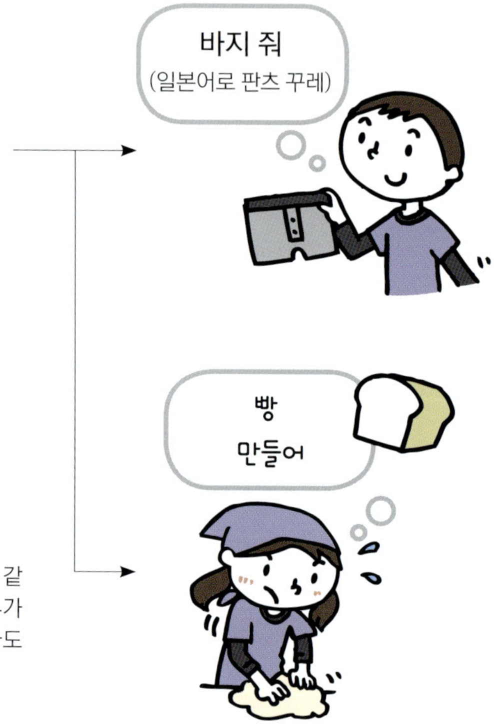
바지 줘
(일본어로 판츠 꾸레)
빵
만들어

메시지 전달: 전달물질과 수용체

전달물질은 수용체에 결합함으로써 그 메시지를 세포에 전달한다. 하지만 같은 메시지라도 세포마다 반응이 다르다. 이것은 세포에 있는 수용체의 종류가 다르고, 수용체마다 메시지의 해석이 다르기 때문이다. 즉, 같은 메시지라도 수용체의 종류에 따라 세포는 다른 반응을 보인다.

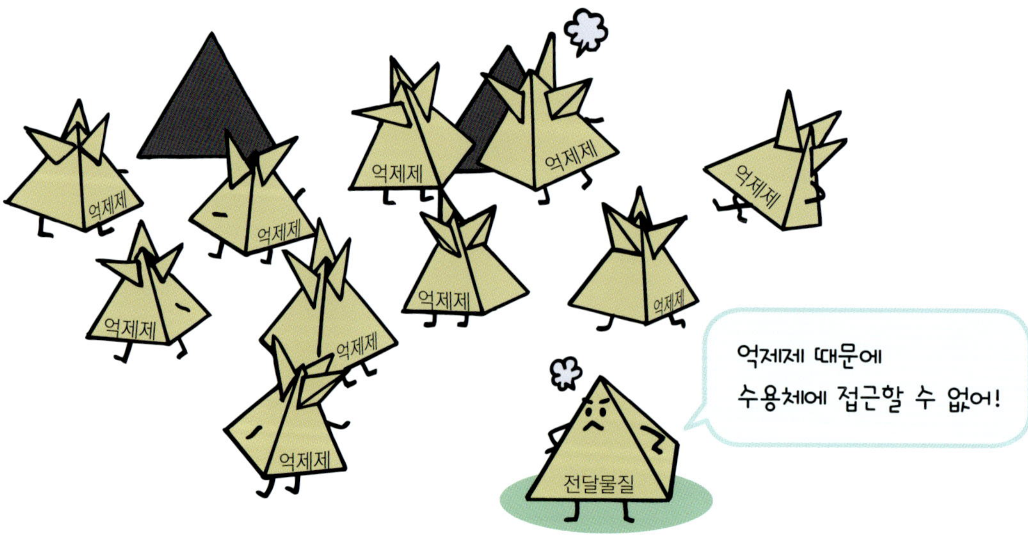

억제제

수용체는 특정 전달물질과만 결합한다. 이 전달물질과 유사한 구조로 되어 있는 물질은 수용체와 결합하지만, 메시지는 전달할 수 없다. 이러한 물질은 원래의 전달물질과 수용체의 결합을 방해한다. 이처럼 원래의 메시지 전달을 방해하는 약물을 억제제라고 한다.

신체의 명령(메시지) 전달은 수용체를 통해 전달된다.

신경, 호르몬, 약물 모두 전달 구조는 동일하다. 예를 들어 아드레날린은 아드레날린수용체에 결합하여 그 효과를 발휘한다.

▸ **메시지의 의미는 수용체가 해석한다.**

전달물질이 무엇인지가 중요하지만, 그것을 어떤 수용체가 받아들이는지도 중요하다.

▸ **같은 메시지에 대해서도 여러 다른 수용체가 존재한다.**

예를 들어 아드레날린수용체는 크게 나누어 2개(세밀하게는 4개 이상) 존재한다.

같은 메시지를 받아도, 수용체에 따라 해석이 다르다.

같은 메시지인데 세포의 반응이 다른 것은 수용체의 차이 때문이다. 메시지 해석의 열쇠는 수용체가 쥐고 있으며, 세포가 어떤 수용체를 가지고 있는지가 매우 중요하다.

▸ **아드레날린은 혈관 평활근을 수축시키지만, 기관지 평활근은 이완시킨다.**

같은 평활근(민무늬근육, smooth muscle)인데 반응이 정반대이다. 이 차이는 혈관 평활근의 수용체가 기관지 평활근의 수용체와는 다르다는 것에서 유래한다.

전달물질과 같은 정보를 전하는 물질을 작용제라고 한다.

이소프로테레롤은 아드레날린수용체에 결합하여 아드레날린과 유사한 작용을 나타낸다.

▸ **작용제는 같은 수용체에 결합하여 같은 정보를 전달한다.**

이소프로테레롤은 아드레날린수용체의 작용제라고 한다.

▸ **작용제를 자극제, 촉진제, 효현제, agonist라고 한다.**

이들은 미세한 차이가 있지만, 초보자는 모두 같다고 생각해도 좋다.

전달물질의 정보 전달을 방해하는 물질을 억제제라고 한다.

▸ **억제제는 수용체를 차단한다.**

억제제는 같은 수용체에 결합하여 차단함으로써, 전달물질이 수용체에 결합할 수 없게 한다. 이에 따라전달물질의 정보 전달이 불가능해진다.

▸ **억제제는 원래의 전달물질의 효과를 감소시킨다.**

예를 들어 프로프라놀롤(propranolol)이라는 약물은 아드레날린수용체를 막아 버려 아드레날린이 결합하지 못하게 한다.

▸ **억제제를 길항제, 차단제, blocker, antagonist라고도 한다.**

Inhibitor라고도 한다. 이것들은 모두 같다고 생각해도 된다.

전달물질의 합성 분해를 조절하는 약물도 작용제나 억제제가 될 수 있다.

이 경우는 수용체와 직접 관련이 없다. 합성이나 분해를 하는 효소에 대한 약이다.

▸ **전달물질의 합성 촉진이나 분해 억제로 작용제가 된다.**

▸ **전달물질의 합성 억제나 분해 촉진으로 억제제가 된다.**

예를 들어 아드레날린의 분해효소억제제를 투여하면, 아드레날린의 양이 증가하여 결과적으로 아드레날린의 작용이 강화된다. 작용제와 억제제를 합쳐서 작용제라고 한다.

2 약의 혈중농도

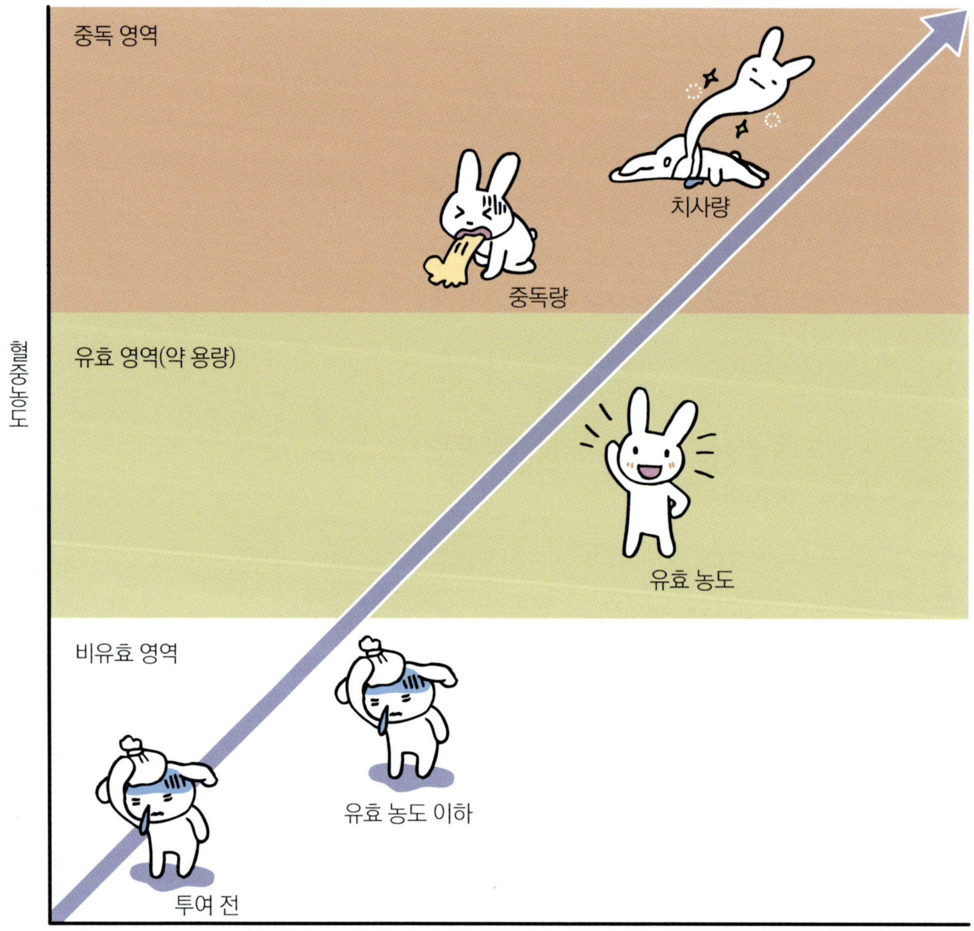

유효 농도와 중독량

약의 효과는 혈중농도가 중요하다. 유효 농도 이하에서는 효과가 없고, 유효 농도 이상에서는 효과가 나타난다. 그러나 농도가 더 올라가면 독성이 나타난다(중독량). 그리고 더 높은 혈중농도에서는 죽는다(치사량).

> **방광염과 담낭염에 대한 항균제**
>
> 방광염에 대한 항균제는 분해되지 않고 그대로 소변으로 배설되는 유형이 적합하다. 또한, 담낭염에 대한 항균제는 분해되지 않고 그대로 담즙 내로 배설되는 유형이 적합하다.

혈중농도를 측정하는 주요 약

- **중추신경계 약물**: 페니토인Phenytoin, 탄산리튬Lithium carbonate
- **심장의 약물**: 디곡신Digoxin
- **호흡기 약물**: 테오필린Theophylline
- **면역 약물**: 사이클로스포린Cyclosporine

약의 효과는 혈중농도가 중요하다.

약도 지나치면 독이 될 수 있다. 약에는 부작용이 따르며, 독성이란 부작용이 전면에 나타나는 것을 말한다.

▶ **약의 독성은 일반적으로 혈중농도에 비례한다.**

▶ **약 용량의 범위가 넓은 약물은 독성이 나타나기 어렵다.**

A. 특정 혈중농도 이하에서는 효과가 나타나지 않는다.

B. 그 혈중농도 이상에서 효과가 나타난다.

C. 특정 높은 혈중농도 이상에서는 독성이 나타난다(중독량).

D. 더 높은 혈중농도에서는 죽는다(치사량).

약 용량은 B 이상 C 이하 범위의 농도를 말한다. 약 용량의 범위가 넓은 약은 독성 등의 부작용이 나타날 가능성이 적어 사용하기 쉽다. 반대로 약 용량의 범위가 좁으면 부작용이 나타나기 쉽다.

약의 효과는 유효 혈중농도의 지속시간에도 비례한다.

▶ **약의 투여에서는 혈중농도뿐만 아니라, 그 지속시간도 중요하다.**

농도와 시간이 두 가지 중요한 요소이다.

▶ **약의 혈중농도는 모니터링할 수 있다.**

약에 따라 혈중농도를 측정하여 적절한 혈중농도를 유지한다. 유효량(약 용량)을 유지하면서 동시에 중독량을 피하기 위해서다.

서서히 흡수되는 약은 오래 지속된다.

▶ **경구약은 소화관에서 서서히 흡수되어 혈액으로 이동한다.**

좀 더 천천히 흡수되는 약제 형태로 서방제형이 있다(→ p.45).

▶ **피하주사와 근육주사는 주입 부위에서 혈액으로 들어간다.**

피하주사와 근육주사는 약물이 주입 부위에 잠시 머무르며, 서서히 효과가 오래 지속된다.

약은 간에서 대사되는 경우가 많다.

예외도 많지만, 대부분의 약은 간에서 대사된다고 생각하면 된다.

▶ **간에서 대사되면 약의 활성이 저하된다.**

기본적으로 간에서 대사되면 약의 효과가 사라진다.

▶ **예외적으로 간에서 대사되면 약이 활성화되는 것도 있다.**

부작용을 줄이기 위해 의도적으로 그렇게 만든 것이다. 이것을 전구약물(prodrug, → p.45)이라고 한다. 전구약물은 그 자체로는 활성화되지 않으며, 체내에서 대사를 받아 약의 작용을 나타낸다.

약의 배설 경로는 소변이나 담즙이다.

많은 예외가 있지만, 기본적으로 소변이나 담즙으로 배설된다고 생각하면 된다.

▶ **약은 그대로 배설되는 것과, 대사를 거쳐 배설되는 것이 있다.**

소변에 그대로 배설되는 것은 요로에 대해서도 약의 작용(과 부작용)을 나타낸다.

3 약의 투여 방법

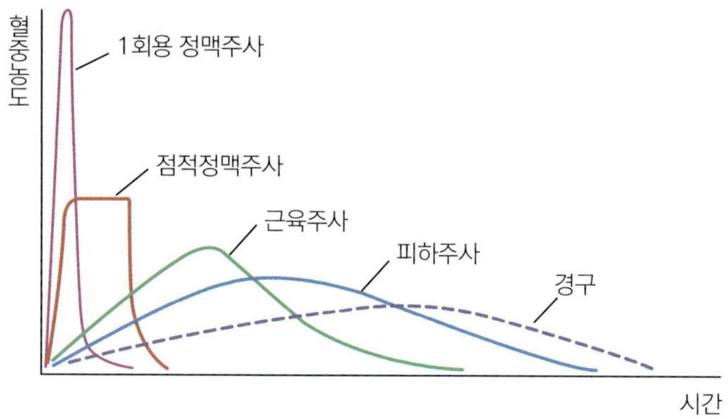

투여 경로와 혈중농도의 관계

1회용 정맥주사(i. v.), 점적정맥주사(d. i. v.), 근육주사(i. m.), 피하주사(s. c.), 경구(p.o.)에서 약을 투여했을 때 혈중농도의 변화를 그림으로 나타냈다. 1회용 정맥주사는 정맥주사하는 순간 초고농도가 된다. 점적정맥주사는 점적 동안 일정한 고농도를 유지한다. 기본적으로 서서히 흡수된 약은 오래 지속된다. 근육주사보다 피하주사 쪽이 혈액으로의 이행이 더 느리다. 경구투여는 더욱 천천히 흡수된다.

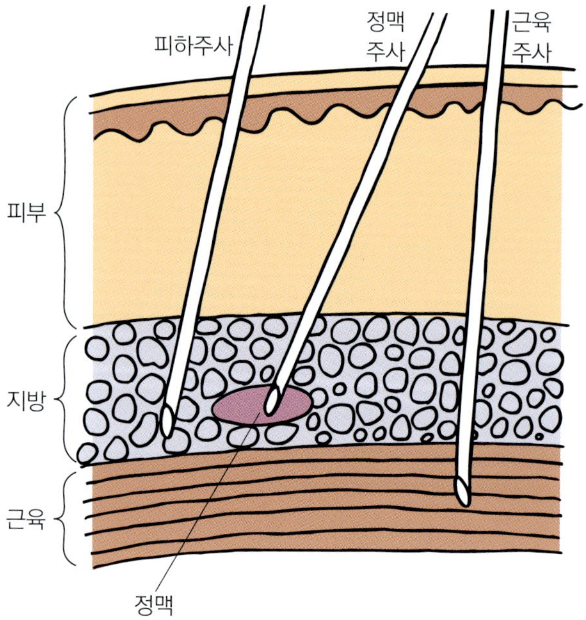

피하주사와 근육주사

근육주사란 근육조직 내 주입, 피하주사는 피하조직 내, 즉 지방조직 내로 주입하는 것이다. 어느 것을 해도 좋다면 피하주사를 한다. 기름성 약물과 같은 자극성이 강한 약물은 근육주사가 일반적이다. 근육조직은 지방조직보다 혈관이 풍부하고 혈류가 많기 때문에 근육주사가 더 빨리 흡수된다.

약의 투여 방법은 상황에 가장 적합한 것을 선택한다.

약의 투여 방법에는 경구투여나 주사 등이 있다. 약의 성질이나 환자의 상태를 고려하여 그 상황에 가장 적합한 방법을 선택한다.

경구투여는 간편하고 쉽다.

경구투여(p.o.)는 입을 통해서 먹는 것이다. 스스로 복용할 수 있고, 통증도 없다. 다만, 위장 장애 등이 발생하기 쉽다.

▶ 경구약은 복용을 잊을 수 있다.

스스로 복용하므로, 깜빡하거나 고의로 복용을 잊을 수 있다. 적절히 복용하는 것을 순응도(compliance)라고 하며, 복용을 자주 잊는 것을 '순응도가 낮다'고 표현한다. 최근에는 충실도(adherence)라는 용어도 사용된다(→ p.76).

주사는 확실한 투여 방법이다

▶ 일단 주사한 약은 취소할 수 없다.

경구약은 실수로 복용해도, 직후라면 토하게 하는 등 어느 정도 회수할 수 있다. 그러나 주사제는 일단 투여하면 절대로 회수할 수 없기 때문에, 투여 전에는 약의 오류가 없는지 신중한 확인이 필요하다.

▶ 주사 경로에는 정맥내, 피하, 근육내 등이 있다.

정맥주사는 정주(i. v.), 피하주사는 피하주(s. c.), 근육주사는 근주(i. m.)라고 약칭한다. 기본적으로는 정맥주사나 피하주사이다. 기름성 약물은 근육주사가 일반적이다.

정맥주사 방법에는 1회용 정맥주사과 점적정맥주사가 있다.

▶ 빠르게 효과를 원할 때는 1회용으로 정맥주사한다.

1회용 정맥주사는 순간(몇 초~수십 초) 동안 약물을 정맥 내에 주입하는 것이다.

▶ 1회용은 정맥주사하는 순간의 혈중농도가 매우 높아진다.

정맥주사하는 순간이나 직후에 쇼크가 발생할 수 있으므로, 정맥주사 시에는 환자를 주의깊게 관찰해야 한다.

▶ 점적정맥주사(d. i. v.)는 효과 지속시간이 길다.

기본적으로 점적하는 동안(보통 30분~수 시간 정도) 유효 혈중농도가 지속된다. 또한, 점적정맥주사는 1회용 정맥주사에 비해 혈중농도가 높지 않아, 그만큼 부작용이 적다. 다만, 시간이 걸린다.

피하주사는 피하 지방조직 내로 주입하는 것이다.

▶ 피하주사는 효과 지속시간이 비교적 길다.

약물이 혈액 속으로 흡수되는 데 어느 정도 시간이 걸리기 때문에 효과 지속시간이 비교적 길다. 또한, 투여 직후 혈중농도도 그다지 상승하지 않으므로 1회용 정맥주사에 비해 부작용이 거의 발생하지 않는다.

▶ 근육주사는 기름성 약물 등의 경우에 제한된다.

근육주사는 근육의 손상을 일으킬 수 있으므로, 되도록이면 하지 않는 것이 좋다. 그러나 기름성 약물(예: 스트렙토마이신) 등은 자극성이 강해 피하주사를 할 수 없기 때문에, 근육주사를 시행한다.

Coffee Break

혈청 알부민과 약의 결합

투여된 약은 흡수되면, 먼저 혈액으로 이동하고, 그 후 전신의 조직에 도달한다. 혈액 속에서는 약의 일부가 혈장 단백질(대부분 혈청 알부민)과 연결된다. 혈장 단백질과 결합하지 않은 free한 것만이 약리 작용을 발휘할 수 있고, 혈장 단백질과 결합한 부분은 약리 작용을 발휘하지 않는다. 즉, 혈청 알부민과 결합하기 어려운 성질을 가지고 있는 약만이 저용량으로 효과를 발휘할 수 있다.

알코올과 약

약과 술을 함께 먹으면, 간은 알코올을 처리하느라 약의 대사에 신경을 쓰지 못해 약의 효과가 강하게 나타날 수 있다. 예를 들어 수면제를 술과 함께 먹으면, 수면제의 분해가 지연되어 많은 양의 수면제를 먹은 것 같은 상황이 된다. 약과 술은 함께 먹어서는 안 된다.

주작용 · 부작용 · 이상반응(adverse event)

약물 사용했을 때의 목적으로 하는 작용을 주작용이라고 한다. 반대로 목적과 일치하지 않는 유해한 작용을 부작용이라고 한다. 예를 들어 코데인(codeint)에는 진해 작용과 지사 작용, 진정 작용 등이 있다. 설사 환자에게는 지사 작용이 주작용이 된다. 그러나 기침 환자에게 코데인을 사용하면 변비라는 부작용이 발생한다. 더 넓게는 약 사용자에게 발생하는 바람직하지 않은 모든 것을 이상반응이라고 한다. 코데인 사용 환자가 휘청거리다가 넘어져서 골절된 경우, 골절은 코데인의 부작용은 아니지만, 이상반응이다. 이상반응에서는 약과의 인과관계를 고려하지 않는다.

문제

일반적으로 약의 흡수가 가장 느린 것은?

1. 피하주사
2. 근육내주사
3. 기도내 흡입
4. 혀밑 투여(설하약)

해설 p.6 참조. 1, 2. 근육내주사는 피하주사보다 흡수가 빠르다. 3. 기도내흡입은 신속하게 폐를 통해 흡수된다. 4. 구강 점막에서 신속하게 흡수되어 효과가 빠르다. 약을 투여하는 것을 투약(medication)이라고 한다. **정답** [1]

PART

2

자율신경

1. 교감신경과 부교감신경
2. 교감신경작용제
3. α작용과 β작용
4. 교감신경차단제
5. 부교감신경작용제
6. 항콜린제
7. 콜린에스터라아제억제제와 근이완제

1 교감신경과 부교감신경

전달물질과 그 작용

	전달물질	기분	에너지	동공	심혈관계	소화기계	발한	요로계 (방광)
교감신경계	노르아드레날린	흥분 시 우위	소비 방향으로	확대	활성화	진정화	항진*	축뇨
부교감신경계	아세틸콜린	이완 시 우위	축적 방향으로	축소	진정화	활성화	–	배뇨

*예외적으로 땀샘으로의 교감신경 전달물질은 아세틸콜린뿐이다.

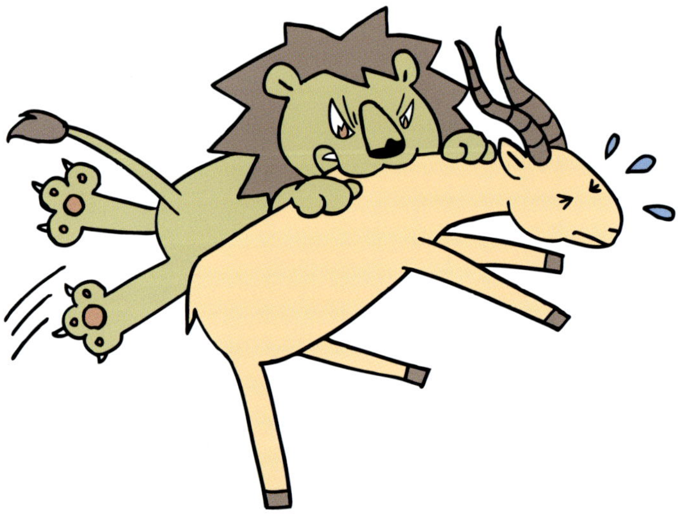

교감신경 우위 상태

교감신경계와 부교감신경계가 조절하는 것은 구체적으로 평활근·심근과 분비선이다. 교감신경계는 기분이 고양될 때 우세하다. 예를 들어 사냥감을 노리고 사냥하는 상태이다. 동공이 열리고, 혈압과 심박수도 상승하고, 땀이 난다. 한편, 소화기관은 활동이 억제되어 입은 바짝바짝 마른다. 배뇨할 상황이 아니다. 덧붙여서 땀을 흘리는 것은 사람만이 할 수 있다.

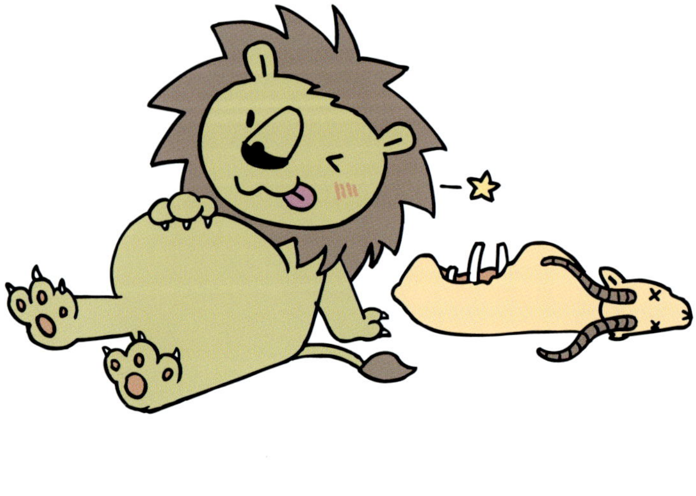

부교감신경 우위 상태

부교감신경계는 기분이 편안할 때 우위가 된다. 예를 들어 사냥감을 천천히 먹고 있는 상태에서 동공이 축소되고, 혈압도 심박수도 떨어진다. 반면에 소화기 활동이 활발해지고 소화기의 운동도 소화액의 분비도 활발해진다. 배뇨도 일어난다.

자율신경에는 교감신경과 부교감신경이 있다.

교감신경과 부교감신경은 거의 정반대 작용을 한다.

▸ 교감신경의 가장 중요한 작용은 심혈관계의 활성화이다.

교감신경의 기본 작용은 신체의 활성화이다.

▸ 부교감신경의 가장 중요한 작용은 소화기계의 활성화이다.

부교감신경의 기본 작용은 신체의 안정화이다.

교감신경에서 방출되는 전달물질은 노르아드레날린이다.

부신수질에서 분비되는 아드레날린도 노르아드레날린과 거의 유사한 작용을 하는 물질이다. 초보자는 이 두 개가 같은 것으로 간주해도 된다.

▸ 아드레날린을 투여하면 교감신경 흥분 상태와 같은 일이 일어난다.

또한, 아세틸콜린을 투여하면 부교감신경 흥분 상태와 같은 일이 일어난다. 아드레날린 유사물질이나 아세틸콜린 유사물질에서도 거의 같은 일이 일어난다.

▸ 아드레날린 유사물질을 카테콜아민이라고 한다.

카테콜아민은 화학물질로서의 명칭이며, 예외도 있다. 그러나 현시점에서 카테콜아민이라고 하면 아드레날린 유사물질이라고 기억해도 좋다.

부교감신경에서 방출되는 전달물질은 아세틸콜린이다.

노르아드레날린과 아세틸콜린은 모두 매우 중요한 자율신경의 전달물질이기 때문에 절대 잊지 말자.

같은 자극 물질인데도 세포의 반응성이 다른 것은 수용체가 다르기 때문이다.

1장의 p.3에서 언급했듯이 아드레날린은 혈관 평활근을 수축시키지만, 기관지 평활근은 확장시킨다. 이 차이는 두 평활근이 갖고 있는 수용체가 각각 다르기 때문이다.

▸ 아드레날린의 작용은 α수용체와 β수용체를 통해 발휘한다.

아드레날린은 세포 안까지 들어가지 않는다. 세포 표면에 α수용체와 β수용체가 있다. 아드레날린이 이 수용체에 결합하면 수용체는 아드레날린의 메시지를 세포속으로 전달하여 수축 등의 반응을 일으킨다.

▸ α수용체는 평활근을 수축시키고, β수용체는 평활근을 이완시킨다.

평활근이 수축하느냐 이완하느냐는 α수용체와 β수용체의 수에 따라 달라진다. 숫자가 많은 쪽이 이긴다.

▸ 혈관 평활근에는 많은 α수용체와 약간의 β수용체가 있다.

α수용체의 효과가 강하게 나타나기 때문에, 아드레날린에 의해 혈관 평활근은 수축한다.

아드레날린과 에피네프린

아드레날린은 일본인 高峰譲吉(다카미네죠오키치)에 의해 발견되고 명명된 호르몬이다. 이 호르몬을 미국에서는 에피네프린이라고 한다. 일본에서는 2006년부터 일본 약전에서 아드레날린을 상품명으로 정식으로 채택했다.

2 교감신경작용제

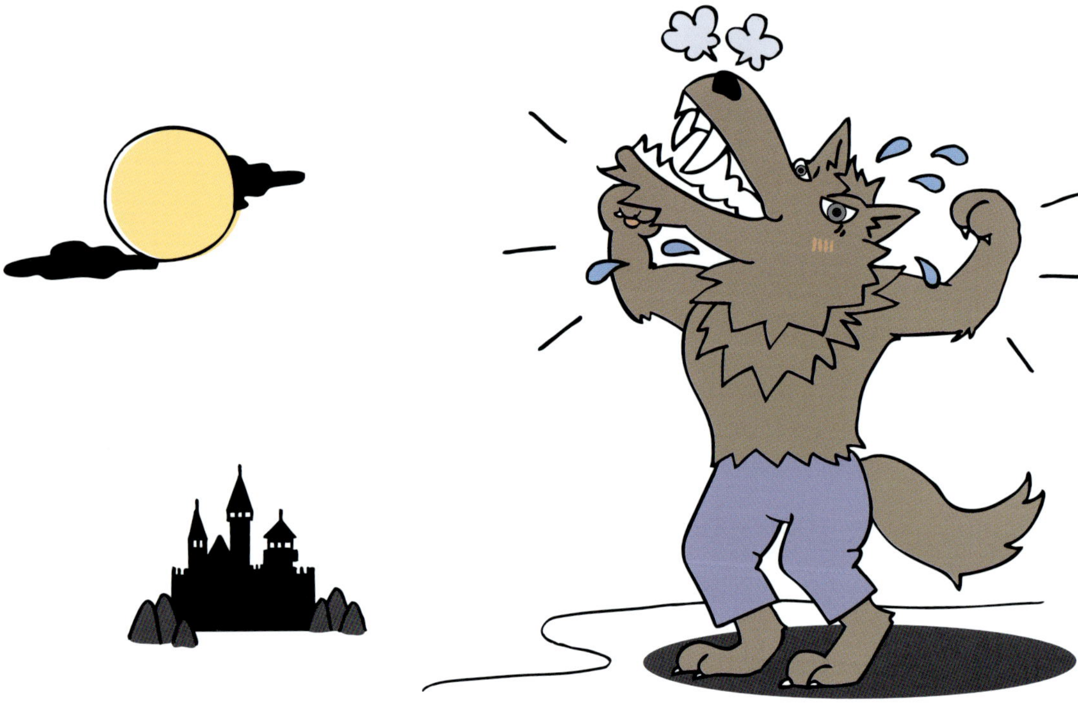

교감신경 흥분 상태

교감신경이 흥분하면, 동공확대근과 혈관 평활근이 수축한다. 심근은 그 수축이 증대되고, 심박수도 증가한다. 기관지 평활근은 이완되고, 기관지는 확장된다. 혈압과 심박수가 상승하고, 땀을 흘린다. 한편, 소화기는 활동이 억제되어 입이 바짝바짝 마른다. 소변을 볼 수 없다.

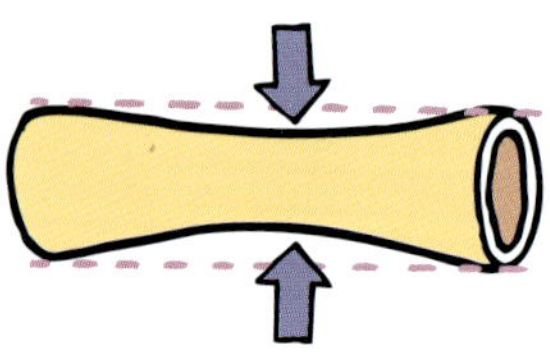

혈관수축
(α작용)
아드레날린
노르아드레날린
페닐레프린
(도파민)

심박 증강
(β_1작용)
아드레날린
이소프레날린
도부타민

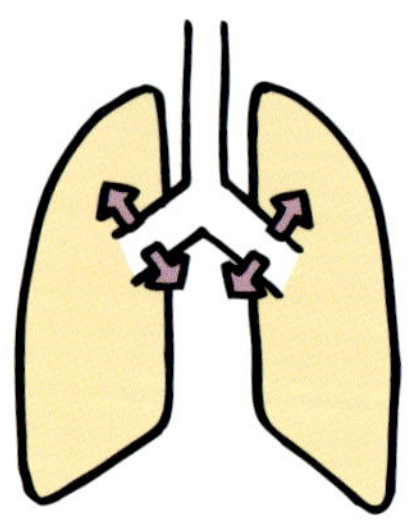

기관지 확장
(β_2작용)
아드레날린
이소프레날린
살부타몰

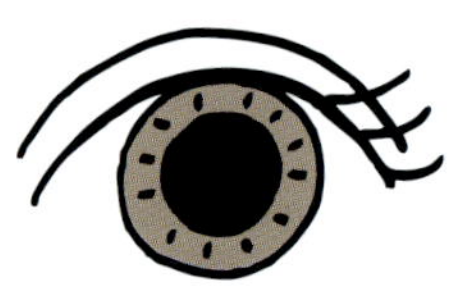

동공확대(산동)
(α작용)
아드레날린
페닐레프린

아드레날린은 심장의 수축력도 심박수도 함께 증대시킨다.

이 두 가지가 결합하면 심장에서 박출되는 혈액량은 매우 증가한다.

▸ **심근에는 β수용체가 있는데, 이 β수용체는 심근 활동을 강화한다.**

평활근의 β수용체는 평활근을 이완시키지만, 심근의 β수용체는 심근을 활성화시킨다.

▸ **심근과 평활근에서는 β수용체를 통한 최종적인 근육의 반응은 반대이다.**

둘 다 β수용체이지만, 이처럼 반대 작용을 하므로 두 종류로 더 세분화하기도 한다. 심근에 있는 β수용체를 β_1수용체, 평활근에 있는 것을 β_2수용체라고 한다. 두 수용체의 구조는 미세하게 다르지만 거의 동일하다. β_1수용체와 β_2수용체의 구별이 어렵다면, 초보자는 거기까지 이해하지 않아도 된다.

아드레날린의 주요 작용은 혈관수축, 심박 증강, 기관지 확장, 동공확대다.

아드레날린의 작용은 교감신경의 작용과 동일하며 다양하다. 그중에서 이 네 가지 작용이 가장 중요하다. 혈당 상승 작용도 있다. 또한, 교감신경은 소화기계에 대해서는 거의 작용하지 않는다고 봐도 된다.

▸ **혈관수축은 혈관 평활근의 α수용체를 통한 수축 반응이다.**

혈관 평활근은 β수용체도 가지고 있지만, α수용체가 확실히 많다.

▸ **심박 증강은 심근의 β수용체를 통한 수축 반응이다.**

자세히 말하면 β_1수용체를 통한 반응이다.

▸ **기관지 확장은 기관지 평활근의 β수용체를 통한 이완 반응이다.**

자세히 말하면 β_2수용체를 통한 반응이다.

▸ **동공확대는 홍채에 있는 동공확대근의 α수용체를 통한 수축 반응이다.**

반면, 동공괄약근(동공조임근, iris sphincteriris sphincter)은 부교감신경(아세틸콜린)에 의해 수축하여 동공이 수축한다.

▸ **땀샘만은 예외로, 교감신경에서 아세틸콜린이 분비된다.**

땀샘은 예외로, 교감신경에서 분비된 아세틸콜린에 의해 발한(땀남)이 증가한다.

교감신경작용제는 아드레날린과 유사한 작용을 하는 약을 말한다.

교감신경작용제에는 α수용체에 주로 작용하는 약과 β수용체에 주로 작용하는 약이 있다.

▸ **교감신경에서는 노르아드레날린이 분비된다.**

▸ **부신수질에서는 아드레날린이 분비된다.**

아드레날린이나 노르아드레날린도 작용은 거의 같다고 생각해도 좋다. 교감신경이 흥분하면 그 흥분이은 부신수질에도 전해져 부신수질에서 혈액 속으로 아드레날린이 분비된다.

α작용제와 β작용제

α수용체를 통해 그 효과를 발휘하는 약을 α작용제, 그 작용을 α작용이라고 한다.
→ α작용을 갖는다는 것은 α수용체에 결합하기 쉽다는 것이다.
β수용체를 통해 그 효과를 발휘하는 약을 β작용제, 그 작용을 β작용이라고 한다.
→ β작용을 갖는다는 것은 β수용체에 결합하기 쉽다는 것이다.

3 α작용과 β작용

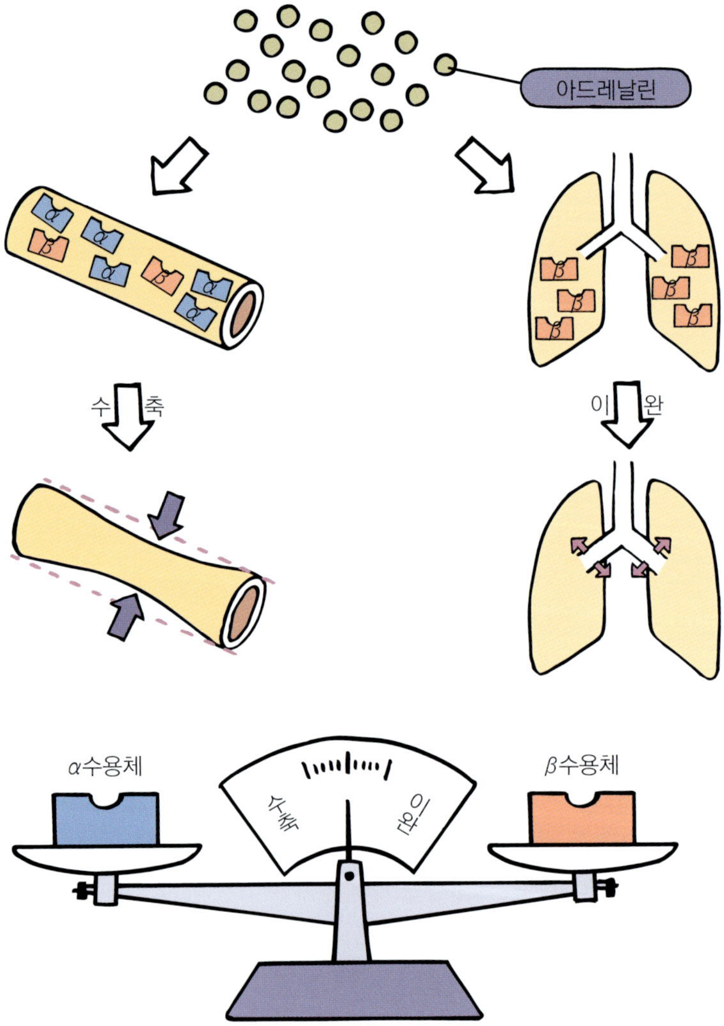

아드레날린에 대한 평활근의 반응

아드레날린수용체에는 α수용체와 β수용체가 있다. 평활근에서는 아드레날린의 메시지를 α수용체는 '수축하라', β수용체는 '이완하라'로 해석하여 세포속으로 전달한다. 혈관 평활근세포는 α수용체가 많아 아드레날린으로 수축한다.

반면, 기관지 평활근세포는 β수용체가 많아서 아드레날린으로 이완된다. 즉, 기관지는 확장한다. 핵심은 그 세포가 주로 어떤 수용체를 가지고 있는가이다.

또한, 심근세포는 β수용체를 가지고 있으며, 심근세포의 β수용체(β_1수용체)는 평활근세포의 β수용체(β_2수용체)와 조금 다르게 수축력 증대 명령을 세포속으로 전달한다.

교감신경작용제

- **아드레날린**: 에피네프린(보스민®, EPIPEN®)
- **노르아드레날린**: 노르에피네프린(NOR-ADRENALIN®)
- **α작용제**: 페닐에프린(Neo-Synesin®)
- **β작용제**: 이소프레날린(Isoproterenol; 프로타노롤®S, ASTHPUL®※)
- **β_1작용제**: 도부민(Dobutrex®)
- **β_2작용제**: 살부타몰(Venetlin®)
- **기타 카테콜아민**: 도파민(Inovan®)

역자주 ※ASTHPUL: 기체흡입형 기관지 확장제

아드레날린은 α작용과 β작용 모두 가지고 있다.

두 작용의 강도는 거의 동일하다. α+β작용제라고도 할 수 있다.

▶ **노르아드레날린은 α작용 > β작용이다.**

α작용과 β작용 둘 다 가지고 있지만, α작용이 더 강하다.

▶ **대표적인 α작용제는 페닐레프린이다.**

페닐레프린은 α작용이 중심이며, β작용은 거의 없다.

▶ **대표적인 β작용제는 이소프로테레롤이다.**

이소프로테레놀(이소프레날린이라고도 함)은 β작용이 중심이며, α작용은 거의 없다. 심근과 기관지에 동등하게 효과를 발휘한다. $\beta_1+\beta_2$작용제라고도 할 수 있다.

▶ **도부타민은 심근에만 작용한다.**

도부타민은 β_1작용제이며, β_2 작용은 거의 없다. α작용도 없다.

▶ **살부타몰은 기관지 평활근에만 작용한다.**

살부타몰은 β_2작용제이며, β_1 작용은 거의 없다. α작용도 없다.

▶ **도파민은 심혈관계에만 작용한다.**

도파민은 혈관을 수축시키고 심박수를 활성화한다. 주로 도파민 수용체에 대한 작용제이지만, α작용과 β작용도 함께 가지고 있다.

▶ **카테콜아민의 일반적인 부작용은 부정맥이다.**

가슴 두근거림, 즉 β_1 작용으로 인해 빈맥이나 기외수축 등의 부정맥이 생긴다.

아드레날린은 심정지 등 응급 소생에 사용된다.

α작용의 혈관 수축에 의해 혈압을 높이고, β작용으로 심장기능을 촉진시키며 기관지를 확장시킨다.

▶ **아드레날린은 기관지천식에도 사용된다.**

β_2 작용의 기관지 평활근 이완에 의해 기관지를 확장시킨다. 흡입제도 있다. 이소프로테레놀이나 살부타몰도 마찬가지로 사용된다.

▶ **아드레날린은 아나필락시스에도 사용된다.**

자가 주사용 제제도 있다(→p.32).

▶ **아드레날린의 국소 투여는 절개 수술의 출혈을 감소시킨다.**

국소에서 α작용에 의한 혈관수축 때문이다. 절개 수술 전에 아드레날린을 피하주사해두면 출혈이 줄어든다. 또한, 아드레날린을 국소마취제에 섞어 투여하면, 그 부위의 혈류가 감소하고 국소마취제는 혈류에 의해 씻겨나가기 어려워져 효과를 오래 지속시킬 수 있다.

▶ **도파민은 혈압을 높이고 소변량도 증가시킨다.**

도파민은 전신의 혈관을 수축시키지만, 신장 혈관은 확장시킨다. 따라서 신장으로의 혈류는 증가하고 소변량이 증가하는 이상적인 승압제이다.

▶ **도부타민과 도파민은 심부전의 비장의 카드이다.**

도부타민에는 심장 촉진 작용이 있고, 도파민은 혈압상승 작용이 있다. 둘 다 점적 투여할 수 있고, 투여량을 미묘하게 조절할 수 있어 중증 심부전 치료에 없어서는 안 될 약이다.

4 교감신경차단제

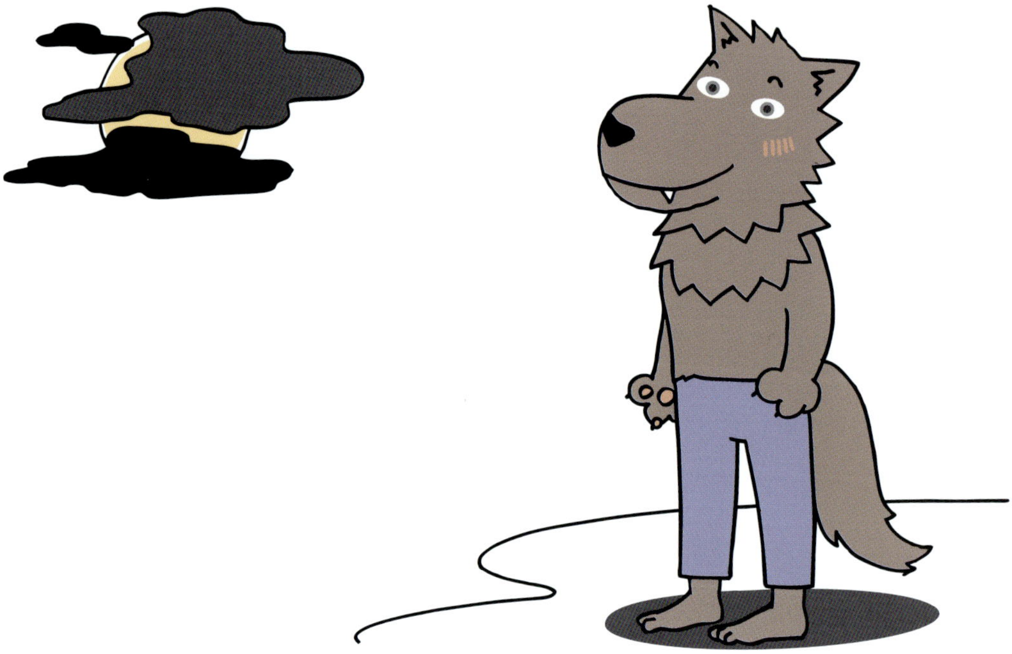

교감신경차단 상태

교감신경이 차단되면 동공확대근은 이완되고 동공수축이 생긴다. 혈관 평활근은 이완되고 혈관은 확장된다. 심근은 수축력이 감소하고 심박수도 저하된다. 그 결과 혈압은 낮아지고 심박출량도 감소한다. 기관지 평활근은 수축하고 기관지는 좁아진다.

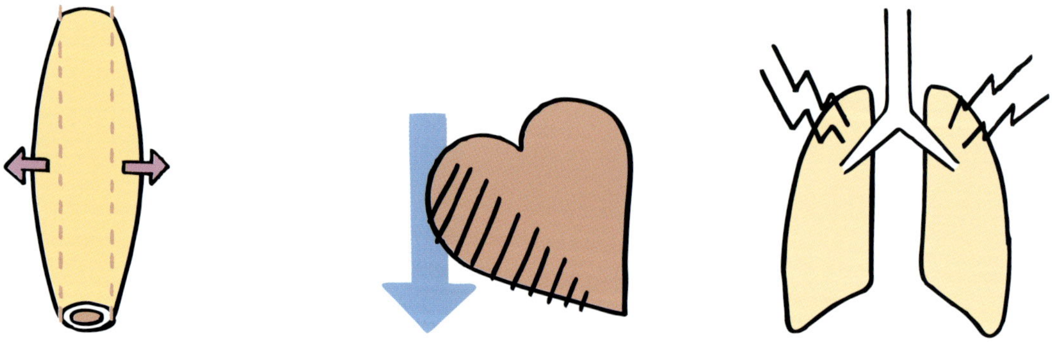

혈관확장 (α차단제)

심박수 저하 ($β_1$차단제)

기관지수축 ($β_2$차단제)

교감신경차단제

- **α차단제**: 펜토라민Phentolamin (Regitin®), 프라조신Prazosin (Minipress®)
- **β차단제**: 프로프라놀롤Propranolol (인데랄®), 아테놀롤Atenolol (테노민®)
- **αβ차단제**: 아로치놀롤Arotinolol, 칼베지롤Carvedilol (ARTIST®)

아드레날린의 α작용은 α차단제로, β작용은 β차단제로 억제할 수 있다.

일반적으로 약은 목적하는 수용체가 한정되면 부작용이 적어진다. 차단제도 예외는 아니다.

▸ α차단제로는 펜토라민이 있다.

자세히 말하자면 α수용체에는 α_1수용체와 α_2수용체가 있다. 평활근을 수축시키는 것은 α_1수용체이다. 프라조신은 α_1수용체만을 차단한다. 그러나 초보자는 α_1수용체와 α_2수용체 구별까지는 이해하지 않아도 된다.

▸ β차단제로는 프로프라놀롤이 있다.

프로프라놀롤은 β_1수용체와 β_2수용체 모두 차단한다. β_2차단 작용은 기관지천식의 악화라는 부작용을 동반한다. 이것으로는 임상적으로 사용하기 어렵기 때문에, 더욱 선택성이 높은 β_1수용체만의 차단제(아테놀롤 등)가 개발되었다.

α차단제는 혈압강하제로 사용된다.

혈관확장 작용을 이용하고 있다. α차단제 중에서도 α_1차단제가 혈압강하제로 더 효과적이다. α_1차단제는 심기능에 영향을 주지 않고 혈압을 낮출 수 있다.

▸ α_1차단제는 전립선비대증에 동반하는 배뇨장애에도 효과적이다.

요도의 평활근을 이완시켜 배뇨장애를 경감시킨다.

▸ α_1차단제의 부작용은 혈압 저하이다.

원래 혈압강하제이기 때문이다. 고령자는 특히 기립성 저혈압(어지럼증, 갑자기 일어섰을 때 혈압이 저하되어 어지러움을 느낌)이 일어나기 쉽다.

β차단제도 혈압강하제 및 항부정맥제로도 사용된다.

심장 억제 작용을 이용한다. 부정맥에 관해서는 p.87 참조할 것.

▸ β차단제는 기관지천식 환자에게는 사용을 금지한다.

β차단제는 기관지를 수축시키는 작용이 있어, 기관지천식을 악화시킨다.

▸ β차단제의 부작용으로는 기관지천식 악화, 심부전, 서맥이 있다.

심부전과 관련하여 기본적으로 '**β차단제는 심부전을 악화시킨다**'는 것을 기억해야 한다. 원칙적으로는 심부전 환자에게 β차단제는 사용을 금지한다. 그러나 순환기 전문의가 심부전 치료에 β차단제를 사용하는 경우가 있다. 자칫 잘못하면 심부전을 악화시키므로 사용법이 어렵다(→ p.85).

▸ aβ차단제도 혈압강하제로 사용된다.

한 가지 약이 α차단과 β차단 두 가지 작용을 가지고 있다. α차단제와 β차단제의 합성제라고 생각하면 된다. 아로치놀롤(Arotinolol)이나 칼베지롤(Carvedilol)은 β차단 작용이 강하다.

> **α차단제와 아드레날린**
>
> 단순히 아드레날린을 투여하면 그 α작용이 전면에 나오고 혈압은 상승한다. 그러나 미리 α차단제를 투여한 후 아드레날린을 투여하면, α작용은 차단되어 있으므로 β작용 쪽이 전면에 나서고 혈압은 내려간다. 같은 아드레날린을 투여해도 정반대 반응을 보인다.

5 부교감신경작용제

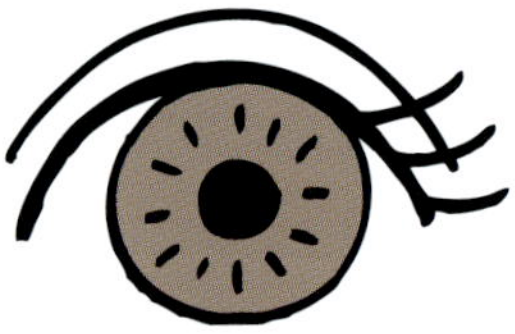
동공수축

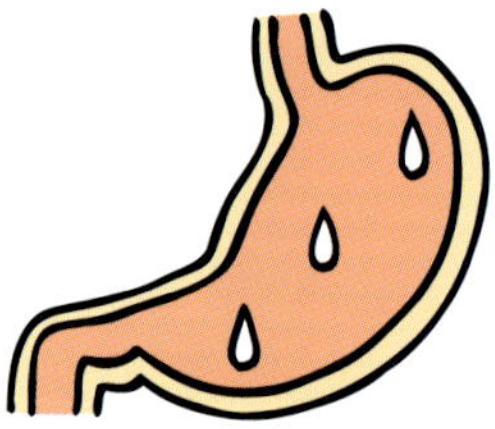
소화기 기능 항진
(분비·수축)

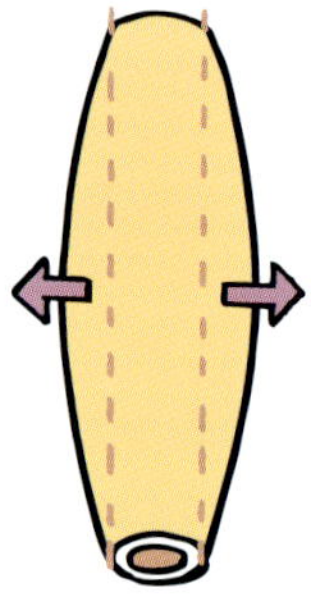
혈관확장

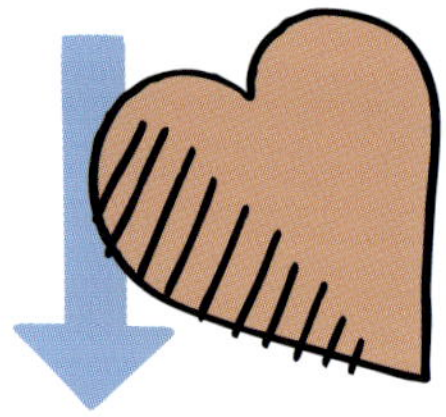
심박수 저하

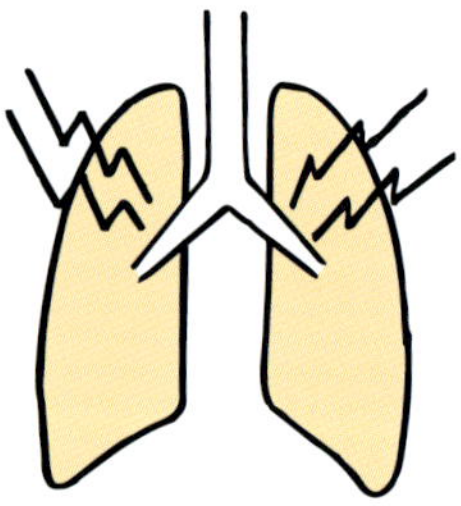
기관지수축

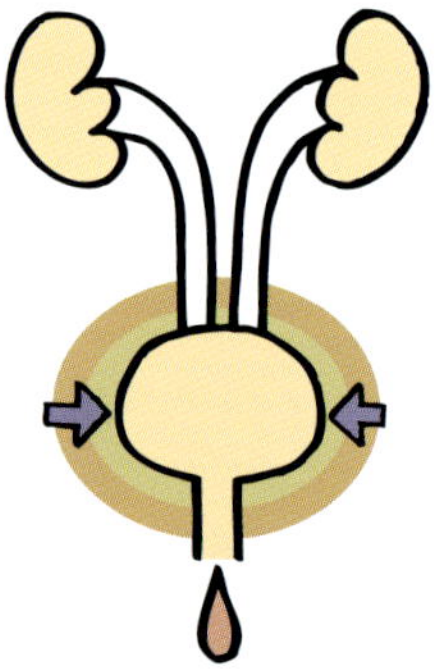
방광 수축

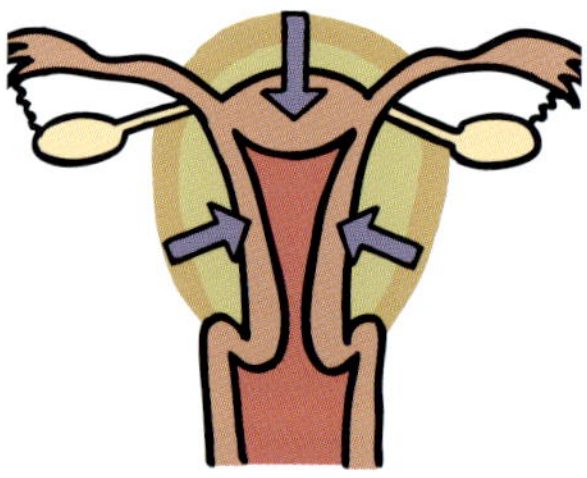
자궁수축

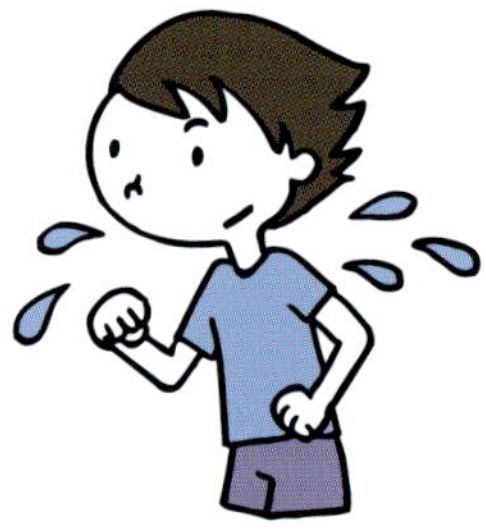
발한

아세틸콜린의 작용

부교감신경의 작용과 거의 동일하지만, 발한만 예외이다.

아세틸콜린작용제
- 아세틸콜린, 베타네콜, 필로칼핀Pilocarpine

항콜린제
- 아트로핀, 스코폴라민(부스코판®)

아세틸콜린의 작용은 혈관확장, 평활근 수축, 외분비 촉진, 심박수 저하이다.

이 네 가지가 기본이다. 평활근과 외분비선은 여러 장기에 있으므로, 장기별 반응을 생각하면 잘 이해할 수 있다.

아세틸콜린의 동공, 소화기, 혈관, 맥박, 기관지, 요로, 자궁, 땀샘의 8항목에 대한 영향을 이해할 것

발한 이외에는 부교감신경의 작용과 같다. 아세틸콜린의 각 장기에 대한 효과는 매우 중요하므로, 정확하게 이해할 것.

▶ 아세틸콜린은 혈관을 확장하고, 평활근을 수축시켜 분비를 늘린다.

아세틸콜린의 작용은 왼쪽 페이지 참조할 것. 구체적으로는 다음과 같다.

1. 심장을 이완시키고, 심박수는 저하한다.
   심장의 수축력과 심박수를 모두 억제한다. 심박출량은 감소한다.
2. 외분비를 활성화시킨다.
   소화액·기도 분비액(가래의 재료)·땀의 분비량이 증가한다.
3. 장관·담관·담낭의 평활근을 수축시킨다.
   소화기의 장관 연동은 활발해지고 담관담낭도 수축한다. 2.의 작용과 함께 소화 작업이 진행된다.
4. 기관지(평활근으로 이루어진 관)을 수축시켜 기도가 좁아진다.
5. 방광(평활근으로 이루어진 주머니)을 수축시켜 배뇨 작용이 이루어진다.
6. 자궁(평활근으로 이루어진 주머니)을 수축시켜 임신 중이라면 유산의 위험이 있다.
7. 동공괄약근(평활근)을 수축시켜, 동공수축을 일으킨다.
   동공에는 동공괄약근이라는 평활근이 있는데, 그 수축으로 인해 동공이 수축한다.

아세틸콜린은 혈관을 확장시킨다.

혈관 내 아세틸콜린의 반응이 특이하다. 아래에 자세히 설명하겠지만, 어렵다면 '**아세틸콜린은 혈관을 확장시킨다**'로 기억하면 충분하다.

혈관은 평활근세포와 혈관내피세포로 이루어져 있다.

혈관내피세포는 혈관의 내측 표면의 세포를 의미한다.

아세틸콜린은 혈관에 대해 두 가지 작용이 있다.

이 두 가지 작용은 동시에 일어나며, 두 가지 작용의 합쳐진 결과가 나타난다.

Ⓐ 혈관 평활근에 직접 작용하여 수축시킨다.

Ⓑ 혈관내피세포(혈관 내측 표면 세포)에 작용하여, 일산화질소(NO)를 방출시킨다.

이 일산화질소는 혈관 평활근을 강하게 이완시킨다.

작용의 강도는 Ⓐ<<Ⓑ이므로, Ⓐ+Ⓑ에서는 Ⓑ가 승리한다.

아세틸콜린은 결국 혈관 평활근을 이완시킨다. 또한, 혈관내피세포가 없는 조직(소화기, 기관지, 방광, 자궁 등)은 기본 작용대로 아세틸콜린이 수축을 일으킨다.

6 항콜린제

전달물질과 그 작용

	전달물질	기분	에너지	동공	심혈관계	소화기계	발한	요로계
교감신경계	노르아드레날린	흥분 시 우위	소비 방향으로	확대	활성화	진정화	항진*	축뇨
부교감신경계	아세틸콜린	이완 시 우위	축적 방향으로	축소	진정화	활성화	—	배뇨

*예외적으로 땀샘에 대한 교감신경의 전달물질만 아세틸콜린이다.

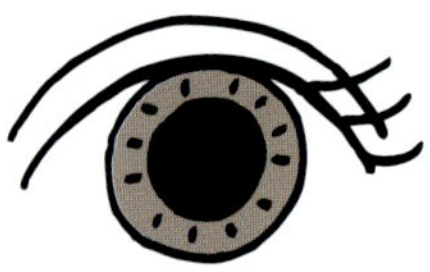
동공확대(산동)

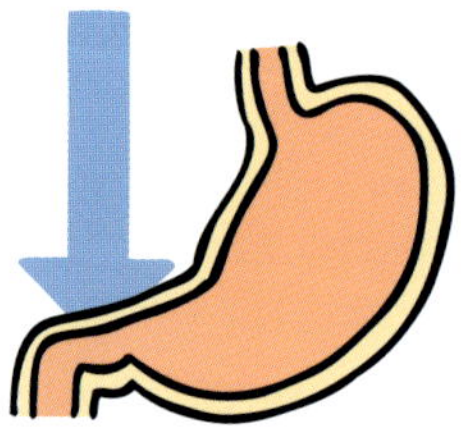
소화기 기능 저하
(분비·수축 저하)

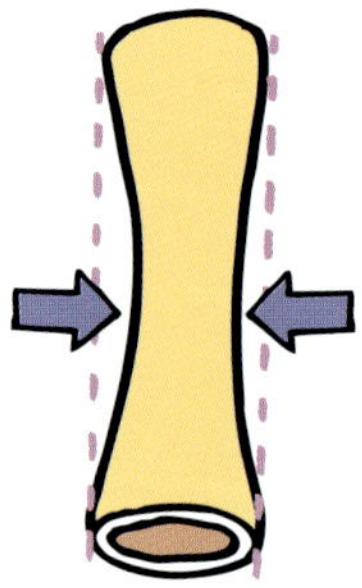
혈관수축

심박수 증가

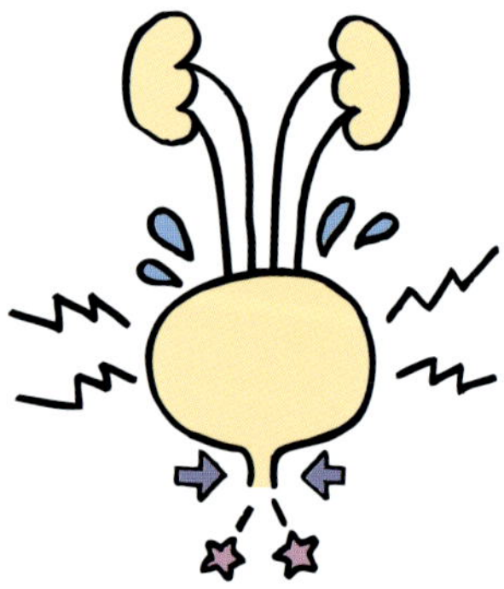
요폐

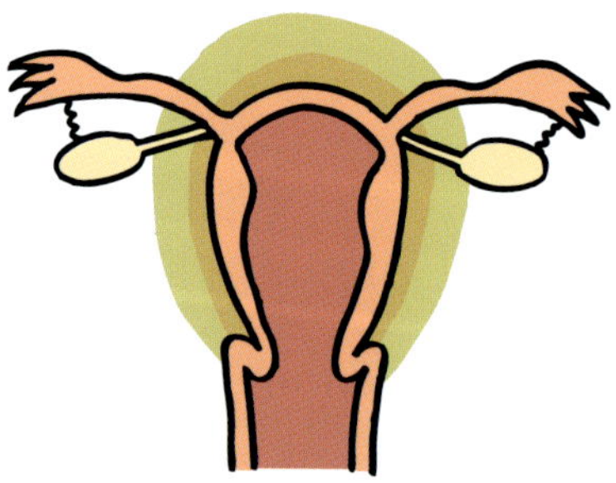
이완

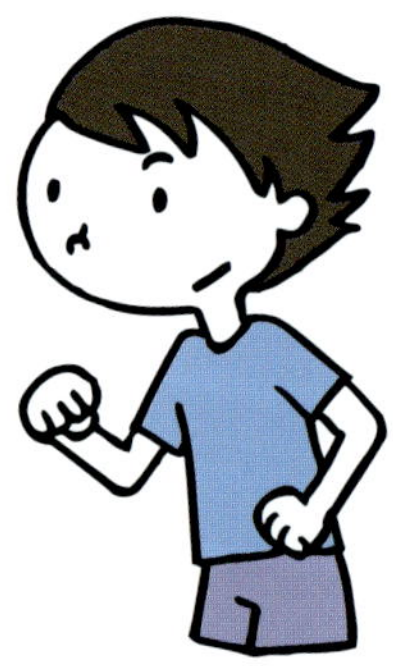
땀이 멈춤

항콜린제의 작용

아세틸콜린의 작용을 저해하는 부교감신경 작용과 반대 방향으로 작용한다. 외분비는 타액, 위액, 장액, 땀이 모두 멈추는 방향으로 작용한다.

전립선비대증

전립선비대증은 노화 등으로 인해 전립선이 커지는 양성 질환. 요도를 압박하여 배뇨장애를 일으킨다. 항콜린제는 요도의 압박을 강하게 하여 요폐(방광에 고인 소변을 배출하지 못하는 현상)를 일으킨다. 남성 고령자에게 항콜린제나 항콜린 작용을 하는 약(감기약 등)을 사용할 때는 주의가 필요하다.

아세틸콜린의 평활근, 외분비선, 심장에 대한 작용은 아트로핀에 의해 억제된다.

▶ **아세틸콜린은 아세틸콜린 수용체와 결합하여 효과를 발휘한다.**

평활근, 외분비선, 심장에 있는 아세틸콜린 수용체를 무스카린 수용체라고 한다. 다른 곳에는 무스카린 수용체가 아닌 아세틸콜린 수용체도 있다(→ p.23).

▶ **항콜린제는 아세틸콜린과 반대 작용을 나타낸다.**

아세틸콜린의 작용을 중지시키는 약을 항콜린제라고 한다. 무스카린 수용체 억제제이다.

▶ **항콜린제는 평활근을 확장시키고, 분비액을 감소시키며, 심박수를 증가시키고, 혈관을 수축시켜 혈압을 상승시킨다.**

앞 항목의 아세틸콜린 작용을 다시 한번 되돌아볼 것. 그 작용의 반대이다.

▶ **아트로핀은 대표적인 항콜린제이다.**

아트로핀과 같은 항콜린제로 스코폴라민(Scopolamine)이 있다(→ p.18).

미주신경의 작용을 억제하고 싶을 때는 항콜린제를 사용한다.

아세틸콜린과 항콜린제의 작용과 사용법은 다음과 같다.

▶ **동공은 아세틸콜린에 의해 수축하고, 항콜린제에 의해 확대된다.**

▶ **항콜린제는 녹내장 환자에게는 사용을 금지한다.**

항콜린제를 사용할 때는 녹내장(→ p.206)의 유무를 반드시 확인해야 한다. 실명할 수 있다.

▶ **소화기는 아세틸콜린에 의해 활발해지고, 항콜린제로 가라앉는다.**

소화기 운동 항진이나 소화액 분비 항진이 원인인 복통에는 항콜린제를 사용한다. 소화액 분비가 약해져서 갈증도 나타난다.

▶ **혈압은 아세틸콜린으로 저하되고, 항콜린제로 상승한다.**

심박수는 아세틸콜린으로 저하(서맥)되고, 항콜린제로 상승(빈맥)한다.

▶ **미주신경 반사를 멈추고 싶을 때는 항콜린제를 사용한다.**

통증으로 미주신경 반사가 생겨서 갑자기 혈압이 떨어질 수 있다. 항콜린제가 그 예방에 효과적이다.

▶ **전립선비대증 환자에게는 항콜린제 사용을 금지한다.**

항콜린제를 사용할 때는 전립선비대증 유무를 반드시 확인할 것. 요폐가 된다.

▶ **절박유산이나 조산에는 항콜린제를 사용한다.**

임신한 자궁의 '긴장으로 당김(딱딱해짐)' 상태를 완화하기 위해서이다.

▶ **혈관은 아세틸콜린으로 확장되고, 항콜린제로 수축한다.**

여기에는 혈관내피세포가 깊이 관여하고 있다.

▶ **전신마취 시 가래를 줄이고 싶거나 서맥 시에는 항콜린제를 사용한다.**

전신마취 시에는 인공호흡을 위해 기관 내에 삽관한다. 이때 기도 분비물, 즉 가래가 많으면 폐렴을 일으킬 수 있다. 부교감신경 항진 시에는 항콜린제를 투여한다.

7 콜린에스터라아제억제제와 근이완제

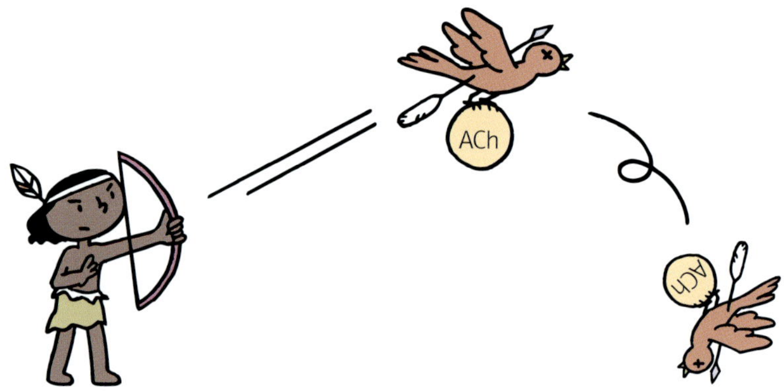

골격근 수축과 근이완제

운동신경 말단에서는 아세틸콜린(ACh)이 분비되고, 골격근은 그 아세틸콜린을 받아들이면 수축한다. 이 아세틸콜린을 통한 골격근 수축 메세지 전달을 억제하는 것이 근이완제이다. 최초의 근이완제(투보쿠라린, 일명 큐라레)는 남미 원주민들이 사냥에 사용하던 화살독의 성분으로 발견되었다.

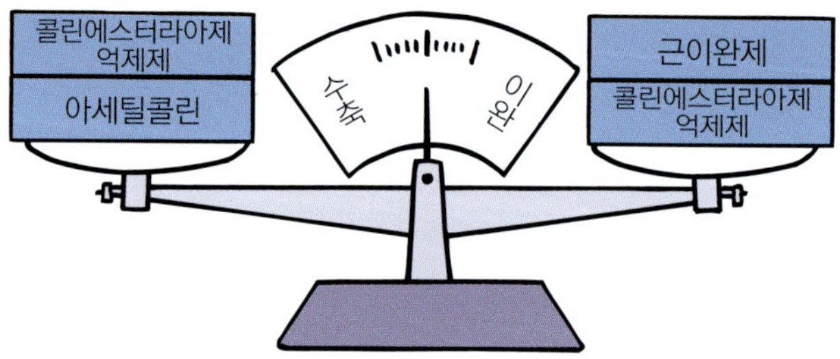

중증 근무력증

신경근접합부의 흥분 전달 장애로 인해 골격근의 수축이 불가능해지는 질환으로, 신경근접합부의 아세틸콜린 양을 늘리면 골격근의 수축이 강해진다. 그래서 운동신경 말단에서 방출되는 아세틸콜린의 분해를 억제하면 치료된다. 콜린에스터라아제억제제는 이러한 목적에 사용된다. 또한, 중증 근무력증 환자에게는 근이완제 사용 시 주의가 필요하다.

자율신경절 차단제

- 테트라에틸암모늄, 헥사메토늄Hexamethonium, 트리메타판Trimethaphan

콜린에스터라아제억제제

- 에드로포늄, 네오스티그민(Vagostigmin®)

근이완제

- 베쿠로늄, 로쿠로늄(Eslax®), 스키사메토늄(사쿠시닐콜린Succinylcholine), 판크로늄, 보툴리누스독소(보톡스®)

교감신경도 부교감신경도 중간에 자율신경절을 가지고 있다.

교감신경과 부교감신경 모두 자율신경절에서 한 번 뉴런(신경세포, neuron)을 바꾼다. 전반부를 신경절전뉴런, 후반부를 신경절후뉴런이라고 한다.

▶ **자율신경절에서의 신경전달물질은 아세틸콜린이다.**

자율신경의 전달물질은 신경절전뉴런은 교감신경, 부교감신경 모두 아세틸콜린이며, 신경절후뉴런은 교감신경은 노르아드레날린이고, 부교감신경은 아세틸콜린이다.

▶ **자율신경절에서는 소량의 니코틴이 전달물질이 된다.**

아세틸콜린 대신 소량의 니코틴으로도 같은 작용을 발휘할 수 있다. 따라서 자율신경절의 아세틸콜린 수용체를 니코틴수용체라고 한다. 그러나 대량의 니코틴은 반대로 차단 효과가 있다. 따라서 니코틴은 다양한 작용을 나타낸다.

골격근이 아세틸콜린을 받아들이면 수축한다.

▶ **골격근 수축 명령은 운동신경을 통해 이루어진다.**

운동신경과 골격근이 접촉하는 곳을 **신경근접합부**라고 한다.

▶ **운동신경 말단에서 분비된 신경전달물질은 아세틸콜린이다.**

신경근접합부에서의 아세틸콜린 수용체는 니코틴수용체이다. 이것은 자율신경절의 니코틴수용체와 같은 계열이지만 구조가 다르다.

콜린에스터라아제억제제와 아세틸콜린은 동일한 작용을 나타낸다.

▶ **아세틸콜린은 콜린에스터레이즈(콜린에스터분해효소, cholinesterase)라는 효소에 의해 신속하게 분해된다.**

아세틸콜린 자체를 투여해도 그 효과는 사라지므로, 아세틸콜린을 치료제로 사용하려면 좀 더 지속시간이 긴 약을 사용한다.

▶ **콜린에스터라아제억제제는 아세틸콜린의 효과를 증강시킨다.**

아세틸콜린이 분해되지 않고 남아 있기 때문에, 다량의 아세틸콜린을 분비한 것 같은 상황이 된다.

▶ **아세틸콜린의 효과를 강하게 하고 싶을 때는 콜린에스터라아제억제제를 사용한다.**

유기인계 살충제나 sarin도 그 본체는 콜린에스터라아제억제제이다.

▶ **소화관 기능 저하나 수술 후의 배뇨곤란에도 콜린에스터라아제억제제는 효과적이다.**

소화관의 연동·분비나 배뇨는 부교감신경, 즉 아세틸콜린이 수행하기 때문이다.

▶ **중증 근무력증 진단과 치료에는 콜린에스터라아제억제제를 사용한다.**

중증 근무력증에 관해서는 왼쪽 페이지를 참조할 것.

근이완제는 전신마취 등을 할 때 사용한다.

전신 골격근의 힘이 빠져 있는 편이 마취나 수술이 용이하다(→ p.167).

▶ **신경근접합부를 차단하면 골격근의 수축이 불가능해진다.**

신경근접합부차단제를 사용하면 골격근은 이완된다.

▶ **근이완제란 신경근접합부 차단제를 의미한다.**

근이완제를 정맥주사하면 호흡근 마비로 질식사한다. 인공호흡이 가능한 상태에서만 사용해야 한다. 신체 활동은 멈추지만, 의식과 감각은 그대로 남아 있다.

Coffee Break

응급 시 카테콜아민

심폐정지나 쇼크 시에는 순환을 유지하기 위해 긴급 승압제로 카테콜아민이 많이 사용된다. 주요 약물로는 아드레날린, 노르아드레날린, 도파민, 도부타민, 아이소프로테레놀 등이 있다. 카테콜아민은 산성 용매 중에서 안정하지만, 알칼리성 용매에서는 쉽게 분해되기 때문에 알칼리성 약, 예를 들어 탄산수소나트륨(MEYLON®) 등과 혼합해서는 안 된다.

문제

아트로핀의 작용 중 틀린 것은?

1. 동공의 확장
2. 평활근의 이완
3. 타액의 분비 촉진
4. 안압의 상승

해설 1. 맞다. 2. 맞다. 3. 타액선 등 외분비를 억제한다. 4. 맞다. 녹내장에서는 금기. **정답** [3]

문제

자율신경에 관한 기술 중 올바른 설명은?

a. 교감신경계는 일반적으로 자극에 따라 비상 상황에 반응하여, 에너지 소비를 촉진한다.
b. 부교감신경계는 일반적으로 평상시 생체 기능을 유지하는 역할을 하며, 에너지 보존을 촉진한다.
c. 교감신경계 흥분으로 인해 소화관의 운동 및 소화액의 분비 촉진 작용이 나타난다.
d. 부교감신경계 흥분으로 인해 심박수 증가 및 심장 수축력 증가 등은 심장기능의 항진을 보인다.

1 (a, b) 2 (a, c) 3 (a, d) 4 (b, c) 5 (b, d) 6 (c, d)

해설 a. 맞다. b. 맞다. c. 교감신경은 소화기를 억제. d. 부교감신경은 심장기능을 억제. **정답** [1]

문제

부교감신경절후뉴런의 전달물질은?

1. 아드레날린
2. 노르아드레날린
3. 아세틸콜린
4. 히스타민
5. 세로토닌

해설 p.11, 23 참조할 것. **정답** [3]

PART

3

알레르기

1. 프로스타글란딘
2. 히스타민과 세로토닌
3. 항알레르기제

1 프로스타글란딘

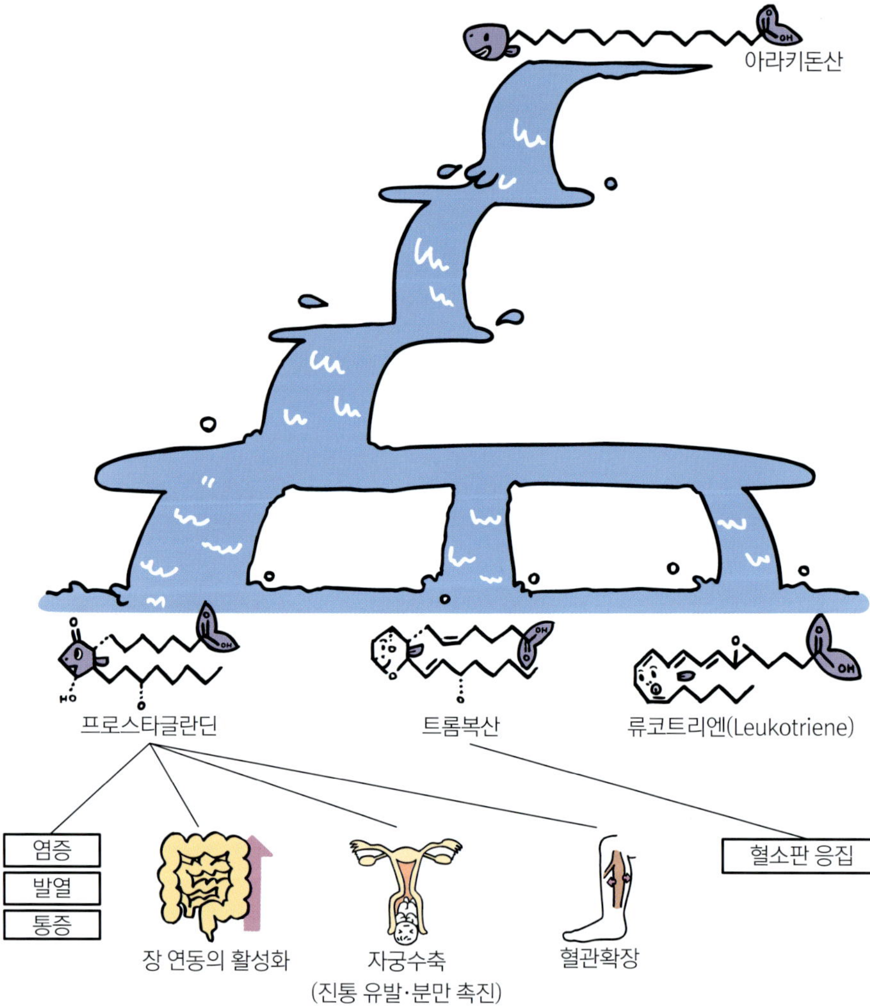

프로스타글란딘의 생성과 기능

프로스타글란딘(PG), 트롬복산(TX), 류코트리엔(LT)은 모두 아라키돈산이라는 동일한 지방산에서 만들어진다. 세 가지의 화학 구조는 매우 비슷하지만, 그 생리활성은 전혀 다르다. 또한, PG, TX, LT 안에도 여러 종류가 있으며, 각각의 작용도 다르다. 예를 들어 자궁이나 장의 평활근을 수축시키거나 혈관 평활근을 이완시킨다.

- **프로스타글란딘**: $PGF_{2\alpha}$(푸로스타몬에프®), PGE_1, PGE_2, PGI_2

오타코이드는 미량으로도 강한 활성을 가지고 있다.

생체 내에서 어디에나 있는 물질이 조금만 변화해도 강한 활성을 가지는 물질이 된다. 이것을 오타코이드라고 한다. 세포 간 정보 전달 역할을 한다.

▶ 오타코이드의 예로 히스타민, 세로토닌, 프로스타글란딘 등이 있다.

그 외에도 브라디키닌, 안지오텐신, 트롬복산, 류코트리엔 등이 있다. 히스타민과 세로토닌은 아미노산이 조금 변화된 것이고, 프로스타글란딘, 트롬복산, 류코트리엔은 지방산이 조금 변화된 것이다.

프로스타글란딘(PG)은 염증의 매개물질이다.

프로스타글란딘은 PG로 약칭한다. PG는 세포막에 있던 지방산(아라키돈산)이 조금 변화되어 만들어진 것이다.

▶ 아라키돈산에서 프로스타글란딘, 트롬복산, 류코트리엔이 만들어진다.

이 세 가지는 구조는 매우 비슷하지만, 작용은 매우 다르다. 모두 여러 가지 유도체가 있다.

▶ 프로스타글란딘은 발열과 통증에 관여한다.

뇌의 체온 중추에 작용하는 발열 물질이다. 또한, 염증 부위에서는 혈관확장으로 인한 발적 등을 일으킨다.

▶ 트롬복산은 혈소판 응집 작용과 기관지수축 작용이 있다.

대표적인 트롬복산(TX)은 트롬복산A_2(TXA_2)이다. 혈소판 응집 작용이란, 요컨대 혈액응고 촉진 작용이다. 또한, TXA_2는 기관지천식 발작에 관여하는 물질의 하나이다.

▶ 류코트리엔은 기관지수축 작용이 있다.

류코트리엔(LT)도 기관지천식 발작에 관여하는 물질의 하나이다.

프로스타글란딘에는 혈관확장 작용과 자궁수축 작용이 있다.

프로스타글란딘에는 다양한 종류가 있고 다양한 작용을 하지만, 우선은 이 두 가지를 기억하자.

▶ 프로스타글란딘은 만성 동맥폐색증에 혈관확장제로 사용된다.

만성 동맥폐색증은 팔다리 등의 동맥이 좁아지거나 막혀서 혈액순환장애를 일으키는 질환이다. 이 좁아진 동맥을 확장해 준다.

▶ 프로스타글란딘은 진통 유발 · 분만 촉진에 사용한다.

산부인과 영역에서 사용된다. 자궁 평활근을 수축시킨다. 옥시토신(뇌하수체후엽 호르몬)에도 유사한 자궁 평활근의 수축 작용이 있다.

▶ 장관마비에도 프로스타글란딘을 사용한다.

수술 후에는 장관의 운동이 저하된다. 프로스타글란딘은 장의 평활근도 수축시켜 장의 연동운동을 활성화한다. 또한, 위의 혈류도 증가시키기 때문에 위궤양 치료제로도 사용된다.

▶ 프로스타글란딘은 기관지천식에는 사용을 금지한다.

기관지 평활근도 수축시키므로, 천식을 악화시킨다.

2 히스타민과 세로토닌

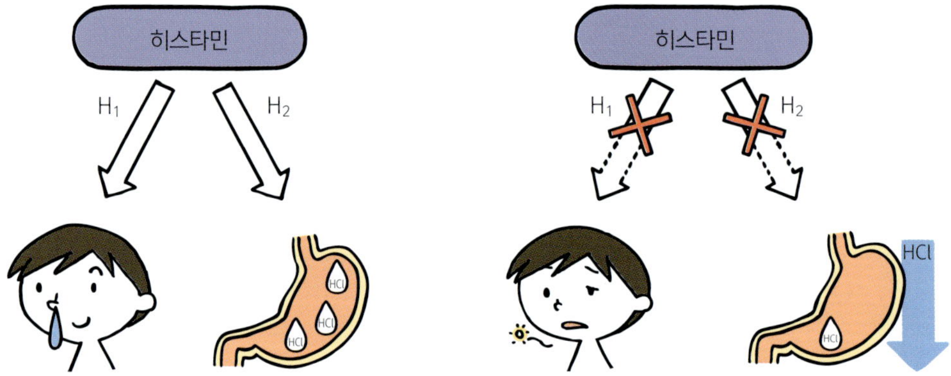

히스타민

히스타민은 알레르기를 일으키고, 뇌를 예민하게 만들며, 위산 분비를 항진시킨다. 혈관확장 작용도 있다. 평활근과 분비선에 관해서 히스타민은 아세틸콜린과 매우 유사한 작용을 한다. 항히스타민제 중 H_1길항제를 사용하면 알레르기는 가라앉지만, 머리는 멍해진다. H_2길항제를 사용하면 위산 분비는 저하된다.

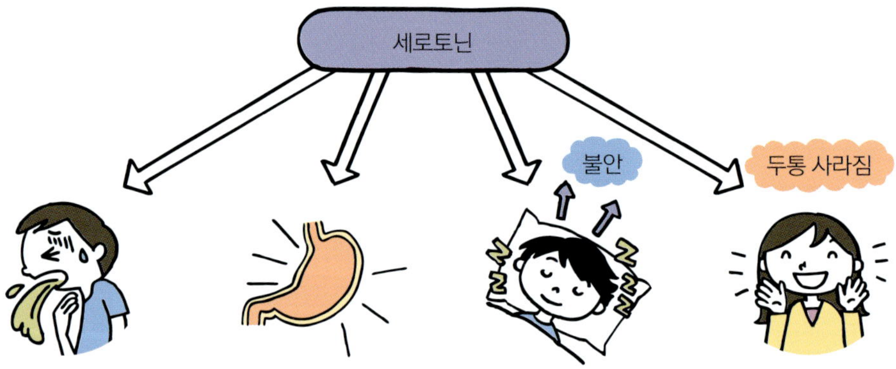

세로토닌

세로토닌은 메스꺼움 · 구토를 일으키고, 소화관 운동을 활발하게 하며, 뇌에서는 항불안 작용을 나타낸다. 혈관에는 수축 작용이 있으므로, 편두통(혈관확장이 원인)을 개선한다. 세로토닌길항제는 항암제에 의한 메스꺼움 · 구토에 사용한다. 메스꺼움은 구역질을 말한다.

항히스타민제

- **고전적 H_1길항제(중추신경 억제 작용 강함):** 다이펜하이드라민Diphenhydramine(레스타민), 클로르페니라민Chlorpheniramine(POLARAMINE®), 프로메타진Promrthazine(PYRETHIA®), 하이드록시진Hydroxyzine(Atarax-P), 합성제(Travelmin®)
- **새로운 H_1길항제(중추신경 억제 작용 약함):** 메퀴타진Mequitazine(Zesulan®), 알레그라Allegra®, 자디텐Zaditen®, Bilanoa®
- **H_2길항제(항궤양제):** 시메티딘Cimetidine(타가메트®), 파모티딘Famotidine(가스터®)

세로토닌 작용제

- **5-HT_3 수용체 길항제(구토억제제):** 그라니세트론Granisetron(카이트릴®), 온단세트론Ondansetron, 아자세트론Azasetron, 라모세트론Ramosetron
- **5-HT_4 수용체 작용제(위운동 촉진):** 모사프리드Mosapride(가스모틴®)
- **5-HT_{1A} 수용체 작용제(항불안 및 수면제):** 탄도스피론Tandospirone(Sediel®)
- **5-HT_{1B}, 5-HT_{1D} 수용체 작용제(항편두통):** Triptan 계열 약물(IMIGRAN®, Zomig®, RELPAX®)

히스타민의 작용은 알레르기반응, 뇌의 신경전달, 위액 분비이다.

이 세 가지를 기억해 둘 것.

▶ **그 외에도 가려움 유발, 염증, 침 · 콧물 분비, 혈관확장, 기관지수축 등이 있다.**

히스타민은 아미노산인 히스티딘이 조금 변화된 것이다.

▶ **히스타민은 마스트세포(mast cell), 뇌의 신경세포, 위의 세포에서 분비된다.**

마스트세포는 비만세포라고도 한다. 백혈구의 호염기구와 매우 유사한 세포이다.

위산 분비만이 H_2수용체, 나머지는 모두 H_1수용체를 통한 반응이다.

히스타민수용체에는 H_1수용체와 H_2수용체 두 종류가 있다.

▶ **H_2수용체 길항제는 위궤양에 사용된다**(→ p.105).

이것은 H_1수용체 길항제와는 전혀 다른 약이다.

▶ **항히스타민제란 일반적으로 H_1수용체 길항제를 의미한다.**

항히스타민제는 알레르기에 사용된다.

▶ **H_1수용체 길항제에는 항알레르기 작용이 있다.**

이 성질을 이용하여 두드러기나 알레르기성 비염(꽃가루 알레르기) 등에 사용된다. 가려움증도 가라앉지만, 동시에 머리는 멍해지고 입이 건조해진다.

▶ **고전적 항히스타민제는 멀미(진동병)에도 사용된다.**

H_1수용체 길항제의 중추신경 억제 작용(항불안, 수면, 구토 억제 작용 등)을 이용한다. 이 경우 중추신경 억제 작용이 주작용이다. 진동병에 관해서는 p.107 참조할 것. 또한, 전신마취 전 투약으로도 이용되는 경우가 있지만, 지금은 거의 사용하지 않는다.

▶ **중추신경 억제 작용이 적은 항히스타민제는 알레르기에 사용된다.**

새로운 항히스타민제이다. 알레르기에 사용할 때에는 중추신경 억제 작용은 부작용이 된다.

세로토닌은 뇌와 소화관을 활성화한다.

세로토닌(5-하이드록시트립타민)은 아미노산인 트립토판이 조금 변화된 것이다. 평활근 수축 작용이 있어 혈관과 기관지를 수축시킨다.

▶ **세로토닌은 5-HT로 약칭한다.**

▶ **세로토닌은 구토 유발 작용, 소화관 운동 촉진 작용, 항불안 작용이 있다.**

구토 유발 작용은 뇌와 복부의 $5\text{-}HT_3$수용체, 소화관 운동 촉진 작용은 소화관의 $5\text{-}HT_4$수용체, 항불안 작용은 뇌의 $5\text{-}HT_{1A}$수용체를 통한 반응이다. 또한, 뇌혈관($5\text{-}HT_{1B}$, $5\text{-}HT_{1D}$수용체)을 수축시켜 편두통을 개선한다. 그러나 수용체의 세세한 종류까지는 기억하지 않아도 된다.

▶ **세로토닌은 시스플라틴과 같은 항암제의 메스꺼움 증상에 사용한다.**

이 약은 $5\text{-}HT_3$ 수용체 길항제이다.

3 항알레르기제

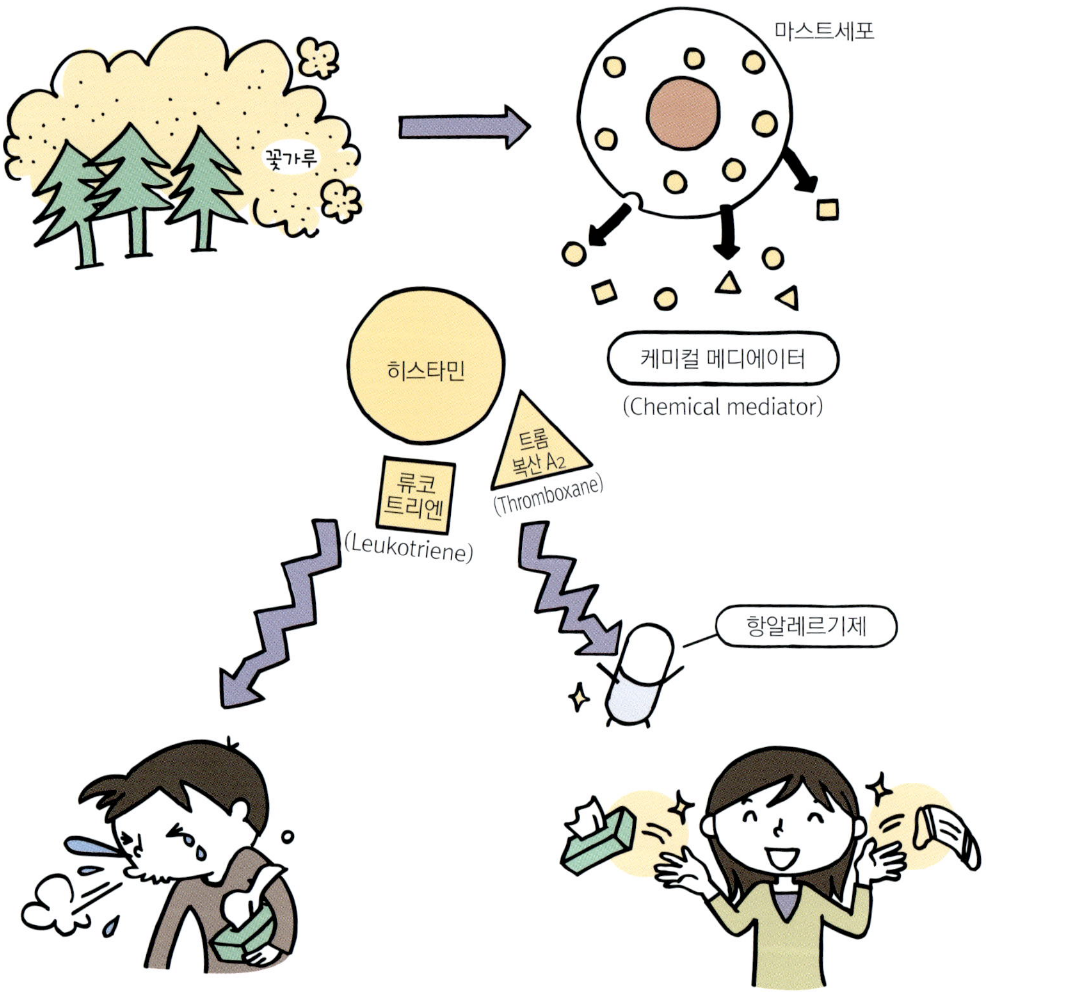

알레르기성 비염(꽃가루 알레르기)

꽃가루에 의해 마스트세포에서 히스타민, 류코트리엔(LT), 트롬복산(TX) 등이 방출된다. 이것들이 알레르기성 비염 등을 일으킨다. 아토피성 피부염이나 기관지천식도 같은 메카니즘이다. 치료에는 히스타민, LT, X의 작용을 억제하는 약을 사용한다.

항알레르기제

- **항히스타민제(1세대)**: 다이펜하이드라민(레스타민Restamine®), 클로르페니라민(POLARAMINE®, NEORESTAMIN®), 세레스타민Celestamine®(클로르페니라민과 스테로이드제의 합성제)
- **항히스타민제(2세대)**: 아젤라스틴Azelastine(틴젭틴®), 자디텐Zaditen®, Zesulan®, 알레그라Allegra®, 알레지온Alezion®, Livostin®
- **메디에이터 방출억제제**: 크로모글리크산Cromoglicic acid(Intal®), 트라니라스트Tranilast(리자벤Rizaben®), 레보카바스틴Levocabastine(Livostin®)
- **LT억제제**: ONON®, 프란루카스트®
- **TXA_2억제제**: 오자그렐Ozagrel(도메난®), 라마트로반Ramatroban(Baynas®)
- **Th_2사이토카인억제제**: Suplatast tosilate(IPD®)
- **감작 요법[※1]약**: 삼나무 꽃가루 추출물(CEDARCURE®), 진드기 추출물(ASITer[※2]®, MITICURE®)

역자주 ※1 감작 요법: 알레르겐에 대한 면역반응을 조절하여 알레르기 증상을 장기적으로 완화한다.
※2 ASITer: Allergy Specific Immnune Therapy의 약자. 감작 요법을 통해 알레르기 증상을 완화하는 치료제.

오히려 나쁜 결과를 초래하는 면역반응을 알레르기라고 한다.

▶ **원래 일어나서는 안 되는 과잉 면역반응이다.**

예를 들어 하찮은 삼나무 꽃가루나 진드기에 대한 과잉 반응이나, 자기 조직인데도 이것을 외부의 적으로 보고 공격하는 면역반응이다.

▶ **이러한 이상 면역반응이 폐에서 일어난 것이 기관지천식이다.**

코나 눈에서 일어나는 이상 면역반응이 꽃가루 알레르기(알레르기성 비염이나 알레르기성 결막염이라고 한다)이며, 피부에서 생기면 아토피성 피부염이나 두드러기가 된다.

알레르기의 메카니즘은 마스트세포에서 나쁜 작용을 하는 화학물질이 방출되는 데 있다.

IgE라는 종류의 항체가 작용하여, **마스트세포(비만세포** mast cell) 등으로부터 여러 가지 물질이 방출되고, 그러한 물질이 나쁜 작용을 일으킨다. 물론 그 밖의 메카니즘에 의한 알레르기도 있다.

▶ **마스트세포에서 방출되는 물질을 케미컬 메디에이터**(화학매개물질, chemical mediator)**라고 한다.**

케미컬 메디에이터를 번역하면 화학전달물질이 되지만, 신경 말단에서 방출되는 신경전달물질과 혼동하지 말아야 한다.

▶ **대표적인 케미컬 메디에이터는 히스타민이다.**

히스타민 이외의 케미컬 메디에이터로는 류코트리엔(LT), 트롬복산A_2(TXA_2) 등이 있다. 가장 중요한 것은 히스타민이고 다음으로 LT, TXA_2 순이다.

항알레르기제는 케미컬 메디에이터의 효과를 억제한다.

여기에는 각각의 케미컬 메디에이터의 생성·방출·작용 발현의 각 단계를 방해하는 방법이 있다. 어느 단계를 억제해도 효과는 얻을 수 있다.

▶ **항히스타민제는 대표적인 항알레르기제이다.**

방출되는 히스타민의 H_1수용체에 결합하는 것을 방해하는 약, 즉 H_1길항제이다. 위산 분비 억제에 사용하는 것은 H_2길항제로 전혀 다른 약이다(→p.105). 명확히 구분해 둘 것.

▶ **항히스타민제의 부작용은 졸음이다.**

뇌의 히스타민수용체도 억제되기 때문에 뇌 기능이 저하되어 졸음이 온다. 뇌에 미치는 영향이 적은 H_1길항제도 개발되고 있다. 이 새로운 H_1길항제는 케미컬 메디에이터의 방출도 억제한다.

▶ **류코트리엔이나 트롬복산A_2 등의 케미컬 메디에이터 생성, 방출, 작용 발휘를 억제하는 약도 있다.**

류코트리엔(LT)이나 트롬복산A_2(TXA_2) 이외의 케미컬 메디에이터에도 작용한다. 림프구에 작용하는 약도 있다. 최근 새로 개발된 약이 많다.

▶ **소량의 알레르겐(알레르기 원인물질)을 투여하는 치료법도 있다.**

먼저 소량 투여하고, 조금씩 양을 늘려 서서히 몸에 익숙해시도록 한다. 삼나무 꽃가루나 진드기 추출물이 있다.

Coffee Break

제1세대와 제2세대 항히스타민제

제1세대 항히스타민제는 고전적 항히스타민제라고도 하며, 항알레르기 작용과 함께 눈물·콧물·타액 분비를 억제하고, 뇌에도 작용하여 멍하게 한다. 분비 억제 작용은 꽃가루 항알레르기제나 감기약으로 사용할 수 있지만, 구강건조증과 졸음을 유발한다. 또한, 중추신경의 억제 작용을 이용하여, 항불안 작용이나 메스꺼움을 억제하기 위해 사용된다. 이것들은 모두 H_1 수용체의 억제 작용이다. 중추신경 억제 작용을 약하게 해 졸음을 막아주는 것이 제2세대 항히스타민제이다.

아나필락시스(Anaphylaxis)

알레르기반응이 전신에 강하게 나타나 혈압 저하나 호흡곤란 등 심각한 쇼크 증상을 보일 수 있다. 이것을 아나필락시스(급성중증과민증[Anaphylaxis]: 급성 전신 알레르기 반응)라고 하며, 약물·음식물이나 벌독 등에 의해 발생할 수 있다. 치료로는 순환기·호흡기 증상 개선에는 아드레날린 등을, 알레르기반응 억제에는 부신피질 스테로이드제(하이드로코티손) 등을 사용한다. 심한 음식물 알레르기나 벌에 쏘일 가능성이 높은 사람은 자가 주사용 아드레날린(에피펜®) 휴대를 권장한다.

문제

염증 및 항염증제에 대한 올바른 설명은?

a. 프로스타글란딘은 염증 매개물질이다.
b. 히스타민 H_1수용체 길항제에는 항염증 작용이 있다.
c. 아스피린에는 혈액응고인자 억제 작용이 있다.
d. 부신피질 스테로이드제에 의해 부신피질이 비대해진다.

1. a, b　2. a, d　3. b, c　4. c, d

해설 a. 맞다.　b. 맞다.　c. 아스피린에는 혈액응고인자 억제 작용이 아닌 혈소판 응집 억제 작용이 있다.　d. 부신피질은 위축된다.

정답 [1]

PART

4

염증

1 염증과 당질코르티코이드

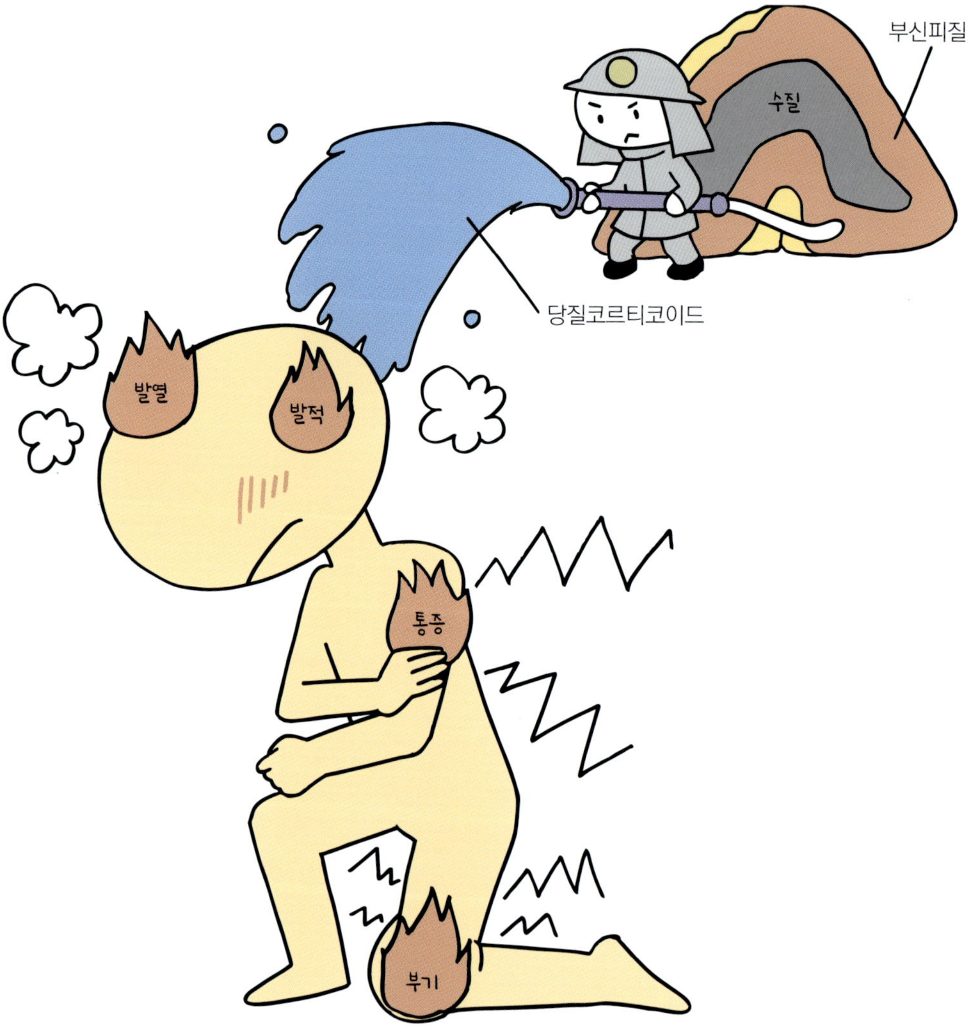

염증

염증이 발생한 부위에서는 발적, 부기, 통증, 발열이 발생한다. 당질코르티코이드는 이 염증을 억제한다.

염증

조직이 손상되면 신체는 이를 복구한다. 그 과정에서 나타나는 부기, 통증, 발적, 발열 등의 반응을 염증이라고 한다. 손상의 원인에는 타박상, 열 등의 물리적인 것과 화학물질, 세균, 이물질 등이 있다. 혈액순환장애로 괴사된 조직도 이물질로 인식된다. 자가면역질환도 특정 조직을 이물질로 인식하고 해당 조직에 염증을 유발할 수 있다. 염증은 면역반응이며, 면역 담당 세포로부터 히스타민이나 프로스타글란딘 등의 물질이 방출되어 다양한 증상을 일으킨다.

면역반응의 하나가 염증이다.

▶ **염증 부위에서는 발적, 부기, 통증, 발열이 관찰된다.**

예를 들어 팔을 세게 부딪히면, 빨갛게 붓고, 통증이 있으며, 만지면 뜨겁다. 이것이 염증이다.

▶ **염증의 원인에는 감염, 순환장애, 면역 이상, 종양 등이 있다.**

이 외에도 다양한 원인이 있다. 비정상적인 것을 배제하는 것이 올바른 면역반응이지만, 자기의 정상 조직까지 배제하려는 면역 이상을 자가면역질환이라고 한다.

▶ **염증 부위에서는 여러 가지 면역반응이 일어난다.**

염증 부위에는 백혈구나 대식세포 등 면역세포가 모여 있다.

▶ **신체에 불리한 면역반응을 알레르기라고 한다.**

본래 면역이란 신체를 보호하기 위한 유리한 반응이어야 하지만, 면역반응의 결과가 오히려 신체에 해를 끼치는 경우가 있다. 이것을 알레르기라고 한다.

▶ **자기 자신을 공격하는 질환을 자가면역질환이라고 한다.**

면역반응이 자기자신의 신체를 공격하기도 한다. 이러한 질환을 자가면역질환이라고 한다. 그 대표적인 질환이 전신 홍반성 루푸스(systemic lupus erythematosus, SLE)이다.

당질코르티코이드에는 염증을 억제하는 작용이 있다.

▶ **당질코르티코이드**(당질부신피질호르몬, Glucocorticoid)**는 부신피질에서 분비되는 스테로이드호르몬이다.**

부신피질에서 분비되는 호르몬에는 당질코르티코이드, 무기질부신피질호르몬, 성호르몬이 있다. 이들은 모두 콜레스테롤과 유사한 스테로이드라는 구조로 되어 있어서, 스테로이드호르몬이라고 한다.

▶ **당질코르티코이드에는 항염증 작용이 있다.**

당질코르티코이드에는 혈당 상승 작용이 있지만, 이 외에도 염증을 억제하는 기능이 있다. 약하지만 무기질부신피질호르몬이나 성호르몬 같은 작용도 한다.

▶ **당질코르티코이드는 염증뿐만 아니라 면역반응 전반을 억제하는 작용이 있다.**

염증뿐만 아니라 알레르기나 자가면역 등 면역반응 전반을 억제한다. '염증을 억제한다'는 말은 결과적으로 '면역반응 전반을 억제한다'라는 뜻이다.

▶ **당질코르티코이드는 생명 유지에 필수적이다.**

당질코르티코이드는 모든 세포에 없어서는 안 될 호르몬이며, 세포의 활력을 만들어내는 원천이다. 세균류도 이 당질코르티코이드로 인해 기력이 증가한다. 당질코르티코이드에는 생명 유지에 필수적인 작용이 있다고 생각해도 된다.

2 부신피질 스테로이드제

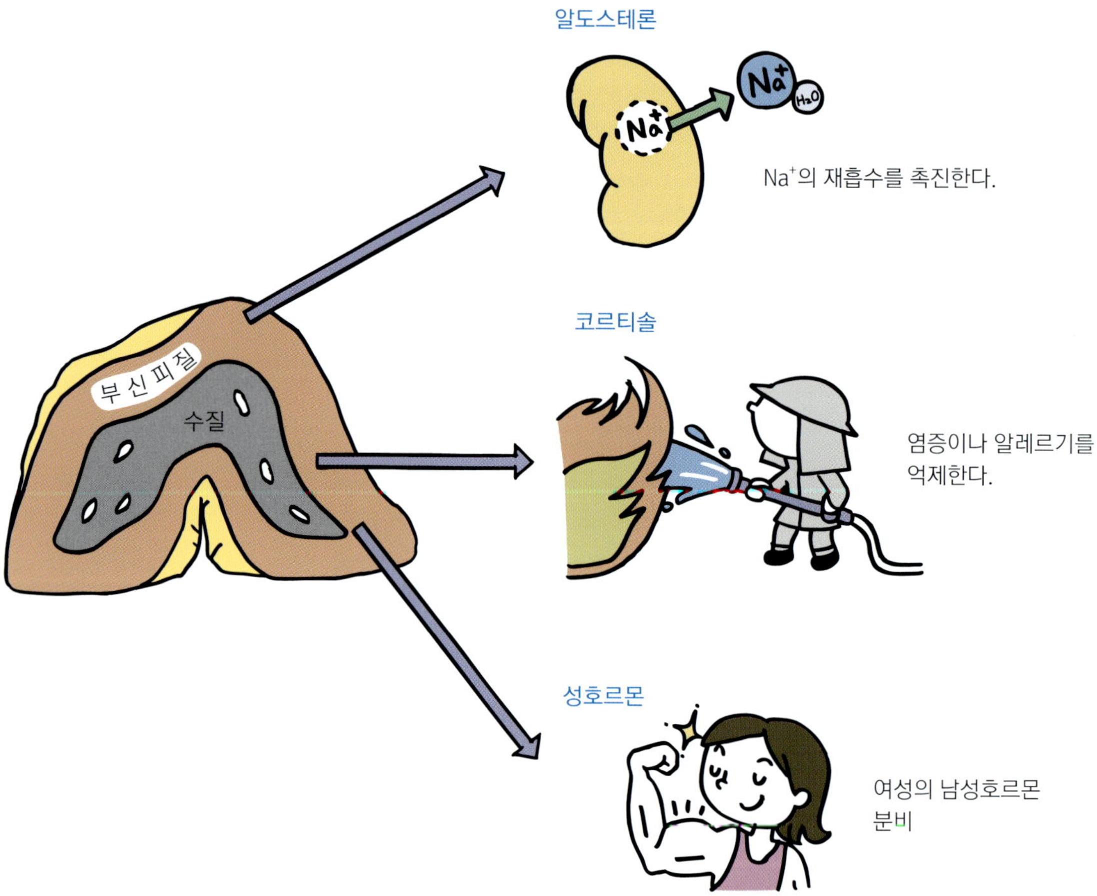

부신피질호르몬

부신피질에서는 당질코르티코이드(코르티솔), 무기질부신피질호르몬(Mineralocorticoid)(알도스테론), 성호르몬이 분비된다. 부신피질 스테로이드제는 이 중 당질코르티코이드 작용만을 강하게 하여 염증을 억제하기 위해 사용되고 있다.

부신피질 스테로이드제는 어떤 질환에 사용하는가?

부신피질 스테로이드제를 사용하는 질병으로 지금까지 간호사국가시험에 출제된 것으로, 교원병※1, 전신 홍반성 루푸스(SLE), 다발성 경화증, 네프로제 증후군, 특발성 혈소판 감소성 자반증, 아토피성 피부염 등이 있다. 특발성 혈소판 감소성 자반증은 혈소판이 감소하여 혈액응고 기능이 떨어져, 피부에 출혈반점이 나타나는 원인불명의 질환이다. 최소한 이 병명들은 기억해 두자.

항염증 작용만을 강하게 한 것이 부신피질 스테로이드제이다.

부신피질 스테로이드제는 당질코르티코이드의 구조를 조금 변화시켜, 항염증 작용만을 강하게 하고, 그 외 작용(예: 혈당 상승 작용)은 약하게 하고 있다.

▶ 임상 분야에서 '스테로이드'라고 하면 이 항염증 작용만을 강화한 부신피질 스테로이드제를 가리킨다.

'부신피질 스테로이드제'라는 말은 본래는 부신피질에서 분비되는 스테로이드호르몬 전부를 포함해야 하지만, 무기질부신피질호르몬이나 성호르몬은 통상적으로 포함하지 않는다.

▶ 스테로이드호르몬은 유전자 발현에 관여한다.

스테로이드호르몬은 세포 속의 수용체와 결합하여 유전자 발현을 조절한다(전사조절인자라고 함). 그 결과, 세포가 만드는 단백질의 질과 양을 변화시키는데, 이것이 스테로이드호르몬의 작용 메카니즘이다.

▶ 스테로이드호르몬은 일단 투여하면 일정 기간 동안 효과는 지속된다.

비록 호르몬 자체는 혈중에서 소실되어도 전사 조절의 영향은 세포 속에 한동안 남아 있어서, 효과는 지속된다.

부신피질 스테로이드제는 염증을 억제하기 위해 사용된다.

▶ 부신피질 스테로이드제는 면역반응 전반을 억제하기 위해서 사용된다.

염증뿐만 아니라 알레르기나 자가면역 등의 면역반응 전반을 억제하기 위해서도 사용된다.

▶ 전신성의 자가면역질환에는 부신피질 스테로이드제를 사용한다.

과거에는 교원병이라고 불렀던 질환군으로, 전신의 염증성 질환으로 전신 홍반성 루푸스(SLE)가 대표적이다. 종종 기관지천식이나 류마티스관절염 등에도 사용된다.

▶ 네프로제 증후군에는 부신피질 스테로이드제를 사용한다.

그 외 부신피질 스테로이드제를 사용하는 대표적 질환으로 아토피성 피부염, 다발성 경화증, 특발성 혈소판 감소성 자반증 등이 있다.

▶ 림프성 백혈병이나 악성 림프종에도 사용한다.

림프구 작용을 억제하기 때문에, 림프구에 원인이 있는 질환에도 사용된다.

▶ 부신피질 스테로이드제 흡입은 기관지천식 발작에는 효과가 없다.

자주 혼동되지만, 기관지천식에 대한 스테로이드 '흡입제'는 발작 예방에 효과적이지만, 이미 발생한 발작에는 효과가 없다. 발작을 멈추기 위해서는 β자극제 흡입이나 부신피질 스테로이드제 정맥주사가 효과적이다(→ p.95).

▶ 스테로이드제 사용 중의 부신은 위축되어 있다.

다량의 부신피질호르몬이 체내에 존재하기 때문에, 부신은 자체적으로 당질코르티코이드를 분비할 필요가 없어진다. 부신이나 뇌하수체는 본래 해야 할 일을 소홀히 하게 된다.

▶ 부신피질에서는 코르티솔 외에도 알도스테론과 남성호르몬도 분비된다.

알도스테론은 p.91 참조할 것. 남성호르몬 중, 특히 근육 증강 작용 등이 강한 것을 단백동화호르몬※2이라고 한다.

역자주 ※1 교원병(Collagen disease): 결합조직질환 or 결합조직병, 교원질(콜라겐)이 포함된 결합조직에 영향을 미치는 질환이다.
※2 단백동화호르몬(Anabolic hormones): 신체에서 단백질 합성을 촉진하고 근육 및 조직의 성장을 촉진하는 호르몬을 말한다.

3 부신피질 스테로이드제의 종류

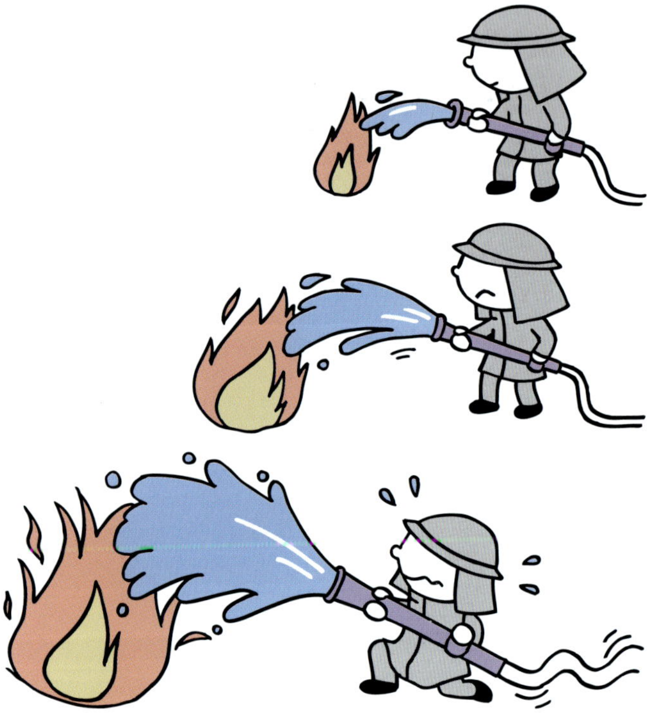

부신피질 스테로이드제의 종류

부신피질 스테로이드제에는 작용이 약한 것부터 강한 것까지 다양한 종류가 있다. 또한, 내복약, 주사제, 외용제 등 다양한 약제 형태가 있다. 이것은 부신피질 스테로이드제가 매우 유용하다는 것을 보여 준다.

부신피질 스테로이드제의 정제

부신피질 스테로이드제는 매우 다양한 종류가 있으며, 각각 효과의 강도가 다르다. 임상에서는 부신피질 스테로이드제의 기준은 프레드니솔론이다. 경구복용용 정제의 용량은 프레드니솔론 5 mg정과 같도록 만들어져 있다. 예를 들어 메틸프레드니솔론은 효과가 20% 더 강하기 때문에 1정 4 mg, 덱사메타손과 베타메타손은 효과가 10배 강하므로 1정 0.5 mg으로 만들어져 있다. 즉 부신피질 스테로이드제의 내복약은 어느 것을 먹어도 1정의 효과는 거의 비슷하도록 만들어져 있다(예외는 있지만).

부신피질 스테로이드제(경구·주사제)

- **작용이 약한 것**: 코티손Cortisone(CORTONE®), 하이드로코티손(코르티솔Cortisol, Cortril®, 수용성 HYDROCORTONE®, 솔루코테프Solu-Cortef®), 코티코스테론Corticosterone
- **작용이 중간인 것**: 프레드니솔론(PREDNISOLONE®, PREDONINE®), 메틸프레드니솔론Methylprednisolone(Medrol®, 솔루-메드롤Solu-Medrol®), 트리암시놀론Triamcinolone(레더코트Redcort®)
- **작용이 강한 것**: 덱사메타손Dexamethasone(DECADRON®, Limethason®), 베타메타손Betamethasone(RINDERON®)

부신피질 스테로이드제에는 효과가 약한 것부터 강한 것까지 다양하다.

▶ **부신피질 스테로이드제의 기본은 하이드로코티손이다.**

하이드로코티손(코르티솔)은 부신에서 분비되는 호르몬 그 자체이다.

▶ **덱사메타손과 베타메타손은 작용이 강한 대표적인 것이다.**

작용이 더 강력한 것도 있다. 이 그룹에서 이 두 가지만 알아두면 된다.

▶ **작용이 중간 정도인 대표적인 것은 프레드니솔론이고, 작용이 약한 대표적인 것은 하이드로코티손이다.**

이 두 가지를 기억해 두자. 임상에서는 프레드니솔론을 기준으로 하는 경우가 많다.

▶ **작용이 강한 것일수록 작용 지속시간도 길다.**

본래도 효과가 강하고 지속 시간도 길어서, 사람에게 미치는 효과는 더욱 강해진다.

▶ **작용이 강한 것은 그만큼 부작용도 심해진다.**

병의 상태에 따라 가장 적합한 것을 사용한다.

▶ **하이드로코티손은 즉효성을 가지고 있다.**

하이드로코티손은 효과 자체는 약하지만 즉효성이 있으므로, 쇼크(급격한 전신순환부전) 등에 긴급하게 효과가 필요할 때 사용된다.

부신피질 스테로이드제에는 다양한 약제 형태가 있다.

내복약, 주사제, 연고는 물론, 안과 이비인후용약, 흡입제, 좌약, 크림, 로션, 관절강 내 주입용 약물, 스프레이, 패치, 테이프 등 거의 모든 약제 형태가 갖추어져 있다.

▶ **부신피질 스테로이드제는 매우 유용한 약이다.**

매우 유용하므로 다양한 종류와 형태의 약제를 제작하여 다양한 질환에서 사용할 수 있도록 한다.

부신피질 스테로이드제는 부작용에 주의하면서 사용한다.

효과적인 약이지만, 심각한 부작용도 있으므로 주의해야 한다(→ p.41). 부작용을 이해하기 위해서는 부신피질호르몬 세 종류의 주요 작용(→ p.36)을 이해하는 것이 중요하다.

▶ **부신피질 스테로이드제에는 무기질부신피질호르몬과 성호르몬 작용도 있다.**

당질코르티코이드가 가지고 있는 항염증 작용을 강하게 하고 있지만, 다른 작용이 전혀 없는 것은 아니다. 따라서 다량 장기 사용 시에는 이러한 작용이 나타날 수 있다.

▶ **복용량은 아침에 많게 한다.**

부신에서의 당질코르티코이드 분비에는 일중변동이 있는데, 아침에 분비량이 많다. 따라서 부신피질 스테로이드제를 투여할 때도 아침에 많이 투여한다. 예를 들어 프레드니솔론이 1일 4정이라면 아침 식사 후 2정, 점심 식사 후 1정, 저녁 식사 후 1정으로 투여한다.

▶ **간헐적 투여하기도 한다.**

부작용과 투여량은 거의 비례한다. 하루 걸러서 투여하면 부작용을 줄일 수 있다. 하지만 효과도 저하될 수 있다. 또한, 펄스요법이라고 하는 3일간만 고용량의 스테로이드제를 투여하는 방법도 있다.

4 부신피질 스테로이드제의 부작용

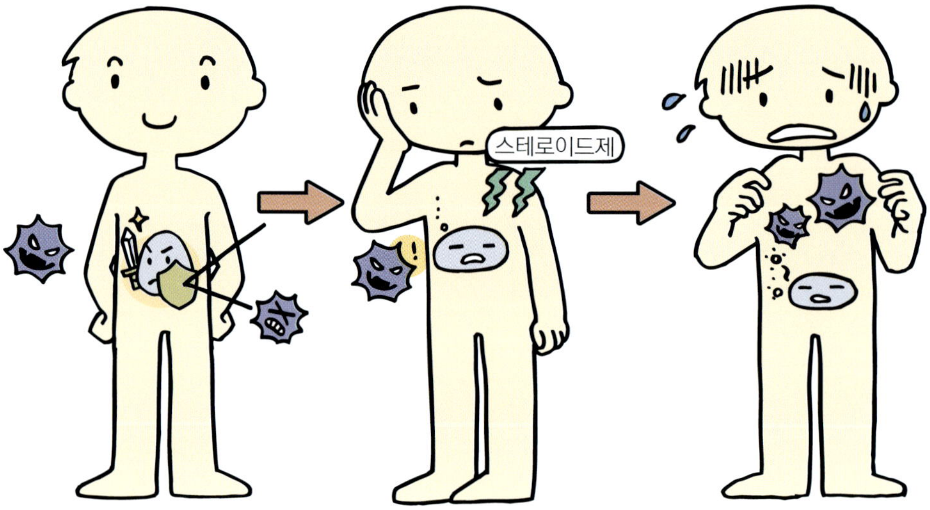

부신피질 스테로이드제의 부작용
부신피질 스테로이드제는 면역반응을 억제하기 때문에, 감염증에 걸리기 쉬워진다.

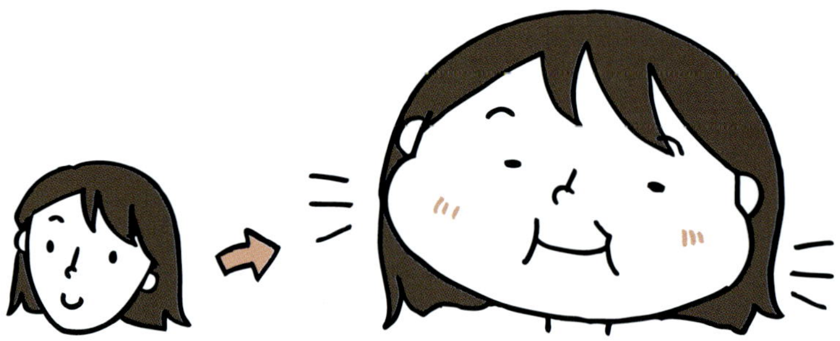

문페이스(moon face)
부신피질 스테로이드제의 부작용 중 하나로 부신피질 스테로이드제를 장기간 사용하면 얼굴에 지방이 쌓여 둥글게 부어오른 상태가 된다.

쿠싱증후군

만성적으로 코르티솔이 과다하게 분비되는 질환이다. 부신피질 스테로이드제를 대량으로 투여한 경우에도 똑같은 증상이 나타난다. 즉, 중심성 비만, 고혈압, 월경 이상, 신전성 피부 선조※1, 다모, 골다공증, 정신장애 등을 유발한다. 검사에서 혈중 코르티솔 수치가 높게 나타나며, 혈당조절장애를 나타낸다. 뇌하수체 혹은 부신에 종양이 생기고, 그 종양에서 ACTH(부신피질자극호르몬) 또는 코르티솔의 대량 분비가 원인이다. 그 외, 폐암 등의 종양이 ACTH를 분비하기도 한다. 치료는 종양 적출이다. 처음 보고한 사람이 쿠싱이라는 신경외과 의사였으므로 뇌하수체 종양에 의한 것을 특히 쿠싱병이라고 한다.

역자주 ※1 신전성 피부 선조: 피부가 급격히 팽창하거나 수축할 때 나타나는 선 모양의 흉터로, 피부의 콜라겐과 엘라스틴 섬유가 손상되면서 발생한다.

중요한 부작용으로는 감염증, 위궤양, 부신부전이 있다.

이 세 가지는 치명적일 수 있으므로 엄격한 주의가 필요하다.

▶ **부신피질 스테로이드제 사용 환자는 감염증에 걸리기 쉽다.**

부신피질 스테로이드제는 면역반응을 억제하여 병원균에 대한 저항력이 저하된다. 전신성 감염은 종종 치명적일 수 있다. 스테로이드제 사용 환자에게는 감기 예방과 청결의 중요성을 이해시켜야 한다.

▶ **부신피질 스테로이드제 사용 환자는 기회감염을 일으키기 쉽다.**

평상시에는 문제가 없는 병원체에 대해 감염을 일으키는 것을 기회감염이라고 하며, 칸디다 같은 진균(곰팡이의 일종) 감염이 대표적이다.

▶ **부신피질 스테로이드제 사용 시 위장약을 병용한다.**

부신피질 스테로이드제는 위·십이지장궤양이 발생하기 쉽다. 이를 예방하기 위해 위장약을 병용한다.

▶ **부신피질 스테로이드제 사용 중에는 부신피질이 위축된다**

피드백에 의해 뇌하수체에서의 부신피질자극호르몬(ACTH) 분비가 저하되기 때문이다. 위축 정도는 투약량에 비례한다.

▶ **부신피질 스테로이드제를 줄일 때에는 부신부전에 주의한다.**

부신피질 스테로이드제 사용 중에는 부신의 기능이 저하되어 있다. 이때 갑자기 약을 중지하거나 감량하면 원래의 부신 작용이 따라가지 못해 부신부전으로 사망할 수 있다.

▶ **부신피질 스테로이드제를 너무 빨리 줄이면 원 질환이 재발한다.**

보통 스테로이드제는 처음에 대량으로 투여하고, 병의 상태가 안정되면 서서히 줄여야 한다. 이 감량이 너무 빨라지면 원 질환이 재발할 수 있다. 심하면 부신부전도 발생한다.

부신피질 스테로이드제의 부작용으로 혈당조절장애가 있다.

당질 대사가 변화하여 혈당이 상승하고 당뇨병과 유사한 증상이 나타난다. 넓은 의미의 당뇨병이다. 그 외 부작용을 아래에 설명한다.

▶ **중심성 비만과 문페이스를 초래한다.**

지질 대사에 변화가 생겨 피하지방이 증가한다. 다만, 그 분포에는 특징이 있어 얼굴과 몸통에 피하지방이 축적되고, 그에 비해 손발은 가늘어진다. 마치 달마인형에 팔다리가 붙은 듯한 체형이 되고, 얼굴은 보름달처럼 된다. 전자를 중심성 비만, 후자를 보름달 같은 얼굴(문페이스)이라고 한다. 허리의 굵기나 체중 증가는 부작용의 지표가 된다.

▶ **고혈압과 다모증이 나타난다.**

부신피질코르티코이드의 작용으로 인해 혈압이 상승하고 지질 대사이상과 함께 향후 동맥경화를 일으킨다. 또한, 남성호르몬의 작용으로 인해 털이 굵어지고 여드름이 늘며, 월경불순도 발생한다.

▶ **장기적인 부작용으로 골다공증, 백내장이 있다.**

이들은 환자의 삶의 질(QOL)을 현저하게 저하시킨다. 눈 병변에서는 녹내장도 발생한다.

▶ **신경 및 근육에 장애를 일으킬 수 있다.**

정신적 변화를 일으켜 행복감, 흥분, 우울증 등이 생긴다. 또한, 근력이 저하된다.

5 비스테로이드성 소염제의 작용

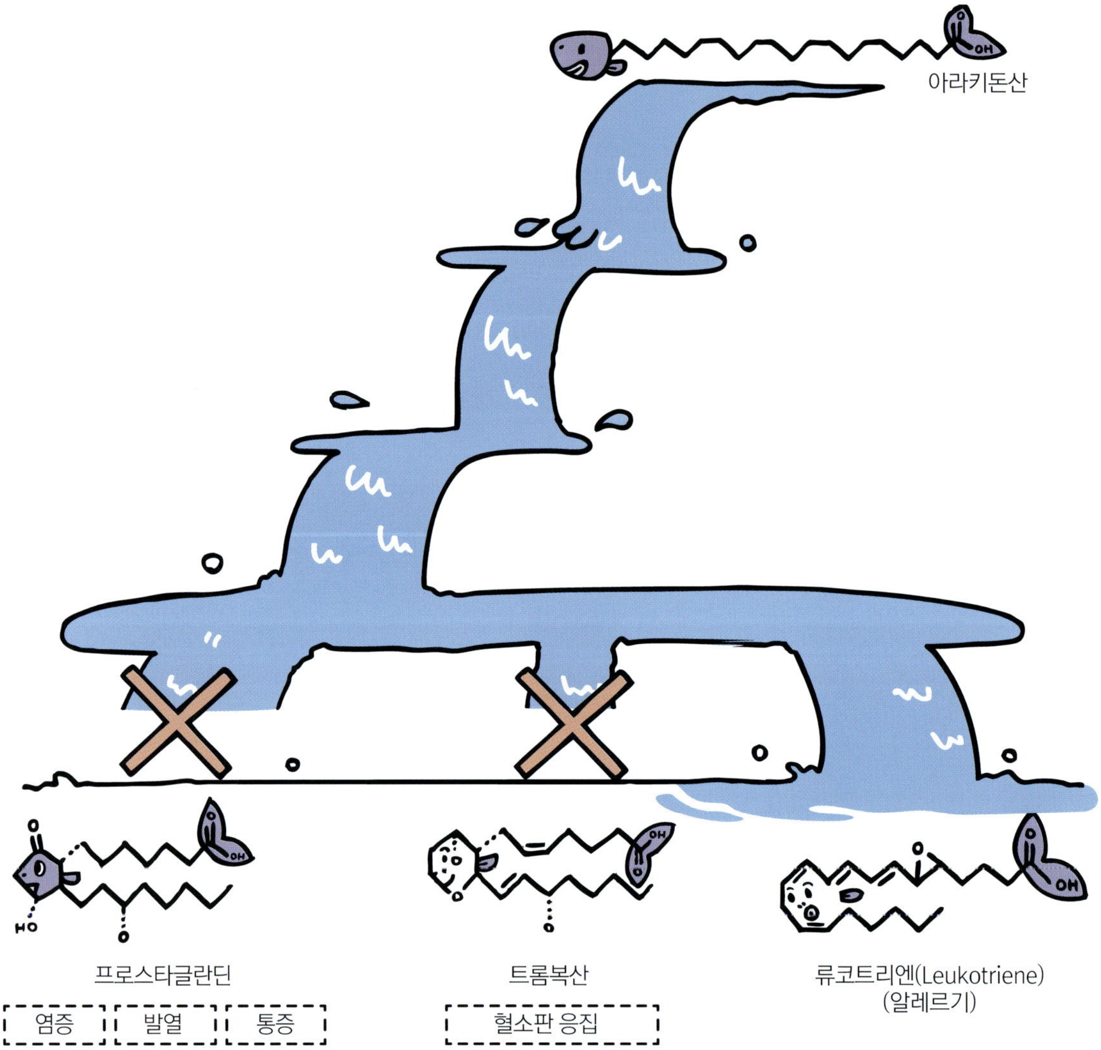

비스테로이드성 소염제의 작용 메카니즘

비스테로이드성 소염제(NSAID)는 사이클로옥시게나제(cyclooxygenase, COX)라는 효소를 억제하여 프로스타글란딘이나 트롬복산의 생산을 억제한다. 염증, 통증, 발열, 혈소판 응집에는 프로스타글란딘 등이 관여하므로, 프로스타글란딘 생산을 억제하면 염증, 발열, 통증이 감소하고 트롬복산의 생산 억제로 혈소판 응집이 저하된다. 다만, 류코트리엔 생산은 억제되지 않는다.

항염증제에는 스테로이드성과 비스테로이드성 약이 있다.

스테로이드성 약제쪽이 강력하지만, 그만큼 부작용도 강하다(→ p.41).

▶ **비스테로이드성 소염제는 비교적 부담 없이 사용하는 약이다.**

모든 약제 중 가장 많이 사용하는 약일 것이다. NSAID로 약칭된다.

비스테로이드성 소염제는 프로스타글란딘과 트롬복산A_2의 생산을 억제한다.

프로스타글란딘은 PG로, 트롬복산은 TX로 약칭한다.

▶ **프로스타글란딘과 트롬복산A_2는 대표적인 염증 유발 물질이다.**

이 두 가지 모두 사이클로옥시게나제(고리산소화효소, cyclooxygenase)라는 효소로 인해 생산된다.

▶ **비스테로이드성 소염제는 사이클로옥시게나제 억제제이다.**

이 약은 사이클로옥시게나제를 억제하여 프로스타글란딘과 트롬복산 A_2의 생성을 저하시키고 작용을 발현한다.

▶ **사이클로옥시게나제는 염증 관련 세포, 혈소판, 위 점막 등에 존재한다.**

사이클로옥시게나제는 두 종류로, 혈소판이나 위 점막에 있는 것과 염증 관련 세포에 있는 것은 서로 조금다른 효소이다.

비스테로이드성 소염제에는 항염증, 진통, 해열, 항혈소판 작용이 있다.

비스테로이드성 소염제로 인해 염증은 가라앉고 통증은 완화되며, 열은 내리고 혈소판의 작용을 저하시켜 혈액을 묽게 한다.

▶ **프로스타글란딘과 트롬복산A_2는 염증, 통증, 발열, 혈액응고에 관여한다.**

PG는 통증 유발 물질이라기보다는 통증의 증강 물질이다.

▶ **비스테로이드성 소염제는 소량으로도 항혈소판 작용을 한다.**

그 효과는 며칠간 지속된다.

▶ **비스테로이드성 소염제는 중등량에서 진통 해열 작용을 보인다.**

통증을 느끼고 체온을 조절하는 것은 뇌의 신경세포이다.

▶ **비스테로이드성 소염제는 대량에서 항염증 작용을 보인다.**

이상의 차이가 있는 이유는 혈소판, 신경세포, 염증 관련 세포의 사이클로옥시게나제 종류가 다르기 때문이다.

6 비스테로이드성 소염제의 종류

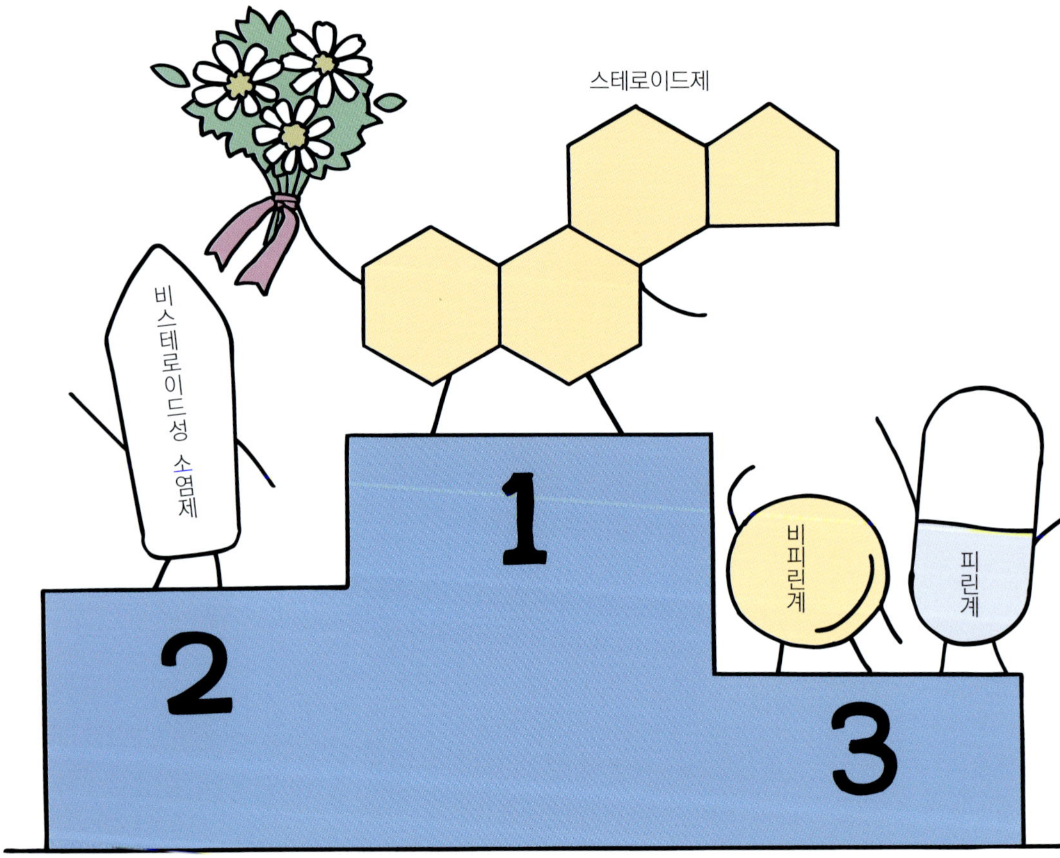

항염증제의 작용 강도

스테로이드제는 강력한 항염증제이다. NSAID의 항염증 작용은 스테로이드제보다 약하다. 진통·해열제(피린계 약물과 비피린계 약물)는 진통·해열 작용은 있지만, 염증을 억제하는 작용은 없다.

비스테로이드성 소염제(NSAIDs)

- **살리실산**: 아스피린, 합성제(BUFFERIN Combination A330®, p.52 참조)
- **기타**: 인도메타신, 디클로페낙(볼타렌®), 메페남산(폰탈®), 이부프로펜(부루펜®), 플루르비프로펜(로피온®), 멜록시캄(모빅®), 세레콕시브(Celecox®)
- **전구약물**: 록소프로펜(록소닌®), 술린닥(크리노릴®), 암피록시캄(Fulcam®)
- **염기성**: 티아라마이드(소란타르®)

진통·해열제

- **피린계**: 설피린
- **비피린계**: 아세트아미노펜(카로날®, 아세리오®)

아스피린은 대표적인 비스테로이드성 소염제이다.

비스테로이드성 소염제(NSAID, 그 복수형은 NSAIDs)에는 여러 종류가 있다.

▸ 비스테로이드성 소염제는 산성 화합물이다.

아스피린은 아세틸살리실산이라는 산이다. 비스테로이드성 소염제에는 염기성도 있지만, 효과와 부작용도 산성에 비해 약하다.

▸ 비스테로이드성 소염제에는 경구약, 좌약, 주사제, 연고 등 다양한 약제 형태(제형)가 있다.

이것은 비스테로이드성 소염제가 매우 유용한 약이라는 증거이다. 좌약은 위나 간에 영향이 적다.

▸ 경구약에는 전구약물(prodrug)도 있다.

가장 많은 부작용은 위장 장애이며, 이를 피하기 위함이다.

▸ 발열 시 체온은 내려가지만, 평상시의 체온은 잘 떨어지지 않는다.

발열 시에만 효과적이다. 드물게 체온이 지나치게 떨어질 때도 있다(특히 고령자). 또한, 해열 시에는 발한을 동반하는 경우가 많지만, 체온 저하는 이 땀에 의한 것이 아니다. 땀을 흘리지 않아도 열은 내려간다.

▸ 비스테로이드성 소염제에는 혈소판 응집을 억제하는 작용이 있다.

혈소판 응집은 트롬복산 A_2에 의해 일어난다. 비스테로이드성 소염제는 혈소판의 사이클로옥시게나제를 억제하고, 트롬복산 A_2의 생산을 억제한다. 따라서 항응고요법의 하나로 비스테로이드성 소염제를 사용한다. 1회 투여로 효과는 며칠간 지속된다.

비스테로이드성 소염제 이외의 진통·해열제도 있다.

이들 약에는 항염증 작용이 없고, 진통·해열 작용만을 가진다. 비스테로이드성 소염제(NSAID) 그룹에는 속하지 않는다. 항염증 작용이 없는 만큼 부작용도 적어 진통제나 감기약의 성분으로 자주 사용된다.

▸ 진통 · 해열제에는 피린계 약물과 비피린계 약물이 있다.

비피린계 약물(아세트아미노펜 등)보다 피린계 약물이 효과는 강하지만 부작용도 강하다. 피린계 약물은 드물게 알레르기성 쇼크를 일으킬 수도 있다.

▸ 아스피린은 피린계 약물이 아니다.

원래 아스피린은 이 계통의 약이 아니고 비스테로이드성 소염제 그룹에 속한다. 따라서 피린계 약제가 아니다. 또한, 기억하지 않아도 되지만, 피린계는 피라졸론계, 비피린계는 아닐린계라고도 한다.

전구약물(=prodrug)

체내에서 대사를 받아 유효한 약으로 변화하는 물질. 이 화합물 자체에는 약효는 없지만, 체내에서 대사되어 약효를 발휘하게 된다. 효과 증가나 부작용의 감소뿐만 아니라 약제 안정성 향상 등의 특징도 있다. 비스테로이드성 소염제나 항균제 등이 있다.

서방제

1회 투여로 약효가 장시간 지속되도록 만들어진 제제이다. 경구약의 경우는 소화관 내에서의 흡수를 조절하여 효과를 지속시킨다.

7 비스테로이드성 소염제의 부작용

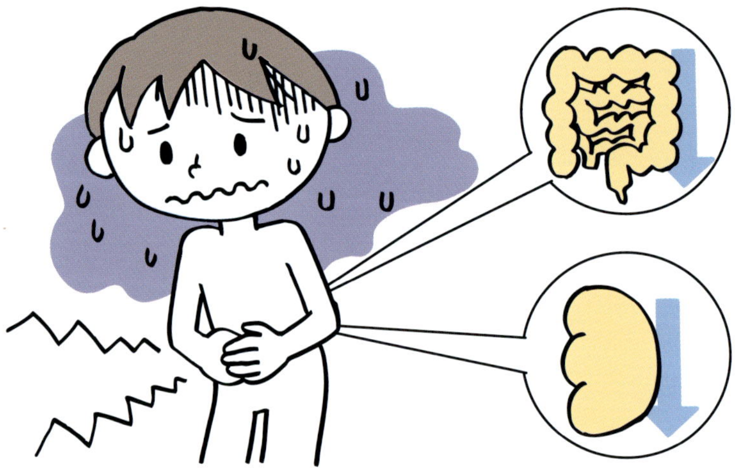

비스테로이드성 소염제의 부작용

비스테로이드성 소염제의 대표적인 부작용은 위장 장애와 신장 장애이며, 위궤양이나 신부전을 일으킬 수 있다. 그 외 과민증과 출혈 경향도 있다. 소아의 경우에는 바이러스성 뇌 병변을 악화시킬 수 있다.

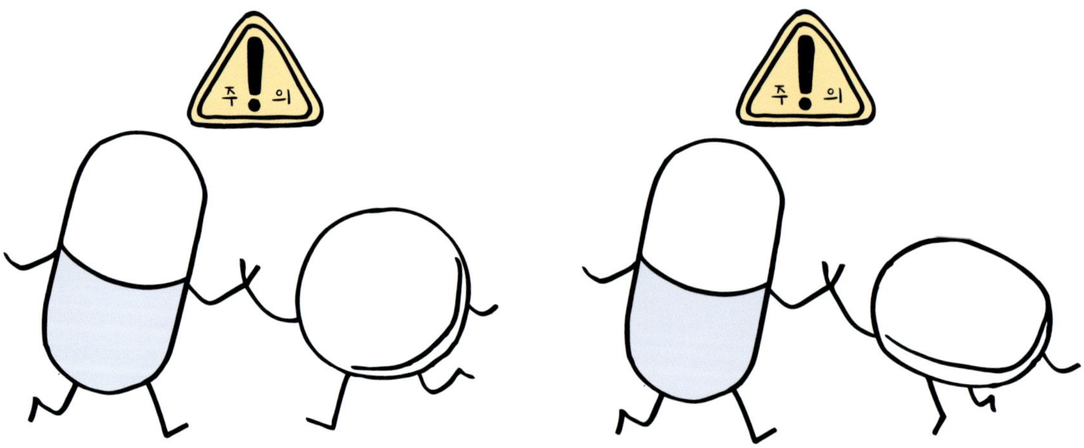

비스테로이드성 소염제 와파린 비스테로이드성 소염제 경구 당뇨병약

비스테로이드성 소염제의 병용 주의

비스테로이드성 소염제(NSAIDs)는 와파린 및 경구 당뇨병약(설포닐요소계 혈당강하제)의 작용을 증강시켜 뇌출혈이나 저혈당을 일으킬 수 있다. NSAIDs는 감기약에도 포함되어 있기 때문에 이들 약을 복용하고 있는 환자가 감기에 걸렸을 때는 주의가 필요하다.

비스테로이드성 소염제의 대표적인 부작용은 먼저 위장 장애, 다음으로 신장 장애이다.

위·십이지장궤양을 일으켜 토혈하기도 한다. 위장약을 병용하면 좋다.

▸ 위나 신장의 혈액순환에는 프로스타글란딘이 관여한다.

프로스타글란딘은 혈관을 확장하고 혈류를 증가시킨다. 위나 신장의 사이클로옥시게나제가 억제되면 혈관이 수축하고 순환부전으로 인해 위궤양이나 신부전이 생기는데, 특히 고령자에서 현저하다.

▸ 그 외 부작용으로 과민증과 출혈 경향 등이 있다.

출혈 경향은 혈소판 응집 억제 작용 때문이다. 그 외에도 아스피린천식, 발진, 쇼크, 간 장애 등이 있다. 소아의 경우 바이러스성 뇌 병변을 악화시킬 가능성도 있다.

와파린 및 경구 당뇨병약 사용 시에는 비스테로이드성 소염제를 주의해야 한다!

이 두 가지 약물과 비스테로이드성 소염제를 함께 사용할 때는 특히 주의가 필요하다. 매우 중요하므로 절대 잊지 말아야 한다. 진통·해열제 역시 마찬가지로 주의해야 한다.

▸ 비스테로이드성 소염제는 와파린의 효과를 증강시킨다.

와파린(→ p.61)은 항응고제이다. 여기에 비스테로이드성 소염제를 병용하면 혈액응고 능력이 너무 저하되어 뇌출혈을 일으켜 사망할 수 있다. 와파린 복용 환자에게는 감기약이나 진통제를 함부로 먹이지 말아야 한다.

▸ 비스테로이드성 소염제는 경구 당뇨병약의 효과를 증강시킨다.

설포닐요소계 약물(→ p.123)은 혈당을 낮추는 약이다. 여기에 비스테로이드성 소염제를 병용하면 혈당이 너무 저하되어 사망할 수 있다. 당뇨병 환자에게는 감기약이나 진통제를 함부로 먹이지 말아야 한다.

조산아의 동맥관 개존증에 대해서는 인도메타신을 사용한다.

이러한 용도로 이부프로펜도 사용된다.

▸ 조산아의 동맥관은 비스테로이드성 소염제로 인해 폐쇄될 수 있다.

동맥관 개존증은 출생 후에는 닫혀야 할 동맥관(폐동맥과 대동맥을 연결하는 혈관)이 열려 있는 질환이다. 프로스타글란딘은 혈관확장 작용이 있으므로 이 프로스타글란딘 생성을 억제하면 혈관이 수축하고 동맥관도 가늘어진다.

아스피린천식

프로스타글란딘은 아라키돈산에서 만들어진다. 아스피린은 이 경로를 저해(차단)한다. 그 결과로 또 다른 대사 경로인 류코트리엔 생성이 증가하고, 그 결과 천식이 발생할 수 있다. 천식이 있는 사람이 감기약을 복용하면 천식발작이 생길 수 있는데, 이것을 아스피린천식이라고 한다. 아스피린 이외의 소염진통제에서도 생긴다.

8 항류마티스제

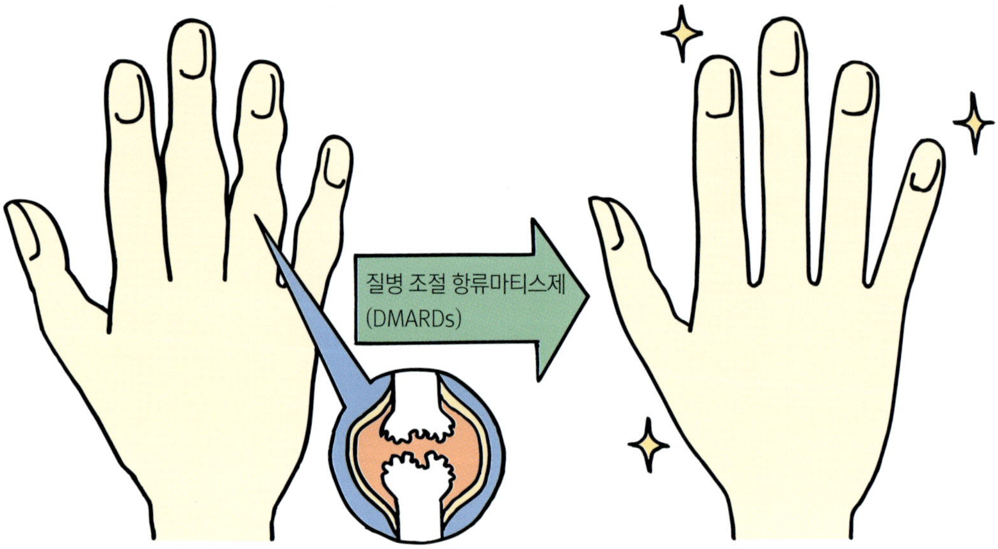

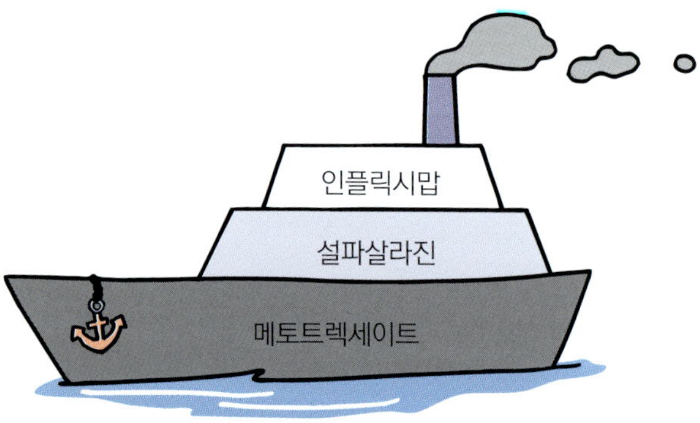

항류마티스제

류마티스관절염의 원인은 면역 이상으로, 치료는 면역을 정상화하는 것이다. 항류마티스제의 중심은 면역억제제인 메토트렉세이트이며, 앵커 드럭(anchor drug)이라고 한다. 또한, 면역조절제인 설파살라진이나 생물학적제제인 인플릭시맙 등이 사용된다.

항류마티스제

- **면역조절제**: 나트륨 오로싸이오말레이트(SHIOSOL®), Rimatil®, 페니실라민(METALCAPTASE®), Orcl®, 설파살라진(SASP; Azulfidine® EN), Careram®
- **면역억제제**: 메토트렉세이트(MTX; RHEUMATREX®), 미조리빈(브레디닌®), 타크로리무스(프로그랍®), Arava®, XELJANZ®
- **생물학적제제**: 인플릭시맙(레미케이드®), 에타너셉트(엔브렐®), 휴미라®, 심퍼니®, 악템라®, ORENCIA®, Cimzia®
- **비스테로이드성 소염제**: 볼타렌®, 록소닌®, 모빅®
- **부신피질 스테로이드제**: 프레드니솔론(PREDNISOLONE®, PREDONINE®)
- **엽산**: FOLIAMIN®
- **SLE 치료제**: 하이드록시클로로퀸(Plaquenil®)

류마티스관절염은 관절에 염증을 일으키는 자가면역질환의 일종이다.

류마티스관절염은 RA(rheumatoid arthritis)로 약칭한다.

▸ 류마티스관절염은 30-50대 여성에게 많다.

아침 강직, 손가락 관절염, 관절염은 여러 관절이 좌우 대칭으로 발병하는 것이 특징이다. 혈액검사에서 염증 소견이 있다. 병이 진행되면 관절이 괴사된다. 관절을 외부의 적으로 착각하는 만성 자가면역질환이다.

▸ 치료는 약물요법, 수술요법, 물리치료, 생활지도가 기본이다.

약물요법은 내과의 전문 분야이고, 수술요법과 물리치료는 정형외과의 전문 분야이다.

류마티스관절염의 약물요법은 면역 이상을 억제하는 것이 중요하다.

▸ 면역 이상을 억제하기 위해서는 항류마티스제(DMARDs)를 사용한다.

항류마티스제는 류마티스관절염 자체를 치료하는 작용을 하며, 질병 조절 항류마티스제(disease modified anti-rheumatic-drugs, DMARDs)라고도 한다. 통증에는 비스테로이드성 소염제(NSAID)를 사용하기도 한다. 그러나 항염증제는 증상을 억제할 뿐, 질환 자체를 치료하는 것은 아니다. 필요에 따라 스테로이드제도 사용한다.

항류마티스제에는 면역조절제, 면역억제제, 생물학적제제가 있다.

그중에서도 메토트렉세이트(MTX), 설파살라진(SASP) 및 생물학적제제가 특히 많이 사용된다. 특히 메토트렉세이트는 치료에 주로 사용되며 앵커 드럭(anchor drug)이라고도 한다.

▸ 면역조절제로 금 제제나 페니실라민 등이 있다.

이러한 약물들의 메카니즘은 잘 밝혀져 있지 않다. 금 제제는 금과 황을 함유한 화합물로 금속의 금의 주요 성분은 아니다. 페니실라민은 금속 킬레이트제(→ p.210)이다. 설파살라진은 궤양성 대장염(→ p.110)에도 사용된다.

▸ 면역억제제에는 메토트렉세이트와 타크로리무스 등이 있다.

메토트렉세이트는 항암제(→ p.194)이기도 하다. 타크로리무스는 장기이식 후의 면역억제(→ p.51)에도 사용된다.

▸ 메토트렉세이트는 엽산의 활성화를 억제한다.

엽산은 체내에서 활성화되어 핵산의 재료가 된다. 이 활성화가 억제되면 세포증식을 할 수 없게 되고, 특히 종양세포나 면역세포 등이 강하게 손상된다. 엽산은 부작용을 줄여주지만, 주 작용도 줄여버린다. 따라서 둘 다 투여일을 겹치지 않도록 한다.

▸ 생물학적제제는 고분자 단백질로 항체가 많다.

종양괴사인자-α(TNF-α)와 IL-6라는 사이토카인의 작용을 억제하는 항체로, 매우 고가의 약제이다. T림프구의 단백질을 모방한 제제도 있다.

▸ 면역억제제나 생물학적제제의 심각한 부작용은 감염증이다.

면역을 억제하기 때문이다. 감염이 생겨도 증상이 나타나지 않을 수 있으므로 충분한 주의가 필요하다.

9 면역억제제

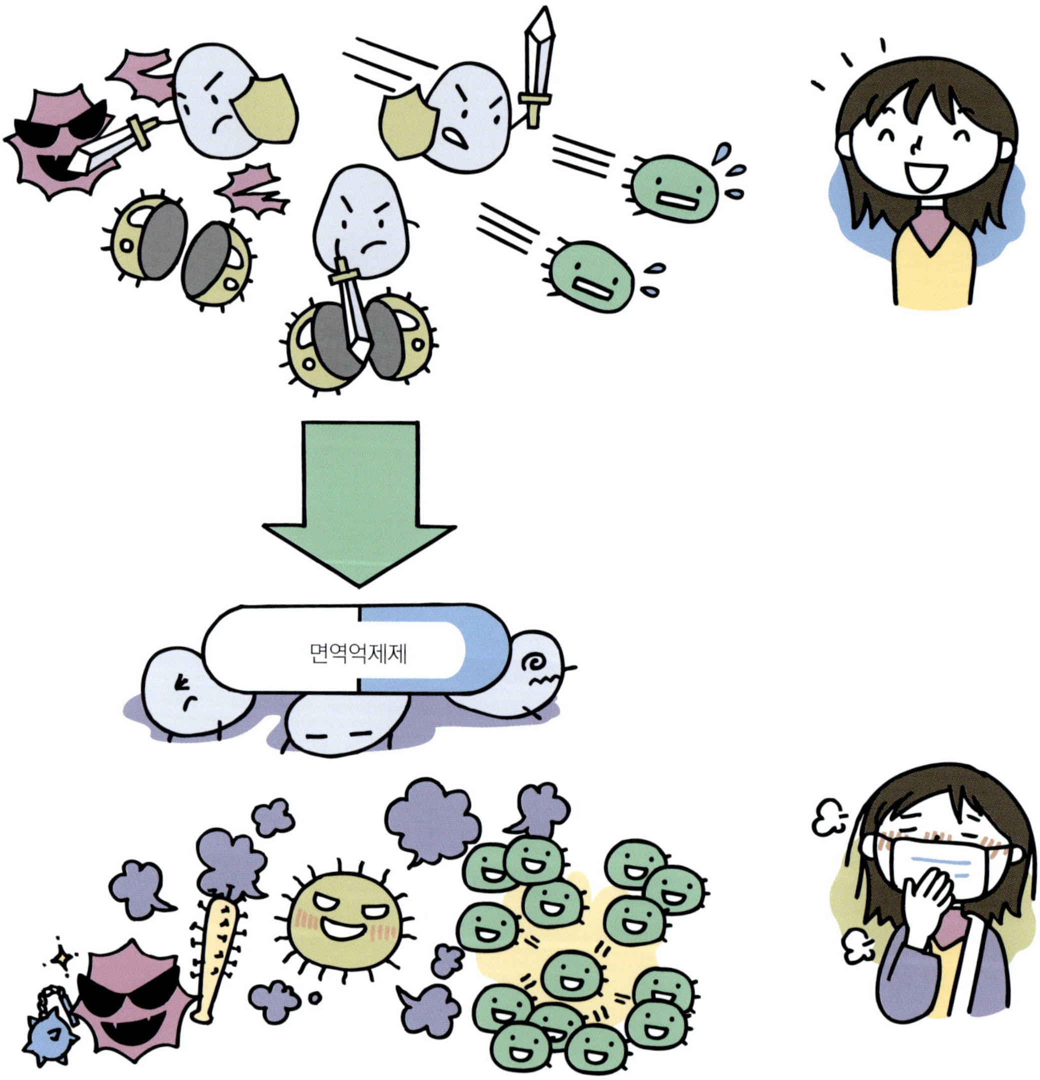

면역억제제

장기이식 후와 자가면역질환에서는 면역력을 억제하는 것이 좋을 수도 있다. 면역억제제는 림프구의 작용과 골수의 작용을 억제함으로써 면역력을 억제한다. 그 결과 사소한 약한 병원체에도 쉽게 감염될 수 있다.

면역억제제

- **선택적 면역억제제**: 사이클로스포린(CYA; 산디문®, 산디문뉴오랄®), 타크로리무스(FK506; 프로그랍®, 프로토픽®), 바실릭시맙(트뮬렉트®)
- **항암제 계열인 것**: 아자티오프린(AZP; 이뮤란®), 메토트렉세이트(MTX; 메토트렉세이트®, RHEUMATREX®), 사이클로포스파마이드(CPA; 엔독산®), 미코페놀레이트 모페틸(MMF; 셀셉트®), 클로람부실

면역 기능을 억제하는 것이 필요할 때도 있다.

면역 기능을 억제하는 약을 **면역억제제**라고 한다.

▸ **장기이식 후나 자가면역질환에서는 면역 기능을 억제하는 것이 좋다.**

거부반응 등을 없애기 위해서이다.

▸ **면역에 직접 관여하고 있는 것은 림프구이다.**

면역억제제는 림프구(그중에서도 특히 T림프구)의 작용을 억제한다.

대표적인 면역억제제는 사이클로스포린과 타크로리무스이다.

면역억제제에서는 우선 이 두 가지를 기억하자.

▸ **사이클로스포린과 타크로리무스로 인해 장기이식 성공률은 비약적으로 향상되었다.**

사이클로스포린이 먼저 개발되었고, 다음으로 타크로리무스가 일본에서 개발되었다. 사이토카인 수용체에 대한 항체(바실릭시맙)도 사용된다.

▸ **혈중농도는 개인차가 크기 때문에 농도를 측정하면서 투여량을 결정한다.**

네오랄은 체내 흡수율이 개선된 약물이다.

▸ **사이클로스포린의 부작용은 신장 장애다.**

신장이식 후 신장 기능장애가 발생했을 때, 사이클로스포린이 너무 많아 신장 기능장애가 발생하는 경우와 사이클로스포린이 부족하여 거부반응으로 인해 신장 기능장애가 발생하는 경우가 있다. 대처 방법은 정반대이다. 또한, 타크로리무스는 신독성이 약하다.

항암제에도 면역억제 작용이 있다.

항암제는 골수억제 작용이 있어 림프구의 생산을 억제하고 면역 기능을 저하시킨다. 항암제의 부작용을 잘 이용한 방법이다.

▸ **면역억제제로 사용되는 항암제도 있다.**

이 계통 약에서 메토트렉세이트와 아자티오프린을 알아두자. 그 외 사이클로포스파마이드 등이 있다. 모두 원래 항암제이다.

▸ **항암제 계열의 면역억제제는 부작용이 크다.**

T림프구 이외의 세포에도 영향을 미치므로 사이클로스포린이나 타크로리무스보다 부작용이 커진다.

스테로이드제에도 면역억제 작용이 있다.

스테로이드제는 대량으로 사용하면 면역억제 작용이 나타난다.

면역억제제의 부작용은 감염성이 강하다.

세균이나 바이러스감염에 대한 저항력이 저하된다.

▸ **면역억제제 사용 중에는 일상적인 감염이 일어나기 쉽다.**

사이토메갈로 바이러스(거대세포바이러스, cytomegalovirus) 등 바이러스 감염에 걸리기 쉽다(→ p.41).

▸ **면역억제제 사용 중에는 생백신 투여가 금지된다.**

생백신은 살아 있는 병원체이므로, 그 질병에 감염될 수 있다(→ p.212).

Coffee Break

버퍼린®의 성분

버퍼린®은 진통제로 잘 알려진 조합약이다(→p.174). 병원에서 처방된 버퍼린 복합제 A330®은 NSAIDs인 아스피린이 주성분이다. 이 함유량을 약 1/4로 줄인 것이 버퍼린 복합제 A81®이다. 또한, 시중 약국에서 구입할 수 있는 일반의약품(→p.224)인 버퍼린®은 주로 아세트아미노펜이 주성분이며, 아스피린은 포함되어 있지 않다. 아스피린과 아세트아미노펜의 차이점을 p.45에서 재확인할 것.

하이드록시클로로퀸(Plaquenil®)

항말라리아제인 클로로퀸을 기반으로 한 새로운 항말라리아제로 개발되었다. 항말라리아제를 투여받은 환자의 관절염이 호전된 사례를 통해 항류마티스 작용이 있는 것으로 밝혀졌다. 세계적으로는 스테로이드제와 이 하이드록시클로로퀸이 전신홍반성 루푸스(SLE)의 표준적인 치료약의 양대 축을 이룬다. 일본에서는 클로로퀸 투여로 인한 안질환(클로로퀸 망막증)이 많이 발생했기 때문에, 하이드록시클로로퀸 사용은 오랫동안 허용되지 않았다. 그러나 2015년에 SLE 치료제로 승인되어 드디어 여러 나라와 동등한 치료를 할 수 있게 되었다. 하이드록시클로로퀸은 클로로퀸에 비해 망막 독성은 낮다.

문제

류마티스관절염에 관한 설명 중 올바른 것은 무엇인가?

a. 초기 증상으로 관절 통증과 아침의 뻣뻣함이 특징이다.
b. 근육통이나 레이노 증상이 고빈도로 나타난다.
c. 관절활막의 만성 염증성 질환이다.
d. 메토트렉세이트로 충분한 효과를 얻기 위해서는 휴약 기간 없이 매일 투여할 필요가 있다.
e. D-페니실라민 등의 질병 조절 항류마티스제(DMARD)를 초기부터 투여하는 경우가 있다.

1 (a, b, c)   2 (a, c, e)   3 (a, d, e)   4 (b, c, d)   5 (b, d, e)

해설 p.49 참조. a. 맞다. b. 두 가지 모두 이 질환에 특징적인 증상은 아니다. 레이노 증상은 말초 순환부전으로 손가락 등이 하얗게 되거나 빨갛게 되는 것. c. 맞다. d. 일반적으로는 2일간 투여하고 5일간 휴약을 반복한다. e. 맞다. **정답** [2]

PART

5

혈액

1. 철결핍성 빈혈
2. 기타 빈혈
3. 혈액응고
4. 항응고제
5. 수혈

1 철결핍성 빈혈

철이 있는 곳

철은 적혈구 속뿐만 아니라 간 등에 저장철로 저장되어 있다.

정상적으로는 적혈구의 철도 충분하고 저장철도 충분하다.

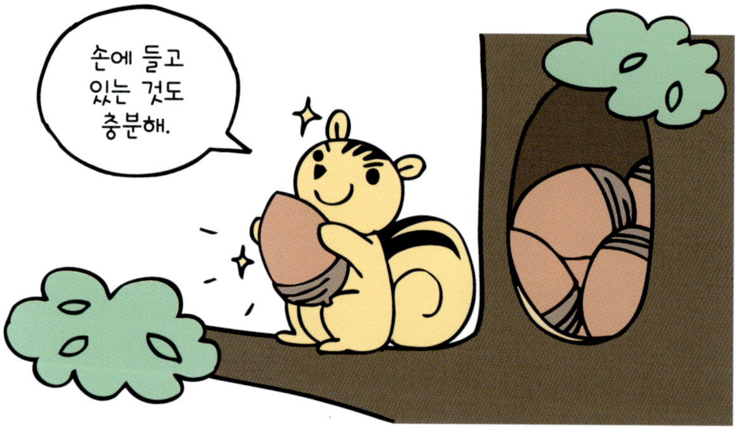
손에 들고
있는 것도
충분해.

철이 부족해지면 적혈구의 철은 확보할 수 있지만, 저장철은 고갈된다. 이 때 증상은 나타나지 않는다.

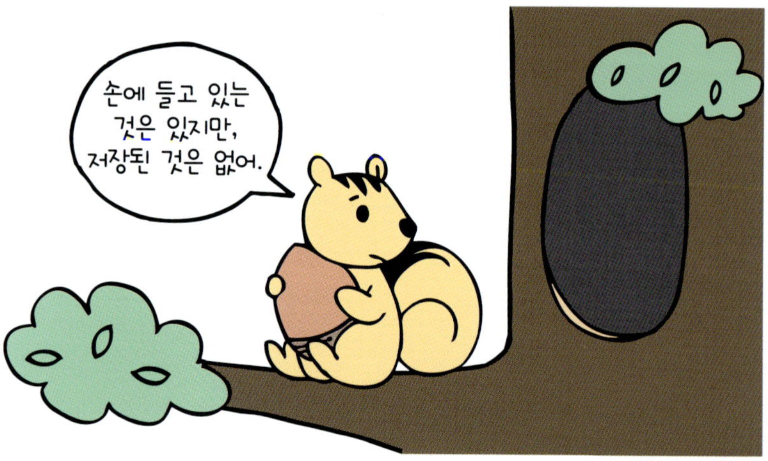
손에 들고 있는
것은 있지만,
저장된 것은 없어.

또한, 철이 부족하면 저장철은 물론 적혈구의 철까지 감소한다. 이 상태를 치료하려면 적혈구의 철뿐만 아니라 저장철까지 공급해야 한다.

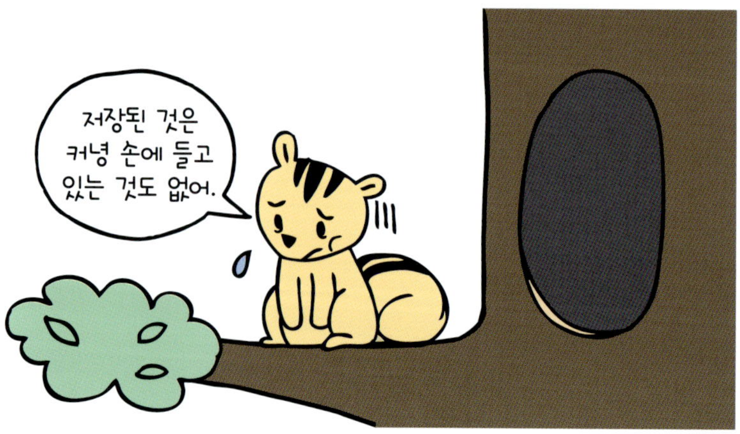
저장된 것은
커녕 손에 들고
있는 것도 없어.

철분제

- **경구**: 황산철(페로-그라듀멧®), 구연산제일철나트륨(Ferromia®)
- **정맥주사**: 페리진®, 페인젝트®

골수는 적혈구, 백혈구, 혈소판을 만든다.

적혈구에 의한 산소 운반 능력 저하를 빈혈이라고 한다.

적혈구를 만들기 위해서는 철, 비타민B_{12}, 엽산, 에리스로포이에틴 등이 필요하다.

▶ **철, 비타민B_{12}, 엽산은 적혈구의 재료이다.**

철은 헤모글로빈의 재료이다.

▶ **골수는 에리스로포이에틴의 자극을 받아 적혈구를 만든다.**

에리스로포이에틴(적혈구형성호르몬, erythropoietin)은 신장에서 만들어진 단백질 호르몬이다.

철결핍성 빈혈에서는 헤모글로빈철뿐만 아니라 저장철도 감소한다.

철의 투여는 적혈구의 철뿐만 아니라 저장철까지 공급할 양이 필요하다.

▶ **철결핍성 빈혈의 원인은 철의 공급 부족이나 수요량 또는 손실량의 증가이다.**

철 공급 부족에는 섭취 부족(편식)이나 흡수장애(위절제 후)가 있다. 수요 증가에는 성장기나 임신, 그리고 손실량 증가에는 출혈(과다월경이나 대장암 등)이 있다.

철분제 투여 방법에는 경구와 정맥 투여가 있지만 일반적으로는 경구투여한다.

경구투여로 충분한 치료 효과를 얻을 수 있기 때문이다. 철의 흡수장애가 있을 때는 정맥주사 투여를 한다. 또한, 단순 철결핍성 빈혈에서는 수혈은 우선 하지 않는다.

▶ **경구약은 2가 철(Fe^{2+})이 많이 사용된다.**

철은 2가 철만 흡수가 가능하다. 경구약은 황산철이 가장 일반적이며, 서방형 제제로 가공하고 있다. 또한, 음식물 속의 철은 3가(Fe^{3+})이며 위산으로 2가로 환원되어야만 흡수된다. 경구 철분제는 처음부터 2가이다.

▶ **경구 철분제는 장기간 복용해도 철분 과다증이 되지는 않는다.**

검사 데이터의 변화는 1주일이면 나타나지만, 저장철까지 충분히 공급하려면 몇 달이 걸린다. 체내에 철이 충분히 쌓이면 자연적으로 흡수율이 저하되므로, 정맥주사 철분제에 비해 경구 철분제는 과량 복용해도 철과다증이 되지는 않는다.

정맥주사 철분제는 과량 투여에 주의한다.

경구 철분제는 과량 투여해도 흡수되지 않지만, 정맥주사 철분제는 투여한 양 모두가 체내에 축적된다.

▶ **정맥주사 철분제 투여 시 필요량을 계산하여 안전을 확인한 후에 투여한다.**

정맥주사 철분제는 경구 철분제를 사용할 수 없을 때 사용한다.

▶ **정맥주사 철분제는 철 분자가 민감하므로, 희석할 때 지정된 희석액을 사용할 것.**

철분제 복용 중 주의

녹차 속 탄닌산이 철 흡수를 방해한다고 알려져 있지만, 실제로는 그다지 문제가 되지 않는다. 따라서 녹차를 제한할 필요는 없다. 또한, 철을 2가로 유지하기 위해 환원제로 비타민C를 함께 복용하는 일은 많지만, 가끔 위장 장애를 일으킨다. 철분제는 제산제와 병용하면 철 흡수가 억제된다.

2 기타 빈혈

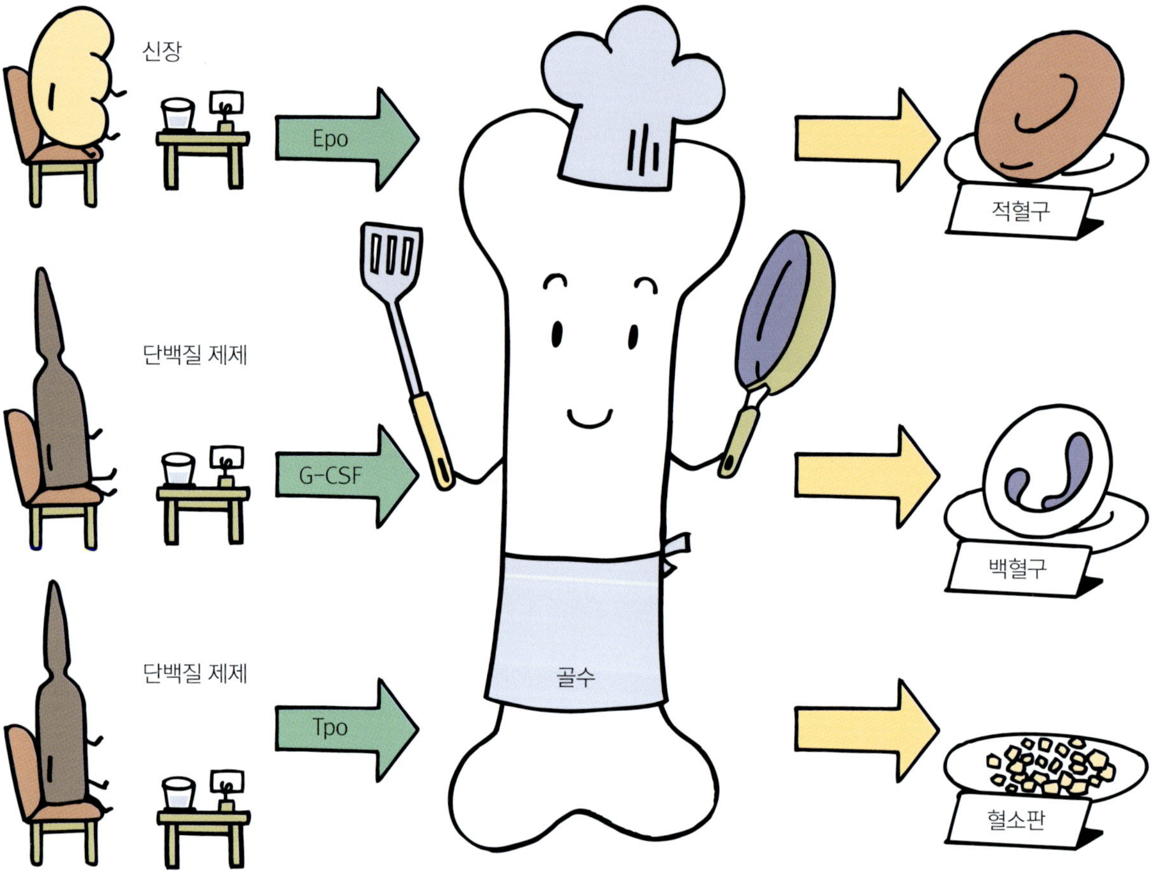

골수에서는 혈구 생산

골수에서는 에리스로포이에틴(Epo)으로 인해 적혈구, 과립구 콜로니 자극인자(G-CSF)로 인해 백혈구, 트롬보포이에틴(Tpo)에 의해 인해 혈소판이 만들어진다. 이들은 사이토카인이라는 호르몬의 일종으로, 본체는 단백질이다. 이러한 단백질은 인공적으로 만들 수 있기 때문에, 이들을 투여함으로써 자기 골수에 적혈구, 백혈구, 혈소판을 만들 수 있다.

남성호르몬과 단백 동화 스테로이드제

남성호르몬(테스토스테론이 대표적)은 근육이나 조혈 조직에 작용하여 단백 동화를 촉진한다. 이 단백 동화 작용을 인공적으로 강화한 스테로이드제를 단백동화호르몬이나 아나볼릭스테로이드라고 한다. 조혈제(페이지 아래 참조)로 재생불량성 빈혈 치료에 사용하지만, 운동선수의 도핑 금지 약물이기도 하다.

조혈제
- **비타민**: 비타민B_{12}(Methycobal®), 엽산(FOLIAMIN®)
- **사이토카인**: 에리스로포이에틴(ESPO®, EPOGIN®), 과립구 콜로니 자극인자(G-CSF; GRAN®), 트롬보포이에틴(Tpo; 로미플레이트®)
- **단백동화호르몬**: 메테놀론(Primobolan®)

거대 적아구성 빈혈은 비타민B_{12} 또는 엽산의 결핍으로 일어난다.

이 중에서 위축성 위염에 의한 비타민B_{12} 흡수장애가 원인인 것을 특히 악성빈혈이라고 한다. 또한 적아구(적혈모구, erythroblast)는 골수에 있는 적혈구가 되기 전의 세포를 말한다.

▶ 비타민B_{12} 및 엽산은 핵산 합성에 필요한 비타민이다.

적혈구를 만들기 위해 매우 활발한 세포증식이 이루어지고 있으며, 이것을 위해서는 핵산이 필수적이다. 비타민B_{12} 및 엽산이 부족하면 세포증식이 장애를 일으켜 빈혈이 된다.

▶ 거대 적아구성 빈혈 치료는 비타민B_{12} 또는 엽산을 투여하는 것이다.

비타민B_{12}나 엽산이 결핍되는 데에는 그 나름의 원인이 있으므로, 먼저 그 원인을 밝히는 것이 중요하다. 빈혈뿐만 아니라 신경 증상도 나타난다.

골수에 이상이 있으면 적혈구, 백혈구, 혈소판 모든 생성에 장애가 생긴다.

골수에 이상이 있으면 단순 빈혈이 생길 뿐만 아니라 백혈구나 혈소판의 생성 장애도 생긴다.

신장이 나빠도 빈혈이 생긴다.

▶ 만성 신부전에서는 에리스로포이에틴의 투여가 필요하다.

에리스로포이에틴은 신장에서 분비되는 호르몬이다.

▶ 재생불량성 빈혈에서는 골수 기능이 저하되어 있다.

재생불량성 빈혈의 원인은 불분명하지만, 면역학적 메카니즘이 크게 관여하는 것으로 알려져 있다. 적혈구뿐만 아니라 백혈구나 혈소판의 생성도 장애가 발생한다. 치료는 단백동화호르몬(→ p.37)과 면역억제요법이 중심이다. 골수이식도 실시한다.

호중구※를 만들게 하려면 G-CSF를 사용한다.

암의 화학요법 등으로 백혈구가 감소하는 경우에는 과립구 콜로니 자극인자(과립구집락자극인자, G-CSF)를 사용한다. 단백질 제제이며, 적혈구 생성에 대한 에리스로포이에틴 주사제는 같은 것으로 생각하면 된다. 수용체에 직접 작용하는 약은 사이토카인과 동등한 작용을 한다.

▶ 혈소판을 만들게 하는 단백질도 있다.

Meg-CSF와 트롬보포이에틴(Tpo)이다.

▶ 단백질 제제는 비싸다.

G-CSF는 2024년 말 기준 한화로 1병에 약 90,000원이다. 이에 반해, 에리트로포이에틴은 1병에 약 27,000원, 철분 공급에 사용하는 주사제 페리진®은 1개 약 550원, 경구약 페로-그라듀멧®은 1정에 약 90원이다.

면역이 관여하는 빈혈에는 스테로이드제나 면역억제제를 사용한다.

면역 기능의 이상이 원인으로 생각되는 혈액질환에는 재생불량성 빈혈, 용혈성 빈혈, 특발성 혈소판 감소성 자반증(ITP) 등이 있다. 이 질환들의 치료에는 스테로이드제(→ p.36)나 면역억제제(→ p.50) 등을 사용하고, 난치성의 경우에는 골수이식도 시행한다.

역자주 ※ 호중구: 백혈구의 일종이다.

3 혈액응고

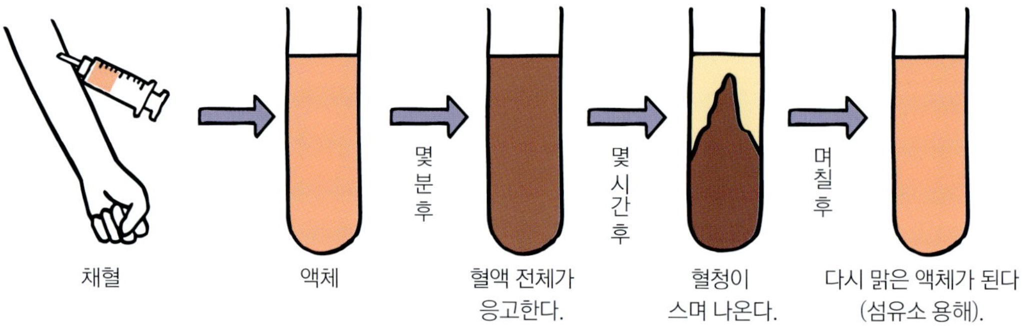

응고인자와 항응고제

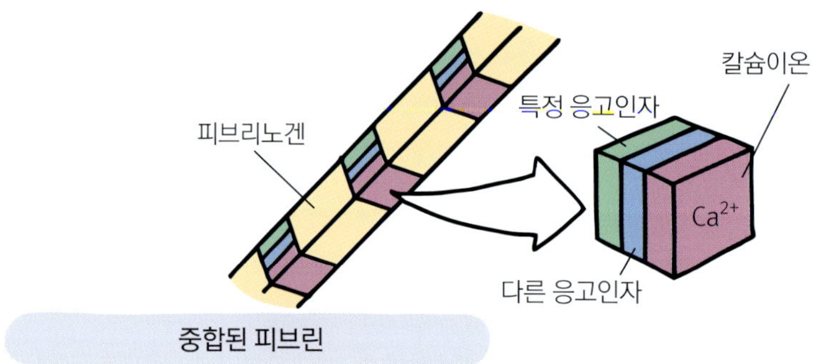

정상에서는 10여 종의 활성화된 응고인자의 공동 작업으로 피브리노겐(섬유소원, fibrinogen)에서 섬유소를 형성하고, 중합하여 거대 분자가 된다.

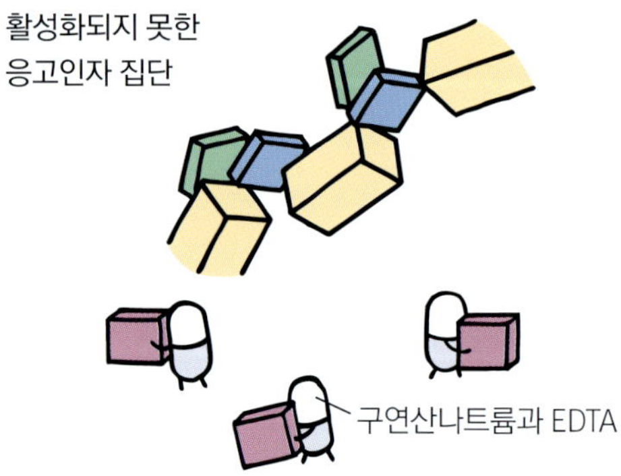

구연산나트륨이나 EDTA가 존재하면 응고인자는 작용할 수 없고, 피브린(섬유소, fibrin)은 형성되지 않는다.

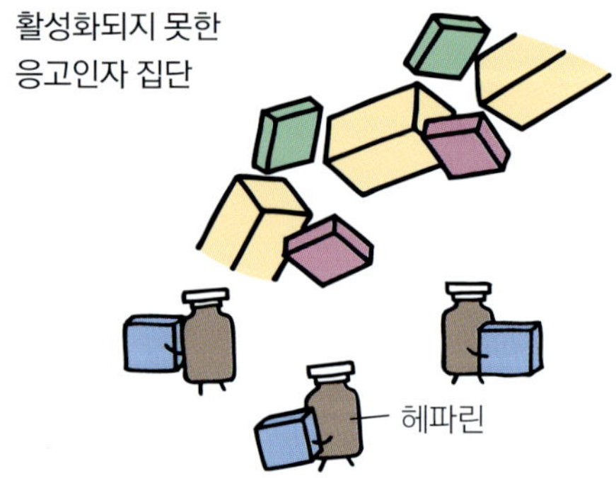

헤파린에서도 왼쪽 그림과 같은 일이 발생하며, 역시 피브린은 형성되지 않는다.

혈액응고 작용제

- **비타민K**: 비타민K_1 (비타민케이1주사액®), 비타민K_2 (Kaytwo®)
- **항플러스민**: 트란사민®

응고 능력이 너무 강하면 혈관 내에서 혈전을 생성하고, 너무 약하면 출혈을 일으킨다.

혈액은 혈관 내에서 응고를 일으켜서는 안 된다. 그러나 혈관 손상이 있으면 신속하게 그 부위만큼의 혈액 응고가 필요하다. 출혈 경향이란 응고 능력이 약한 상태를 말한다.

▸ 혈전이 혈관을 막아서 하류 조직이 죽어버린 것이 경색이다.

경색과 출혈 모두 생체에서는 매우 곤란한 병태이다. 광범위한 뇌경색이나 심근경색 및 큰 뇌출혈은 치명적이다.

▸ 응고된 혈액을 며칠간 방치하면 다시 액체가 된다.

이 현상이 섬유소용해이다. 혈액은 응고와 섬유소용해의 균형 위에 있다. 응고와 섬유소용해는 일련의 흐름으로, 둘을 합친 것이 넓은 의미의 혈액응고이다.

▸ 응고 능력이 너무 약해도, 섬유소용해가 너무 강해도 출혈 경향이 나타난다.

두 경우의 치료법은 거의 반대이므로, 어느 쪽이 원인인지 파악하는 것이 중요하다.

응고인자 중 일부는 비타민K 의존성으로 간에서 만들어진다.

▸ 혈액응고에는 응고인자가 필수적이다.

응고인자에는 I~XII까지 번호가 매겨져 있다. 대부분이 단백질이지만 칼슘 이온(Ca^{2+})도 응고인자의 하나이다.

▸ 간에서 응고인자 II, VII, IX, X인자를 만들기 위해서는 비타민K가 필요하다.

비타민K 의존성 응고인자(II, IX, VII, X)로 기억하자. 비타민K를 풍부하게 함유한 식품은 낫토와 클로렐라이다. 또한, 장내세균도 비타민K를 합성한다.

▸ 간부전에서는 응고인자를 만들지 못해 출혈 경향이 나타난다.

실제 임상 현장에서 응고 이상의 원인은 간경변에 의한 경우가 많다.

▸ 비타민K는 지혈제이다.

간부전으로 인한 출혈 경향에 효과적이다. 또한, 신생아는 장내세균이 적어 비타민K 부족으로 인한 출혈을 일으킬 수 있다. 이것을 '신생아 흑색변'이라고 한다.

▸ 비타민K길항제는 항응고제이다.

와파린이 이에 해당한다. II, VII, IX, X인자의 합성을 억제하여 항응고 작용을 나타낸다. 와파린 투여 중에는 낫토와 클로렐라는 먹지 말아야 한다.

채혈한 혈액에 대한 항응고제로는 구연산나트륨, EDTA, 헤파린이 있다.

구연산나트륨이나 EDTA(에데트산)에는 혈액에서 Ca^{2+}(칼슘 이온)을 제거하여 혈액응고를 방지하는 작용, 즉 Ca^{2+} 제거 작용이 있다.

▸ 헤파린은 특정 응고인자의 작용을 막아 혈액 응고를 방지한다.

헤파린은 당의 일종으로, 안티트롬빈III이라는 단백질과 협력하여 IX, X, XI, XII인자를 억제하여 작용을 발휘한다.

▸ 채혈한 혈액에 와파린을 추가해도 변화가 일어나지 않는다.

와파린은 간의 대사에 영향을 미치는 약이기 때문이다.

4 항응고제

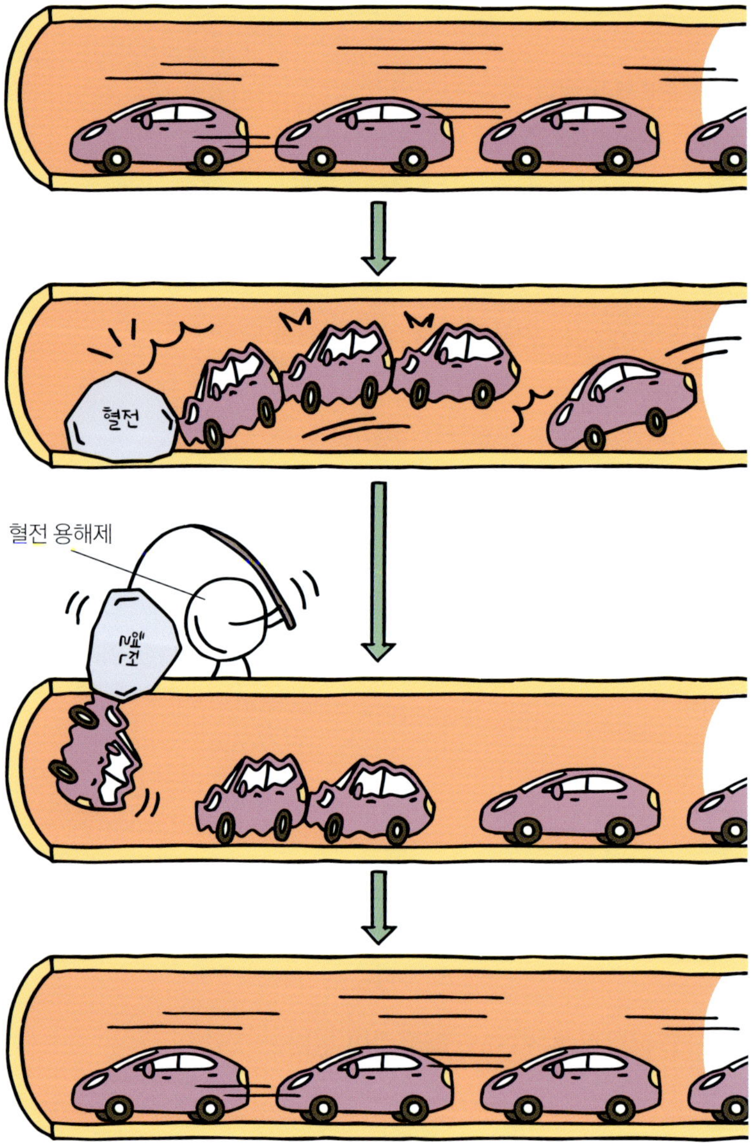

보통 혈관 속에서는 혈액이 원활하게 흐르고 있다.

어떤 원인으로 혈관 내에 혈전이 생기면, 혈액의 흐름이 막히게 된다.

혈전 용해제는 이 혈전을 녹여 혈액이 원래대로 흐르게 한다.

항응고제

- **칼슘 이온 제거**: 구연산나트륨, EDTA
- **헤파린**: 헤파린®, 저분자헤파린(프라그민®), 다나파로이드(Orgaran®)
- **헤파린 길항제**: 프로타민
- **프로테아제억제제**: 나파모스타트 메실산염(후탄®)
- **경구 항응고제**: 와파린(와파린®), 에독사반, 다비가트란
- **혈전 용해제**: 우로키나제, t-PA(조직플라스미노젠활성제: Activacin®, 클리액터®)
- **혈소판 응집 억제제**: 아스피린, 인도메타신, 티클로피딘(Panaldine®), Pletal®
- **항혈전제**: 단백질C(Anact®C), 리코모듈린(Recomodulin®)

체내의 혈액응고 능력을 저하시키는 약으로는 와파린과 헤파린이 있다.

와파린은 경구약, 헤파린은 주사제이다. 와파린은 비타민K에 의한 혈액응고인자 합성을 저해하여 응고 능력을 저하시킨다.

▶ **심장의 인공판막치환 수술 후나 뇌경색의 재발 방지에 와파린을 사용한다.**

인공판막에는 혈전이 발생하기 쉬우므로 응고 능력을 저하시켜야 한다.

▶ **와파린의 적절한 투여량의 판정은 프로트롬빈시간으로 한다.**

와파린의 효과 발현은 개인차가 크고, 게다가 그 효과가 안정될 때까지는 며칠이 걸린다. 프로트롬빈시간이란 응고 능력을 검사하는 방법의 하나이다.

▶ **와파린 투여 중에는 낫토를 먹지 말아야 한다.**

낫토는 비타민K를 다량 함유하고 있기 때문이다. 반면, 에독사반이나 다비가트란은 직접 응고인자를 억제하기 때문에 식사의 영향은 적다. 즉, 낫토를 먹어도 좋다.

▶ **헤파린은 주사로 체내에 투여할 수도 있다.**

효과는 강하지만 그 지속시간은 몇 시간이다. 수술이나 혈액투석 등으로 혈액을 체외로 순환시킬 때 헤파린을 사용한다.

▶ **헤파린의 길항제는 프로타민이다.**

헤파린의 효과를 없애고 싶을 때는 프로타민을 사용한다. 헤파린은 다당류, 프로타민은 단백질이다.

▶ **단백질분해효소억제제도 체내의 혈액응고 능력을 저하시킨다.**

응고인자 중 일부는 프로테아제(단백질분해효소, protease)이다. 체외순환 시 등에 헤파린 대신 사용된다.

▶ **혈소판 응집 억제제도 체내의 혈액응고 능력을 저하시킨다.**

효과는 와파린이나 헤파린보다 떨어지지만 간편하다. 비스테로이드성 소염제 등을 사용한다(→ p.43).

와파린 사용 시 비스테로이드성 소염제에 주의해야 한다!

이 조합은 병용 주의의 대표적인 조합이다. 매우 중요한 사항이므로 절대 잊지 말자(→ p.46). 진통·해열제도 마찬가지로 주의해야 한다.

▶ **비스테로이드성 소염제가 와파린의 효과를 증강시킨다.**

와파린에 비스테로이드성 소염제를 병용하면 혈액응고 능력이 너무 저하되어, 뇌출혈을 일으켜 사망할 수 있다. 와파린 복용 환사에게는 감기약이나 진통제를 함부로 먹이지 말아야 한다.

체내의 혈전 용해에는 우로키나제를 사용한다.

▶ **심근경색증과 뇌경색으로 혈관내 혈액응고 덩어리를 녹여 막힌 혈관을 다시 열어준다.**

이 치료는 발병 직후 시행해야 한다. 우로키나제(요로인산화효소, urokinase)와 동등한 작용을 하는 약으로 t-PA(조직플라스미노젠활성제)가 있다.

▶ **혈전 용해제 투여량이 너무 많으면 출혈을 일으킨다.**

매우 신중한 투여가 필요하다.

5 수혈

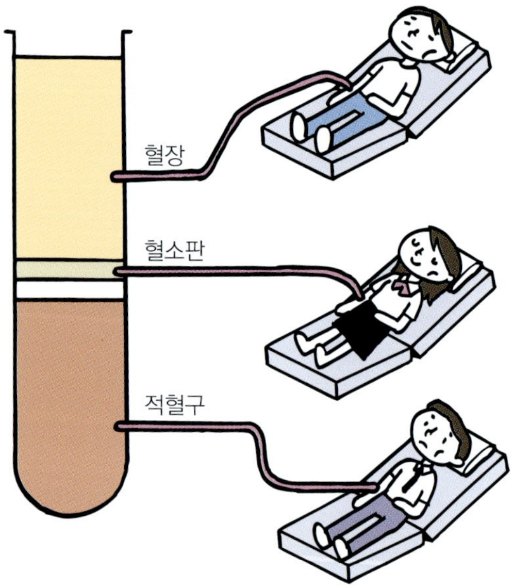

성분수혈

헌혈로 얻은 혈액은 혈장, 혈소판, 적혈구로 나누어 각각을 환자에게 따로 투여한다. 환자 입장에서는 필요한 혈액 성분만 받을 수 있다.

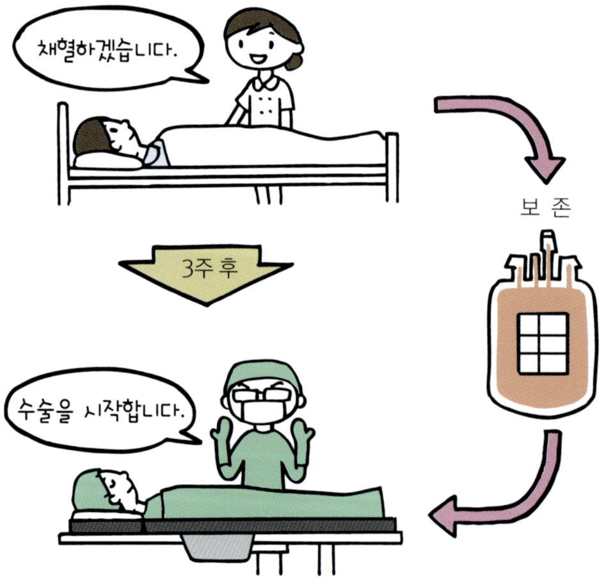

자가수혈

수술이 예정되어 있는 경우, 미리 자신의 혈액을 채취하여 보관해 둔다. 그리고 수술할 때 그 혈액을 사용한다. 일반적으로 3주 전부터 채혈을 시작한다.

수혈 제제

- 농축 적혈구, 세정 인적혈구 부유액, 농축 혈소판, 신선동결혈장

혈액 제제

- 항HBs사람면역글로불린, 항파상풍사람면역글로불린(테타불린®), 혈액응고인자 제제, AT-3, 피브리노겐, 사람혈청알부민

수혈에서는 교차적합검사를 반드시 시행한다.

▶ **수혈할 때 혈액형을 반드시 맞춘다.**

혈액형에는 ABO식과 Rh식이 있으며 양쪽 모두 일치시킨다.

▶ **혈액 확인은 여러 명의 직원이 시행한다.**

실수를 방지하기 위해 여러 직원이 확인하도록 한다. 교차적합검사(cross matching test)는 매회 시행할 필요가 있다. 수혈 제제도 분류상으로는 약의 일종이다.

일반적인 출혈에서는 적혈구만 공급하면 된다.

▶ **수혈에서는 환자가 필요로 하는 혈액 성분만 공급한다.**

일반적인 출혈에서는 백혈구, 혈소판, 혈장 성분은 공급할 필요는 없다.

▶ **헌혈로 얻은 혈액은 성분별로 소분한다.**

헌혈로 얻은 혈액 전부를 한 사람의 환자에게 사용하면 아깝다. 적혈구, 혈소판, 혈장 성분으로 나누면 한 사람의 헌혈자로부터 세 사람의 환자에게 수혈할 수 있다.

▶ **일반적인 출혈에서는 농축 적혈구를 사용한다.**

냉장 보존으로 유효 기한은 채혈 후 21일간이다.

▶ **세척한 적혈구도 있다.**

농축 적혈구에는 소량의 백혈구, 혈소판, 혈장 성분이 섞여 있다. 이들에 대해 알레르기반응을 일으킬 경우에는 세척한 적혈구를 수혈한다.

▶ **혈소판이 감소한 환자에게는 농축 혈소판을 투여한다.**

농축 혈소판에는 1명의 헌혈자로부터 대량의 혈소판을 모은 것과 여러 명의 헌혈자로부터 혈소판을 모은 것이 있다. 유효 기한은 채혈 후 72시간이다.

▶ **여러 혈액응고인자의 공급에는 혈장 성분만 투여한다.**

냉동 보관으로 유효 기한이 채혈 후 1년이다. 영양공급으로 사용해서는 안 된다.

▶ **파상풍이나 B형간염에는 그 병원체에 대한 항체를 투여한다.**

항체는 면역글로불린을 말한다.

수혈 후 드물게 이식편대숙주질환(GVHD)을 일으킬 수 있다.

GVHD(graft-versus-host disease)는 수혈 제제 속에 포함되어 있넌 림프구가 환자의 생체조직을 타인으로 인식하여 공격해 버리는 면역반응이다.

▶ **수혈 후의 이식편대숙주질환은 증상이 심해 치료가 거의 어렵다.**

예방이 중요하다. 수혈 제제에 방사선을 조사하여 림프구를 죽이는 방법이 있다.

수혈은 항상 감염의 위험을 동반한다.

▶ **수혈로 감염되는 것으로 HIV 감염병, B형간염, C형간염, 매독, 말라리아 등이 있다.**

헌혈한 혈액은 모두 감염 검사를 거쳤으나, 그 검사를 빠져나갈 가능성은 있다. 또한, 위에서 언급한 것 이외의 병원체나 미지의 병원체에 의한 감염 가능성도 있다.

▶ **자가수혈은 위에 기술한 감염의 위험성은 없다.**

수술로 출혈이 있을 것으로 예상되는 경우에 시행한다. 수술에서 나온 혈액을 그 자리에서 회수하여 본인에게 돌려주는 방법과 수술 전에 미리 채혈 보존해 두는 방법이 있다.

Coffee Break

외과 영역의 지혈제

상처 등 국소 출혈에는 트롬빈, 산화셀룰로오스, 젤라틴, 알긴산나트륨 등을 사용한다. 스펀지나 거즈 형태도 있다. 또한, 정맥류 치료 시 혈관경화에는 모노에탄올아민산염이나 Polido-canol 등을 사용한다. 모두 강한 혈액응고 촉진 작용이 있다.

문제

수혈 후 이식편대숙주질환(GVHD)으로 맞는 것은?

1. 농축 적혈구에서는 일어나지 않는다.
2. 신선동결혈장에서 일어난다.
3. 혈연자로부터의 혈액에서는 일어나기 어렵다.
4. 혈액에 방사선을 조사하여 예방한다.

해설 p.63 참조. 수혈 후 GVHD는 수혈 제제 속의 림프구에 의해 발생한다. 1. 농축 적혈구에는 림프구가 혼입되어 있다. 2. 신선동결혈장에는 림프구가 존재하지 않는다. 3. 혈연자 쪽이 림프구가 생착하기 쉽고, GVHD가 일어나기 쉽다. 4. 맞다. **정답** [4]

문제

빈혈치료제에 관한 설명으로 맞는 조합은?

a. 철결핍성 빈혈에서 철제제 투여로 인해 적혈구 수가 정상으로 회복되면 즉시 투여를 중지한다.
b. 신장성 빈혈에 사용되는 에리스로포이에틴은 신장에서 생산되는 조혈 인자이다.
c. 악성빈혈은 내인자 부족에 의한 빈혈이며, 비타민B_{12} 제제의 경구투여가 가장 일반적인 치료법이다.
d. 자가면역성 용혈성 빈혈 치료에는 프레드니솔론 등의 당질부신피질호르몬제제가 사용된다.

	a	b	c	d
1	맞다	맞다	맞다	틀리다
2	맞다	틀리다	틀리다	틀리다
3	맞다	틀리다	맞다	틀리다
4	틀리다	틀리다	틀리다	맞다
5	틀리다	맞다	틀리다	맞다

해설 p.55, 57 참조. a. 저장철까지 공급한다. b. 맞다. c. 소화관에서의 비타민B_{12}의 흡수장애가 있으므로 근육주사로 투여한다. d. 맞다(p.57). **정답** [5]

PART

6

수액

1. 수분과 전해질
2. 수액
3. TPN (중심정맥영양법)
4. 비타민

1 수분과 전해질

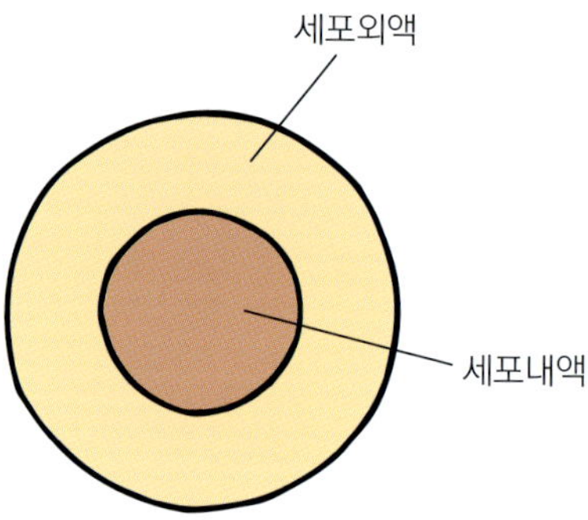

세포내액 감소

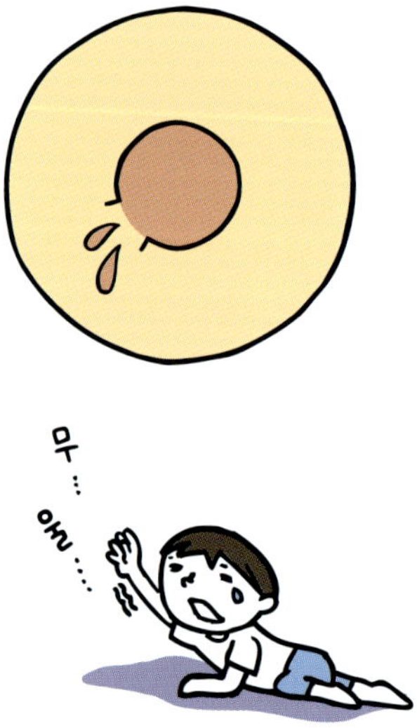

세포외액 감소

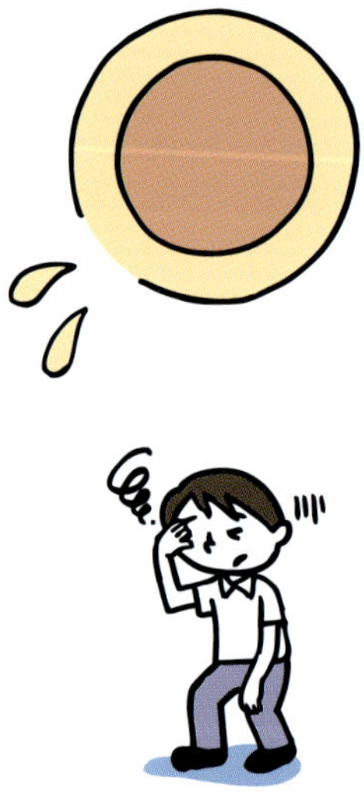

체액과 탈수

체액에는 세포외액과 세포내액이 있다. 체액이 감소한 상태를 탈수라고 한다. 탈수에는 세포내액이 감소한 탈수와 세포외액이 감소한 탈수가 있다. 세포내액이 줄어들면 목이 마른다. 세포외액이 줄어들면 피부는 거칠어지고 혈압도 떨어진다.

> **염화칼륨**
>
> 고농도 칼륨 제제는 점적병에 섞어 희석해 사용한다. 염화칼륨액은 점적병 내에서 불균일하게 혼합되어 고농도 부분이 존재해도 알아볼 수 있도록 노란색으로 착색되어 있다. 염화칼륨 제제의 원액은 절대로 그대로 정맥주사해서는 안 된다!

- 염화칼륨(K. C. L.®)

사람의 수분이 존재하는 곳은 세포속과 세포바깥 중 하나이다.

사람의 수분을 체액이라고 한다. 체액은 그 존재 장소에 따라 크게 두 가지로 나뉜다.

▶ **세포 속의 물을 세포내액, 세포바깥의 물을 세포외액이라고 한다.**

체중 50 kg인 사람은 세포내액이 약 20 L, 세포외액이 약 10 L이다.

▶ **혈액은 세포외액의 일종이다.**

세포외액 10 L 중 혈장(혈액의 액체 성분)이 2.5 L, 혈액 이외의 세포외액이 7.5 L이다.

세포내액의 주성분은 칼륨이며, 세포외액의 주성분은 나트륨이다.

▶ **세포내액과 세포외액(과 혈장)의 삼투압은 같다.**

삼투압을 모르는 사람은 전해질, 포도당, 단백질 등의 총량으로 생각하면 된다.

▶ **체액과 같은 삼투압의 식염수를 생리식염수라고 한다.**

생리식염수의 성분과 농도는 염화나트륨(NaCl) 0.9%이다.

탈수란 신체의 수분이 부족한 상태를 말한다.

▶ **탈수에는 세포내액이 감소하는 유형과 세포외액이 감소하는 유형이 있다.**

물론 둘 다 감소하는 유형도 있으며, 그것이 일반적이다.

▶ **탈수에는 물(H_2O)이 주로 감소하는 유형과, 물과 전해질 모두 감소하는 유형이 있다.**

물론 양자의 중간도 있으며, 그것이 일반적이다.

▶ **세포내액이 감소하면 목이 마른다.**

뇌의 수분중추인 신경세포인 세포내액이 줄어들어 갈증 신호를 보낸다.

▶ **세포외액이 감소하면 피부가 거칠어지고 혈압이 떨어진다.**

사이질액이 줄어들면 피부 조직의 세포외액도 줄어들고, 피부는 탄력성이 없어져 거칠어진다. 혈장량이 줄어들면 출혈과 같은 현상이 발생해 혈압이 떨어진다. 혈액량과 혈압의 관계는 p.76 참조.

고농도의 칼륨은 정맥주사해서는 안 된다.

가장 기본적이고 중요한 금기 사항이다.

▶ **혈장 칼륨 농도가 높아지면 심실세동을 일으켜 급사한다.**

금기에 관한 문제는 국가시험의 대표적인 문제이기도 하다.

▶ **세포내액이 감소한 경우에는 칼륨 중심 수액을 한다.**

칼륨 중심이지만, 수액 속의 칼륨 농도는 그다지 높지 않다.

▶ **세포외액이 감소한 경우에는 나트륨 중심의 수액을 한다.**

나트륨 중심 수액이란 생리식염수와 매우 유사한 액체를 말한다.

▶ **혈액이 감소한 경우에는 수혈한다.**

수혈이 늦어지거나 수혈할 만큼 중증도가 심하지 않은 경우에는 나트륨 중심 수액을 한다.

2 수액

수액의 조성

조성	농도	세포 외액	세포 내액	생리 식염수*	젖산 링거액	5% 포도당액	SOLITA-T® No. 3	SOLITA-T® No. 3 G	HICALIQ® -2	PNTWIN® -2
Na^+	mEq/L	144	10	154	130		35	35		45
K^+	mEq/L	4	110		4		20	20	43	27
Ca^+	mEq/L	5			3				12	7
Mg^{2+}	mEq/L	3	40						14	5
Cl^-	mEq/L	403		154	109		35	35		45
SO_4^{2-}	mEq/L	3**	110**						14	5
HCO_3^-	mEq/L	27	10							
젖산	mEq/L				28		20	20		
아세트산	mEq/L								36	36
글루콘산***	mEq/L	22***	40***						12	7
P	mmol/L								7	7
Zn	μmol/L								14	18
포도당	g/L	1	1			50	43	75	250	164
열량	kcal/L					200	172	300	1,000	764
총유리아미노산	g/L									100
삼투압 비		1	1	1	1	1	1	2	약 6	약 5

Na^+ 등의 +는 양이온, Cl^- 등의 −는 음이온
*매우 대략적인 값
**황산이온과 인산이온의 합계
***유기산이나 단백질 등의 총합

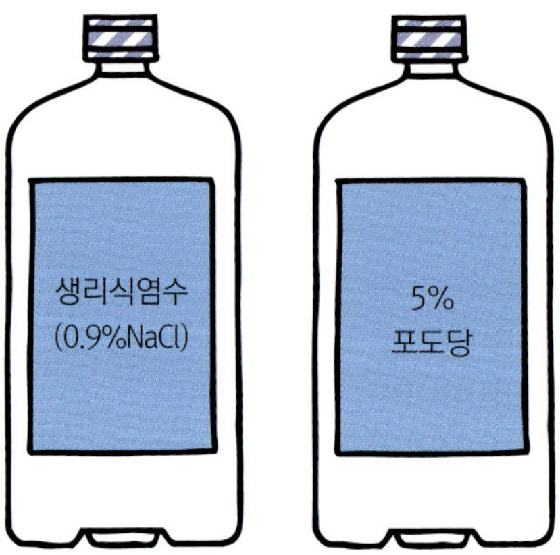

등장액

대표적인 등장액은 생리식염수(0.9%NaCl)와 5%포도당액이다.

말초정맥 점적용 수액 젖산링거액(Lactec®), 유지액(SOLITA-T®)
이온교환수지(고칼륨혈증 교정) 카리메트®, polystyrene sulfonic acid Ca, KAYEXALATE®
이온교환수지(고인산혈증 교정) RENAGEL®, 포스레놀®

수액은 정맥 확보, 체액 유지 · 교정, 영양공급을 위해 시행한다.

목적에 맞는 수액을 시행한다. 정맥 확보란 언제든지 약제 투여를 할 수 있도록 경로(root라고 함)를 확보해 두는 것이다.

▸ 수액요법에서는 필요한 수분량 · 전해질량, 에너지양을 먼저 결정한다.

또한 아미노산, 지방, 비타민, 미량원소 등의 투여량도 결정할 필요가 있다.

▸ 수액의 경로에는 말초정맥과 중심정맥이 있다.

정맥을 통한 영양공급에는 말초정맥영양법(PPN)과 중심정맥영양법(완전정맥영양법, TPN)이 있다. 피하에서도 수액은 가능하다.

등장식염수 농도는 0.9%, 등장포도당액 농도는 5%이다.

0.9%염화나트륨(등장식염수, NaCl, 생식)과 5%포도당(등장포도당액)이 대표적인 등장액이다. 이 농도는 기억할 것.

▸ 포도당은 정맥내 투여 후 바로 대사된다.

신체의 전해질 균형을 고려할 경우에는 5%포도당액과 증류수는 같은 것으로 생각해도 좋다. 또한, 포도당은 혈장 칼륨 농도를 약간 낮춘다. 상세한 것은 다음을 참조할 것.

▸ 5%포도당액의 에너지량은 그리 많지 않다.

5%포도당액 500 mL의 포도당량은 25 g이다. 이것은 약 100 kcal에 불과하며, 영양공급으로는 매우 부족하다.

▸ 등장이 아닌 주사액은 혈관염을 일으킨다.

1회용 정맥주사라면 좋지만, 점적정맥주사의 경우는 고삼투압 액체를 지속적으로 투여하면 혈관 통증이나 혈관염을 일으킨다. 붉게 부어올라 아프고, 그 정맥은 약물 투여 경로로 사용할 수 없게 된다.

▸ 칼륨 함량이 많은 수액도 혈관염을 일으킨다.

비록 등장이라도 칼륨 함량이 많으면 혈관 통증과 혈관염을 일으키기 쉽다.

수액의 종류는 나트륨 중심과 칼륨 중심밖에 없다.

말초정맥의 점적용 수액은 여러 종류가 판매되고 있지만, 기본은 이 두 종류다.

▸ 나트륨 중심은 링거액이라고도 한다. 생리식염수와 대부분 성분은 같다.

순환혈액량 및 사이질액 감소 시에는 세포외액의 공급·보정에 사용된다.

▸ 칼륨 중심은 유지액이라고 불린다.

경구섭취가 불충분한 경우의 수분이나 전해질의 공급·유지에 사용된다.

혈장 칼륨 농도를 낮추고 싶을 때에는 포도당과 인슐린을 투여한다.

인슐린은 혈액 속의 포도당을 세포속으로 이동시킴으로써 혈당수치를 낮춘다. 이 포도당이 이동할 때 칼륨도 함께 세포속으로 이동하기 때문에, 혈액 칼륨 농도도 동시에 저하된다. 따라서 포도당과 인슐린을 함께 투여하면, 혈당수치는 변화하지 않고 칼륨 농도만을 낮출 수 있다.

▸ 이온교환수지를 먹으면 혈액 칼륨 농도가 낮아진다.

이온교환수지는 칼륨을 흡착한다. 경구 또는 관장으로 투여한다.

3 TPN(중심정맥영양법)

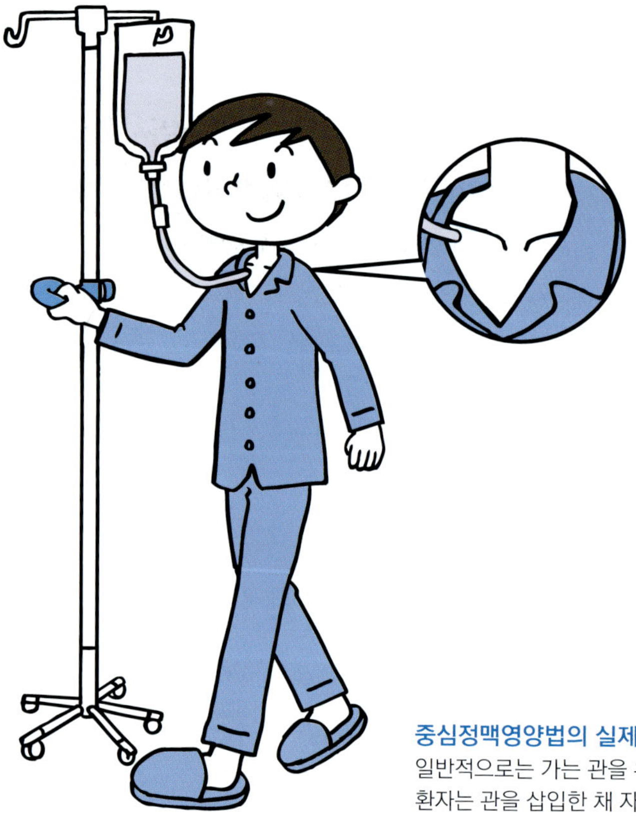

중심정맥영양법의 실제
일반적으로는 가는 관을 우측 쇄골하정맥에 삽입한다.
환자는 관을 삽입한 채 자유롭게 걸을 수 있다.

중심정맥

우심방의 입구 부근을 편의상 중심정맥이라고 한다. 그러나 해부학적으로 중심정맥이라는 명칭의 정맥은 존재하지 않는다. 전신에서 돌아오는 혈액이 여기에 모이므로 그 혈류량은 매우 많다.

고열량–수액용 제제

- **고열량–수액용 기본액**: 하이칼릭액-1, 2, 3(당질과 전해질만)
- **기본액+아미노산액**: PNTWIN Injection-1, 2, 3(당질과 전해질에 아미노산 포함)
- **아미노산액**: MORIPRON-F Injection, PROTEAMIN® 12
- **지방유제**: Intralipos®
- **종합비타민 제제**: Otsuka MV, MULTAMIN
- **미량원소제제**: Elemenmic
- **산증 보정용 제제**: 탄산수소나트륨(MEYLON®)

고농도 액체는 중심정맥에서라면 혈관염을 일으키지 않고 투여할 수 있다.

우심방 입구 부근(여기가 중심정맥)은 혈류량이 매우 많아서, 고농도액을 투여해도 금방 희석되므로 혈관염을 일으키지 않는다.

▸ 중심정맥을 통해서 고열량 수액이 가능하다.

중심정맥에서 영양공급을 하는 것을 **중심정맥영양법(TPN)**이라고 한다.

▸ 중심정맥영양법의 점적은 24시간 동안 지속적으로 투여된다.

보통 우측 쇄골하정맥에 가는 카테터를 삽입하고, 그 끝을 우심방 입구 근처에 위치시킨다. 카테터는 X선 사진으로 그 위치를 확인할 수 있다.

중심정맥영양법에서는 거의 모든 영양을 충분히 공급할 수 있다.

중심정맥영양법은 완전정맥영양법이나 고열량수액, IVH라고도 한다. 비록 경구섭취가 전혀 없어도 정맥 내 투여만으로 생존할 수 있다.

▸ 중심정맥영양에서는 알 수 없는 성분은 포함되지 않는다.

투여하는 액은 필요한 수분, 전해질, 당질, 아미노산, 지방, 비타민 등을 포함하며, 이들 제제를 직전에 혼합해서 만든다.

▸ 중심정맥영양법은 미량원소 공급이 불충분하기 쉽다.

미량원소제제 중에는 아연, 철, 구리, 망간, 요오드가 포함되어 있지만, 크롬이나 셀레늄 등은 포함되지 않는다. 또한, 비타민에서는 B_1이 부족하기 쉽다.

▸ 고열량 수액용 제제에는 지방이 포함되어 있지 않다.

지방만 **지방 유제로 별도로 투여**한다. 지방은 고에너지원으로 필수지방산 공급원으로도 중요하다.

중심정맥영양에서는 감염 예방에 주의를 기울여야 한다

정맥 천자 부위를 깨끗하게 유지한다. 또한, 세균을 유입시키지 않기 위해 점적 라인을 단순화하고, 삼중 포트(시스템)의 연결이나 측관 주입을 가급적 하지 않도록 한다.

▸ 고열량 수액용 제제는 말초정맥으로 투여해서는 안 된다.

매우 진한 액체이며 혈관염을 일으키기 때문에, 말초정맥으로는 투여할 수 없다.

▸ 고열량 수액을 갑자기 중단하면 저혈당이 된다.

고열량 수액 중에는 고농도 포도당이 포함되어 있다. 이 당이 갑자기 멈추면 상대적으로 인슐린의 양이 과잉되어 저혈당이 된다. 잠시 후 혈당수치는 원래대로 되돌아간다.

산증 보정에는 탄산수소나트륨을 사용한다.

혈액이 **산성 쪽으로 기울어지는 것을 산증(Acidosis)**, **알칼리성 쪽으로 기울어지는 것을 알칼리증(Alkalosis)**이라고 한다.

대사이상으로 산증이 발생하면 탄산수소나트륨의 점적으로 어느 정도 보정할 수 있다.

4 비타민

비타민

명칭	주요 결핍증	주요 과다증	비고	대표 상품명	주요 약제
수용성 비타민					
비타민B_1	각기병, 신경장애			티아민	ALINAMIN-F®
비타민B_2	설염, 구내염, 피부염			리보플라빈	HIBON®
비타민B_6	피부염, 신경장애			피리독신, 피리독살	PYDOXAL®
비타민B_{12}	거대 적아구성 빈혈, 신경장애			코발라민	Methycobal®
니코틴산 (니아신, B_3)	피부염, 설염, 설사		결핍*이 펠라그라 질병유발	니아신	Nyclin®
엽산	악성빈혈			엽산	FOLIAMIN®
비타민C	출혈(괴혈병)		환원 작용	아스코브산	HiCEE®
지용성 비타민					
비타민A	야맹증, 각막염	신경장애	눈과 관련, 기형유발성, 백혈병에도 사용	레티놀, 레티노산	Chocola® A
비타민D	구루병, 골다공증	고칼슘혈증	Ca 대사에 관여	콜레칼시페롤	트레티노인 (VESANOID)
비타민E	쥐에서는 불임, 신경장애	(설사)	환원 작용	토코페롤	ALFAROL®, Juvela®
비타민K	출혈	용혈	혈액응고인자 생산	필로퀴논, 메나퀴논	비타민케이1주사액®, Kaytwo®

역자주 ※니아신 결핍은 펠라그라(pellagra)라는 질병을 유발. 주요 증상: 피부염, 설사, 치매 등이 있음.

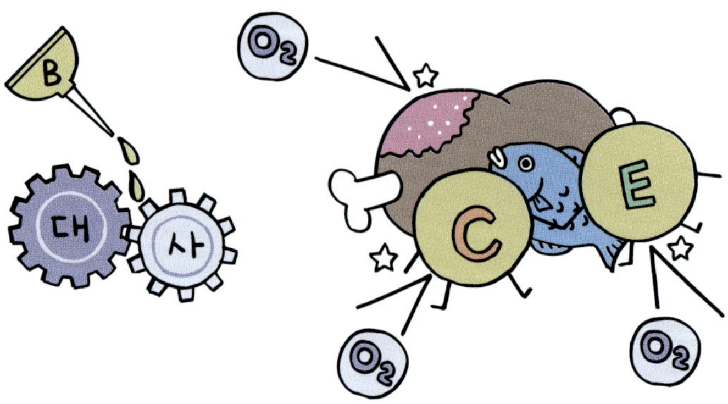

비타민의 작용

비타민은 대사를 원활하게 하거나 산소에 의한 장애를 방지한다.

종합비타민 제제

- **경구약**: PANVITAN®(11종), 비타메진®(B_1, B_6, B_{12})
- **주사제**: Otsuka MV, MULTAMIN®, VITAJECT®

비타민은 대사가 원활하게 진행되도록 도와준다.

▶ **비타민B군은 조효소이다.**

효소는 단백질이지만, 조효소는 단백질이 아니다. 일부 효소는 조효소가 필요하다.

▶ **조효소로 작용하는 비타민으로 B_1, B_2, B_6, B_{12}, 엽산이 있다.**

그 외에도 니아신 등이 있다. 모두 수용성 비타민이다. 또한 니아신과 니코틴은 전혀 다른 물질이다.

▶ **비타민A, D, K도 대사를 원활하게 한다.**

비타민A는 눈 세포의 대사를, D는 칼슘 대사를, K는 혈액응고인자 생산 과정의 대사를 원활하게 한다. 모두 지용성 비타민이다.

▶ **비타민C, E는 항산화제이다.**

항산화제, 산화 방지제, 환원제는 같은 의미이다. 비타민C는 수용성, E는 지용성이다. 산화에 의한 변성을 막기 위해 식품 첨가물로도 사용된다.

정상적인 식사를 하면 비타민 결핍이나 과잉이 되지는 않는다.

현저한 편식(인스턴트식품만 먹는 등)을 하면 비타민 결핍이 된다.

▶ **수용성 비타민은 과잉증이 잘 생기지 않는다.**

과잉 수용성 비타민은 소변으로 배설되기 때문이다. 반면, 지용성 비타민은 소변으로 배설되지 않기 때문에 과잉증이 생길 수 있다.

▶ **비타민 제제는 함부로 투여해서는 안 된다.**

비타민 보충이 정말로 필요한지 잘 생각해 볼 것. '임시방편'이나 '덤'으로 투여해서는 안 된다. 보통 비타민 제제는 경구투여로 충분하며, 주사를 맞을 필요는 없다.

비타민이 부족하면 신경과 피부가 상하기 쉽다.

신경세포는 민감하기 때문이다.

▶ **비타민A는 백혈병에도 이용된다.**

어떤 종류의 백혈병(급성 전골수세포성 백혈병이라고 함) 치료에는 대량의 비타민A(이 경우 레티노산)가 사용된다.

▶ **비타민A는 기형유발성(Teratogenicity)이 있다.**

젊은 여성에게 대량 두여할 경우 피임이 필요하다. 대량 투여의 부작용으로 중추신경장애(뇌압항진증, 두통, 의식장애 등)가 있다.

▶ **비타민D 과다 증상은 고칼슘혈증이 원인이다.**

증상으로는 이상 석회화, 다음 · 다뇨, 불쾌함 등이 있다. 고칼슘혈증이 직접적인 원인이므로, 먼저 수액 등으로 혈중 칼슘 농도를 낮춘다.

▶ **금식하고 경정맥영양만 하는 경우 특히 비타민B_1 부족에 주의한다.**

심각한 산증 및 외상이나 뇌장애를 일으킨다.

▶ **비타민B_{12}와 엽산 부족은 거대 적아구성 빈혈을 일으킨다.**

어느 쪽이 부족해도 거대 적아구성 빈혈을 일으킨다. 비타민B_{12} 흡수에는 위의 정상적인 기능이 필요하며, 위의 장애에 의한 비타민B_{12} 부족인 경우를 특히 악성빈혈이라고 한다. 비타민B_{12}가 부족하면 신경장애도 발생한다.

Coffee Break

쇼크

말초 조직으로 가는 유효한 혈류량이 감소하여 전신의 기능에 장애가 생긴 상태를 말하며, 급격한 혈압 저하로 생각하면 된다. 급격한 출혈이나 심장 기능 저하, 과도한 혈관확장으로 발생한다. 쇼크 시 먼저 혈관을 확보한다. 무엇보다도 먼저 정맥을 확보하고, 약물 등의 투여 경로를 만든다. 혈압이 낮아지면 피하의 정맥 혈관은 보이지 않게 되어 점적에도 주사 바늘이 혈관 내로 들어가지 않는다. 약리학과는 직접 관련이 없지만, 이 '정맥로 확보'만은 꼭 기억하길 바란다. 출혈로 인한 쇼크는 수혈과 수액이 기본이며, 또한 아드레날린 등의 승압제(→p.12, 14)를 사용한다.

베르니케-코르사코프증후군

포도당을 에너지로 이용할 때는 비타민B_1이 필요하다. 뇌의 신경세포는 비타민B_1 결핍으로 심하게 장애를 받아 의식장애, 안근마비, 보행장애 등의 증상이 나타나는데, 이것을 베르니케 뇌 병변이라고 한다. 이 후유증으로 기억력장애나 지남력장애※(인지착란), 그리고 앞뒤가 맞지 않는 대화가 생긴다. 이것을 베르니케-코르사코프증후군이라고 한다. 비타민B_1 결핍은 알코올 중독자에게 많지만, 경정맥영양만 실시하는 환자에서도 간혹 나타난다.

역자주 ※지남력장애(Orientatio disorder): 시간, 장소, 사람 등을 올바르게 인식하고 이해하는 능력이 손상된 상태를 말한다.

문제

다음 중 무뇨증 환자의 수액에 포함될 경우 생명에 위험을 초래할 수 있는 것은?

1. Na^+
2. Ca^{2+}
3. Cl^-
4. K^+

해설 p.67 참조. 무뇨(소변을 생성할 수 없는 것)는 중증신부전에서 볼 수 있다. 이 경우 신장에서 K^+ 배설 감소로 고칼륨혈증이 되며, 여기에 추가로 K^+을 수액하면 심실세동의 위험이 커진다. **정답** [4]

PART

7

순환기

1. 강압제
2. 혈관확장제
3. 칼슘길항제
4. 협심증 · 심근경색증 치료제
5. 심부전 치료제
6. 항부정맥제
7. 체액과 이뇨제
8. 이뇨제

1 강압제

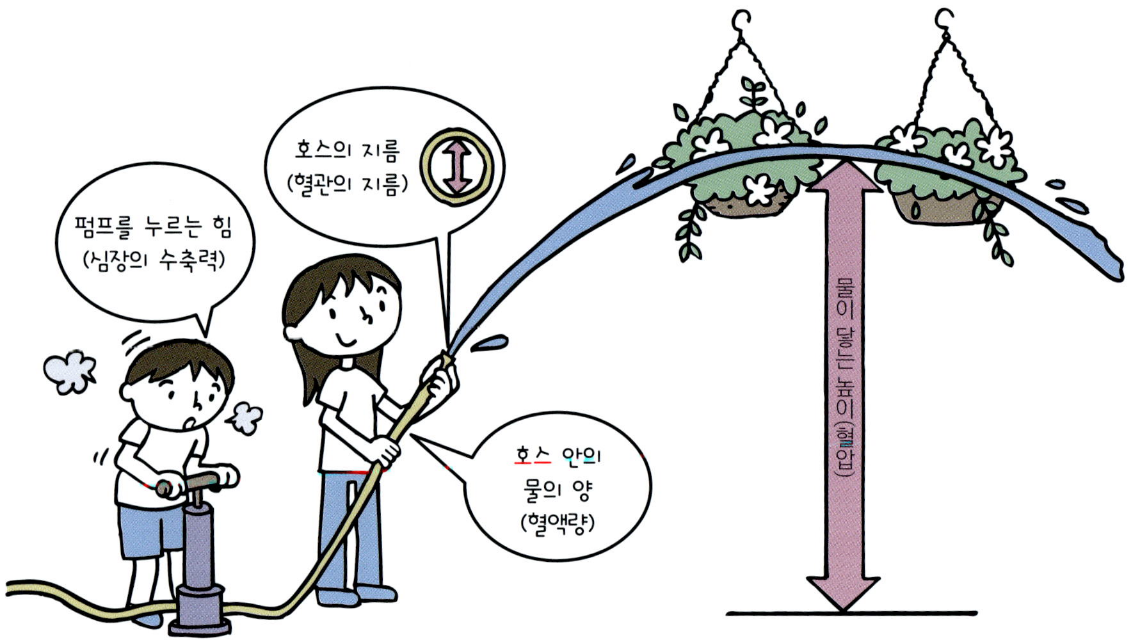

혈압

혈압은 심장의 수축력, 혈관 지름, 혈액량의 세 가지 인자로 결정된다. 호스로 식물에 물을 주는 경우로 비유하면, 물이 닿는 높이가 혈압에 해당하고, 이것들은 펌프를 누르는 힘, 호스의 지름, 물의 양이 세 가지 인자에 의해 결정된다.

강압제의 순응도

젊은 남성에게 강압제를 처방해도 순응도가 나쁜(복용하지 않는다) 경우가 있다. 그중에서 의외로 많은 이유로 발기부전이 있다. 환자들이 말하지 않는 경우가 많으므로 주의해야 한다.

강압제

- **교감신경억제제:** 클로니딘(Catapres®), 메틸도파(Aldomet®)
- **안지오텐신전환효소억제제(ACE억제제):** 캅토프릴(캅토프릴®), 애날라프릴(Renivace®)
- **안지오텐신II수용체길항제(ARB):** Blopress®, 디오반®, 올메텍®, AZILVA®
- **칼슘길항제:** 니페디핀(아달라트®), 딜티아젬(HERBESSER®), 암로디핀(암로디핀®, 노바스크®)
- **α수용체차단제:** 펜토라민(Regitin®), 프라조신(Minipress®)
- **β수용체차단제:** 프로프라놀롤(인데랄®), 아테놀롤(테노민®)
- **αβ수용체차단제:** 아로티놀롤(아로티놀롤염산염정[DSP]), 라베탈롤(Trandate®)
- **티아지드계 강압 이뇨제:** 트라이클로르메티아지드(FLUITRA®)
- **칼륨보전이뇨제:** 스피로놀락톤(알닥톤®)

강압제는 혈관확장제, β차단제, 이뇨제가 세 가지 핵심이다.

▶ **혈압은 혈관의 굵기, 심장의 힘, 순환혈액량으로 결정된다.**

옴의 법칙처럼 혈압 = 혈류량 × 말초혈관저항으로 표현할 수 있다.

▶ **혈압을 낮추려면 혈관 확장, 심장의 수축 억제, 순환혈액량을 줄이는 것, 이 세 가지 방법이 있다.**

반대로 말하면 이 세 가지 방법밖에 없다.

▶ **어떤 약을 사용할지는 환자 상태를 고려하여 결정한다.**

고혈압 정도, 합병증, 삶의 질 등을 고려하여 개별 환자에게 가장 적합한 약물을 결정한다. 필요하면 여러 가지 강압제를 병용한다. 약제 선택의 가이드라인도 있다.

▶ **기립성 저혈압은 강압제의 대표적 부작용이다.**

높은 혈압을 약으로 억지로 낮추기 때문에, 갑자기 일어설 때 등 충분한 혈압을 얻지 못해 뇌로 가는 혈류가 부족해 어지러울 수 있다.

혈관확장제는 혈관을 확장시켜 혈압을 낮춘다.

▶ **혈관확장제에는 교감신경억제제, 안지오텐신II수용체길항제, 칼슘길항제 등이 있다.**

안지오텐신전환효소억제제를 포함하여 이들(→왼쪽 페이지)은 혈압을 낮추는 목적으로 사용된다.

▶ **니트로화합물은 협심증약으로 사용한다.**

니트로화합물은 전신의 혈관을 확장시키지만 관상동맥에 강하게 효과가 있어서 강압제기라기보다 협심증약(→p.82)으로 사용된다. 일부 칼슘길항제도 마찬가지이다.

▶ **α차단제 이외의 교감신경억제제도 있다.**

교감신경억제제에는 α차단제 이외에 뇌의 교감신경중추나 말초 교감신경에 작용하여 노르아드레날린의 합성이나 분비를 저하시키는 약도 있다.

β차단제는 심장의 수축을 억제하여 혈압을 낮춘다.

β차단제는 심장의 수축을 감소시켜 혈압을 낮춘다. β차단제는 p.17 참조.

▶ **β차단제는 심장의 수축력과 심박수를 감소시킨다.**

심장은 약하고 천천히 혈액을 밀어낸다. 양쪽 모두 심장에서 나오는 혈액의 양을 줄인다.

▶ **β차단제는 기관지천식 환자에게는 사용을 금지한다.**

β차단제는 기관지 평활근의 수축을 촉진하기 때문에 천식을 악화시킨다. 최근에는 기관지에 영향이 적은 β차단제도 개발되고 있다.

▶ **αβ차단제도 있다.**

한가지 약으로 α차단과 β차단 두 작용을 하므로, 혈관을 확장시키면서 심박출량도 감소시킨다.

이뇨제는 혈액량을 줄여 혈압을 낮춘다.

이뇨제는 혈액량을 줄여 혈압을 낮춘다. 이뇨제에 관해서는 p.90 참조.

▶ **강압 목적의 이뇨제를 강압 이뇨제라고 한다.**

티아지드계 강압 이뇨제는 역사가 깊고 가격도 저렴하여 미국에서는 많이 사용된다.

2 혈관확장제

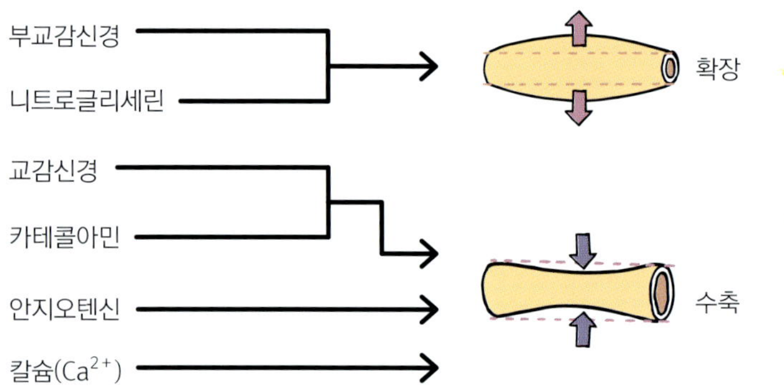

혈관확장

혈관 평활근의 이완과 혈관확장은 같은 의미이다. 혈관을 확장시키기 위해서는 혈관확장 인자를 촉진시키거나, 혈관수축 인자를 억제하는 두 가지 방법이 있다.

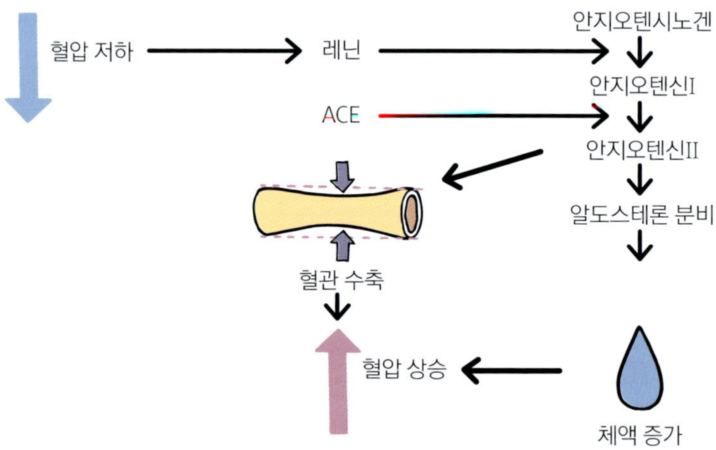

니페디핀(아달라트®) 혀밑 투여

예전에는 일반적으로 높아진 혈압을 급하게 낮추고 싶을 때는 아달라트® 혀밑 투여(캡슐 내용물을 입속에 넣는 것)를 자주 사용하였다. 그러나 속효성을 기대한 이 방법은 과도한 강압이나 반사성 빈맥을 초래할 수 있어서 통상적인 경구투여가 필요하다.

혈관확장제

- **α수용체차단제:** 펜토라민(Regitin®), 프라조신(Minipress®)
- **니트로화합물:** 니트로프루시드, 니트로글리세린, 이소소르비드(Nitorol®)
- **안지오텐신전환효소억제제(ACE억제제):** 캅토프릴(캅토프릴®), 애날라프릴(Renivace®)
- **안지오텐신II수용체길항제(ARB):** Blopress®, 디오반®, 올메텍®, AZILVA®
- **칼슘길항제:** 니페디핀(아달라트®), 딜티아젬(HERBESSER®), 베라파밀(Vasolan®)
- **프로스타글란딘 제제:** 프로스타글란딘E_1
- **레닌억제제:** Rasilez®

교감신경, 부교감신경, 안지오텐신, 칼슘은 혈관의 수축·확장에 직접 관여하는 중요 인자이다.

우선 이 네 가지를 기억하자.

▶ 혈관의 수축 · 확장이란 혈관 평활근의 수축 · 이완을 말한다.

평활근이 수축하면 혈관 지름은 좁아지고, 이완하면 혈관 지름은 넓어진다.

- 교감신경 흥분과 카테콜아민 투여는 같은 작용 메카니즘이다.
- 부교감신경 흥분과 니트로화합물 투여는 같은 작용 메카니즘이다.
- 안지오텐신에는 안지오텐신전환효소(ACE)와 그 수용체가 관여한다.
- 칼슘이란 혈관 평활근 세포 속의 칼슘 이온농도를 말한다.

교감신경에서 분비되는 노르아드레날린은 α수용체를 통해 혈관 평활근을 수축시키고, 그 결과 혈관은 수축한다.

즉 교감신경의 흥분으로 혈관은 수축한다.

▶ 노르아드레날린 분비를 감소시키면 혈관은 확장한다.

교감신경에 작용하여 노르아드레날린의 합성이나 분비를 저하시키는 약물은 혈관을 확장시킨다. 즉 교감신경 흥분 촉진으로 혈관은 수축하고, 흥분 억제로 확장한다.

▶ α차단제는 혈관을 확장시킨다.

α수용체를 차단하면 혈관은 수축할 수 없기 때문이다(→p.17).

부교감신경에서 분비되는 아세틸콜린은 일산화질소를 통해 혈관 평활근을 이완시키고, 그 결과 혈관은 확장한다.

아세틸콜린은 혈관내피세포(혈관의 안쪽 표면 세포)에 작용하여, 일산화질소(화학식 NO)를 생성하게 한다. 이 일산화질소가 혈관 평활근을 이완시킨다(→p.19). 즉 부교감신경의 흥분 촉진으로 혈관은 확장하고, 흥분 억제로 수축한다.

▶ 니트로화합물은 대사되어 일산화질소가 되고, 혈관을 확장시킨다.

니트로화합물은 질산제라고도 한다. 다이너마이트로 유명한 나이트로글리세린이 대표적이다. 니트로화합물과 부교감신경은 같은 메카니즘으로 혈관을 확장한다.

안지오텐신II는 안지오텐신II수용체를 통해 혈관 평활근을 수축시킨다. 즉 안지오텐신II에 의해 혈관은 수축한다.

▶ 레닌에 의해 안지오텐신I이 만들어진다.

레닌은 신장에서 분비되는 호르몬이다. 안지오텐신I은 아직 작용하지 않는다.

▶ 안지오텐신전환효소는 안지오텐신I을 안지오텐신II로 만든다.

안지오텐신전환효소(angiotensin converting enzyme)는 ACE로 약칭한다.

▶ 안지오텐신전환효소억제제(ACE억제제)는 혈관을 확장시킨다.

안지오텐신II가 생성되지 않으면 혈관은 수축할 수 없기 때문이다. 안지오텐신II수용체길항제(ARB)도 유사한 작용 메카니즘으로 혈관을 확장시킨다.

▶ 안지오텐신전환효소억제제의 부작용으로 헛기침이 있다.

폐는 나쁘지 않으므로 가래가 나오지 않는다. 안지오텐신II수용체길항제로는 기침이 나오지 않는다.

3 칼슘길항제

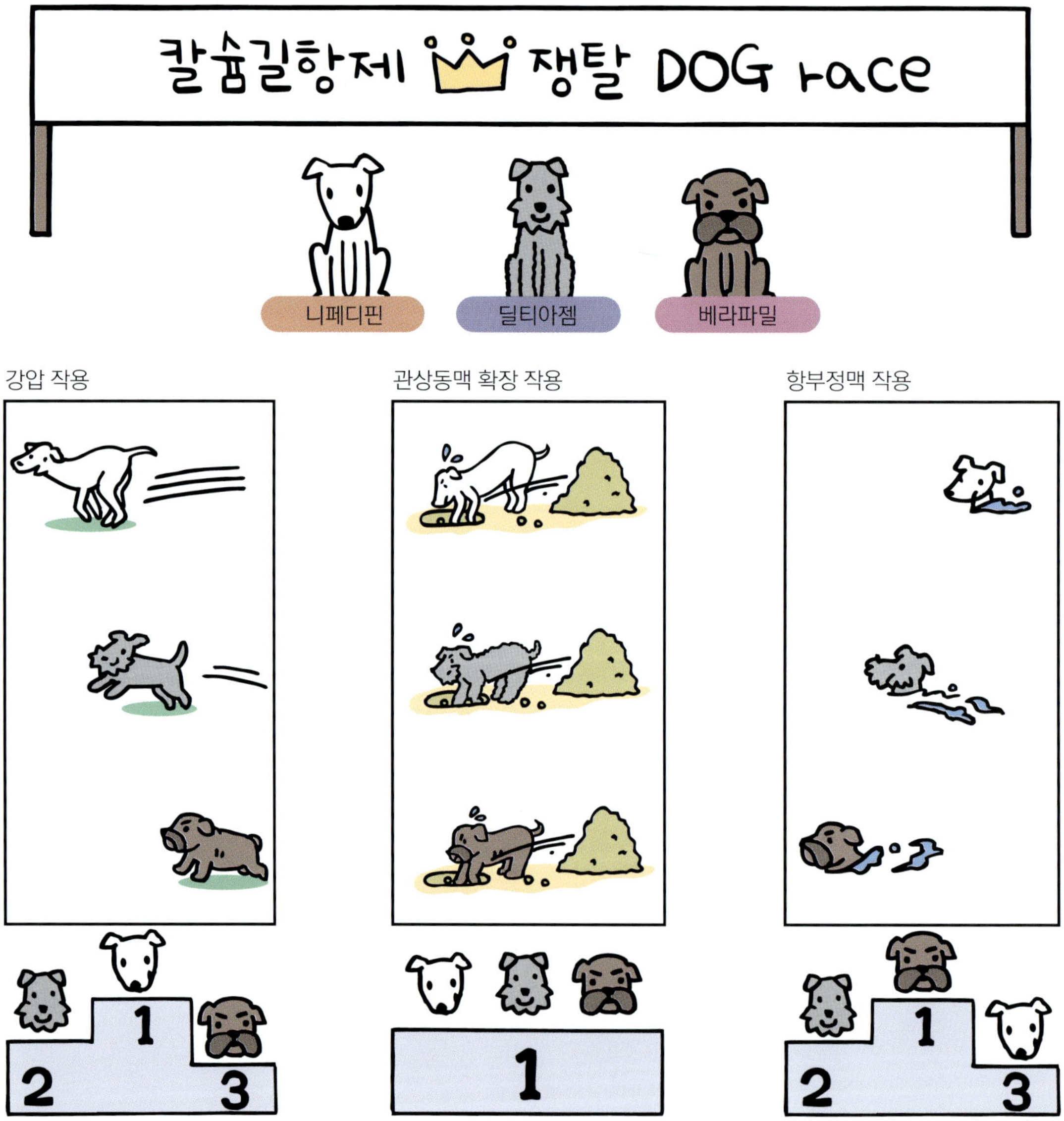

칼슘길항제의 종류

칼슘길항제에는 크게 세 종류가 있으며, 니페디핀, 딜티아젬, 베라파밀이 대표적이다. 이 세 가지 약물은 각각 특화된 작용이 다르다. 대체로 강압 작용, 즉 전신 혈관의 확장 작용은 니페디핀이 가장 강하고, 관상동맥확장 작용, 즉 협심증 치료제로서의 작용은 세 가지 약물은 거의 동일하다. 항부정맥 작용은 베라파밀이 가장 강하다.

칼슘길항제

- **디히드로피리딘계:** 니페디핀(아달라트®), 암로디핀(암로디핀®, 노바스크®), 니카르디핀(페르디핀®), 베니디핀(코닐®)
- **벤조디아제핀계:** 딜티아젬(HERBESSER®)
- **페닐알킬아민계:** 베라파밀(Vasolan®)

근육세포는 세포내 칼슘 이온농도가 높아지면 수축한다.

세포내 칼슘 이온농도 상승은 근육세포 수축의 필요충분조건이다. 세포바깥에는 고농도의 칼슘 이온(Ca^{2+})이 존재한다. 비수축 시에는 세포내 칼슘 이온농도는 낮다.

▶ **칼슘 이온은 이온 채널이라는 통로를 통해 유입된다.**

이 통로를 통과하기 어렵게 하면, 근육세포 내의 칼슘 농도가 상승하기 어려워 수축이 억제되고 결과적으로 혈관은 확장된다.

▶ **칼슘길항제는 혈관을 확장시킨다.**

칼슘길항제는 칼슘이 이온 채널을 통과하지 못하게 하는 약이다.

▶ **니페디핀, 딜티아젬, 베라파밀이 대표적인 칼슘길항제이다.**

칼슘길항제에는 크게 세 가지 종류가 있는데, 이 세 가지를 이해하면 된다.

▶ **칼슘길항제에는 혈관확장 작용과 항부정맥 작용이 있다.**

혈관 평활근의 흥분을 억제하면 혈관확장 작용, 심근의 흥분을 억제하면 항부정맥 작용이 나타난다(→p.87). 둘 다 칼슘 이온이 관여한다.

전신의 동맥을 확장시키면 강압제가 되고, 관상동맥을 주로 확장시키면 협심증약이 된다.

각각의 약의 성질에 따라 전신에 골고루 작용하거나, 관상동맥에 강하게 작용한다. 강압의 원리는 p.77, 협심증에 관해서는 p.83 참조.

▶ **칼슘길항제 중 강압 작용의 강도는 니페디핀 > 딜티아젬 > 베라파밀 순이다.**

전신 혈관의 평활근은 세 종류의 칼슘길항제에 대한 감수성이 미묘하게 다르기 때문이다.

▶ **관상동맥확장 작용은 니페디핀≒딜티아젬≒베라파밀이다.**

관상동맥의 평활근은 세 종류의 칼슘길항제에 대한 감수성이 거의 같기 때문이다.

▶ **항부정맥 작용은 니페디핀 < 딜티아젬 < 베라파밀이다.**

심근의 흥분성은 세 종류의 칼슘길항제에 대한 감수성이 미묘하게 다르기 때문이다.

프로스타글란딘은 다리의 혈관을 주로 확장시킨다.

동맥경화 등으로 다리의 동맥 순환장애를 일으키는 폐쇄동맥경화증에 사용된다.

발기와 비아그라®

발기의 구조를 매우 간단히 설명하면 음경의 동맥확장으로 정맥혈의 흐름이 막혀 음경 내에 혈액이 충만하는 것에 의한나. 즉 동맥의 확장이 주된 역할을 한다. 비아그라®의 본체는 혈관확장제이다. 니트로글리세린과 같은 비슷한 작용을 하므로, 니트로 화합물 등과 병용하면 혈관확장으로 인해 혈압이 너무 떨어질 수 있다.

칼슘길항제와 자몽

자몽은 디히드로피리딘계 약물의 분해를 억제하는 성분을 함유하고 있다. 따라서 암로디핀을 복용 중인 환자가 자몽주스를 다량으로 마시면 혈압이 너무 떨어질 수 있다. 귤에는 이 성분이 들어 있지 않다.

4 협심증·심근경색증 치료제

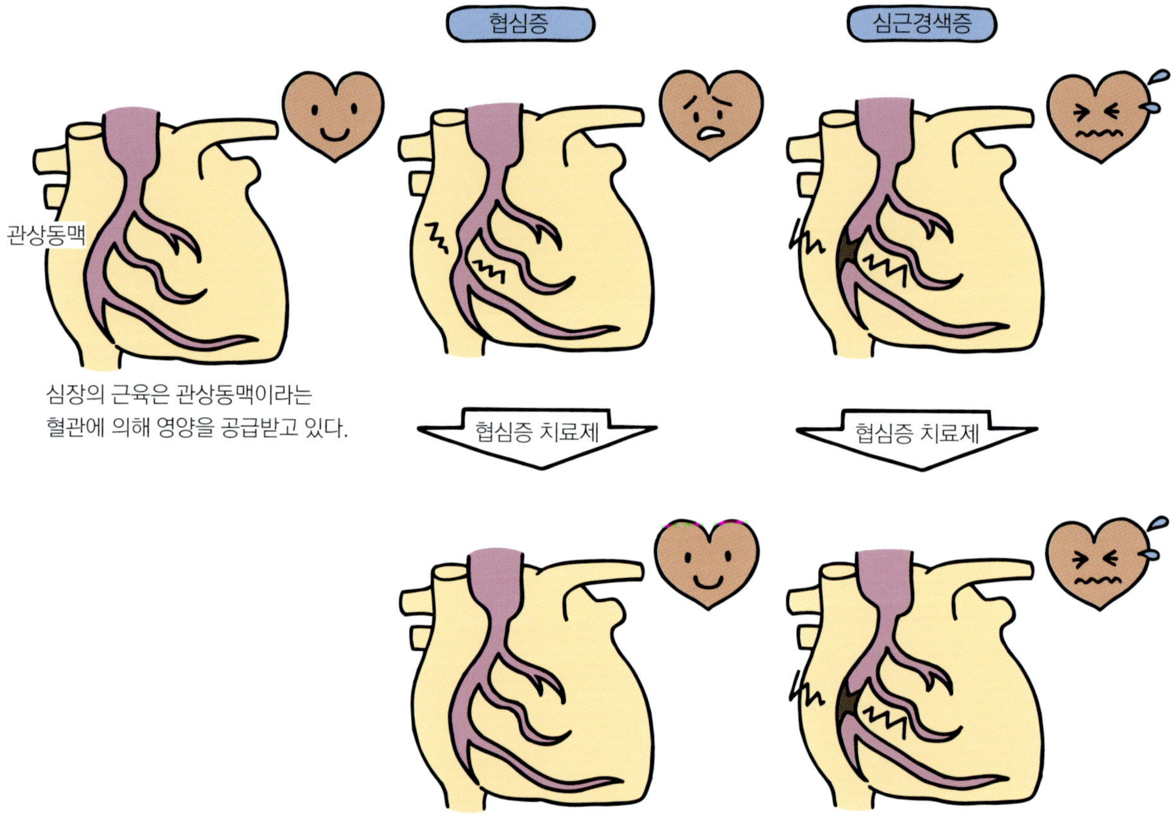

심장의 근육은 관상동맥이라는 혈관에 의해 영양을 공급받고 있다.

이 관상동맥이 좁아져 그 장소로부터 말초의 심근으로의 혈류가 부족해진 것이 협심증이며, 협심증 치료제로 혈류가 회복된다.

이에 반해, 심근경색증은 관상동맥이 막혀서 혈류가 끊어진 것이다. 막혀 있기 때문에 협심증 치료제로는 혈류가 회복되지 않는다.

협심증 치료제
- **니트로화합물:** 니트로글리세린, 이소소르비드(Nitorol®, Flandre®)
- **β차단제:** 프로프라놀롤(인데랄®), 아테놀롤(테노민®)
- **기타 혈관확장제:** 니코란딜(시그마트®), 칼슘길항제 등

심근경색증 치료제
- **진통제:** 모르핀
- **혈전 용해제:** t-PA(조직플라스미노젠활성제; Activaci®, 클리액터®), 우로키나제

※ 여기에 항부정맥제나 β차단제·심부전 치료제 등도 병용한다.

허혈성 심장질환에는 협심증과 심근경색증이 있다.

▶ **심장의 근육은 관상동맥에 의해 영양을 공급받는다.**

심근은 관상동맥에서 산소와 영양을 공급받는다. 이 관상동맥의 혈류 감소를 **허혈성 심장질환**(허혈심장병, ischemic heart disease)이라고 한다.

▶ **관상동맥이 좁아져서 혈액이 충분히 흐르지 않는 것이 협심증이다.**

협심증으로는 심근세포는 괴로워할 뿐 아직 죽지는 않는다. 혈관을 확장하는 등 혈류량을 늘려주면 원상태로 돌아갈 수 있다.

▶ **관상동맥이 막혀 혈액이 전혀 흐르지 않는 것이 심근경색증이다.**

심근경색증에서는 관상동맥의 혈류가 끊어지고, 그 하류의 심근세포는 괴사하게 된다. 이 죽은 세포는 더 이상 살아나지 않는다.

▶ **협심증과 심근경색증 모두 심한 가슴통증을 호소한다.**

심근은 산소가 부족해지면 통증을 일으킨다. 심근경색 쪽이 가슴통증의 정도가 더 심하고 지속적이다.

협심증에는 혈관확장제가 효과적이다.

▶ **관상동맥이 좁아졌을 뿐이므로 혈관을 확장시키면 원래대로 돌아간다.**

약으로 확장하는 방법 외에 카테터로 기계적으로 넓히거나, 수술로 우회로를 연결하는 방법도 있다.

▶ **협심증에는 니트로화합물이 효과가 있다.**

가슴통증이 사라지는 경우가 많다. 혈관확장제 중에서도 관상동맥을 강하게 확장하는 약물이 적합하다. 또한, 니트로화합물은 정맥도 강하게 확장시키므로 그만큼 심장의 부담이 줄어든다.

▶ **협심증에는 β차단제도 효과적이다.**

혈압이나 심박수의 저하 등으로 심근의 부담, 즉 산소 소비량을 줄이는 것도 의미 있는 치료법이다. 적은 관상동맥 혈류량으로도 견딜 수 있기 때문이다.

심근경색증에는 혈관확장제는 원칙적으로 효과가 없다.

관상동맥이 완전히 막혀 버린 상태이므로 혈관확장제로는 막힌 혈관의 혈류를 재개시킬 수 없다. 다만, 주변의 혈관을 확장시켜서 혈류는 증가시키므로 약한 치료 효과는 있다.

▶ **긴급하게 혈관을 재소통시켜주면 경색 범위를 줄일 수 있다.**

경색 범위의 경계 부분에 있는 심근세포는 살릴 수 있다. 경색 중앙부의 세포를 살리는 것은 조금 무리이다.

▶ **재관류 치료를 위해서는 혈전 용해제를 사용한다**(→p.60).

▶ **심근경색증의 가슴통증에는 모르핀을 사용한다.**

심근경색증의 가슴통증은 매우 심해서 NSAIDs 같은 진통제로는 도저히 견딜 수 없으므로 강력한 진통제가 필요하다. 혈관확장제도 효과가 없다.

▶ **심근경색증에는 부정맥이나 심부전을 동반할 수 있다.**

이 부정맥이나 심부전은 종종 치명적일 수 있다. 급성기에는 관상동맥질환 집중치료실(CCU)에서의 항부정맥제이나 심부전약을 이용한 집중 치료가 필요하다.

5 심부전 치료제

심부전

심장은 항상 계속 일해야 하고 쉬는 것은 허용되지 않는다.

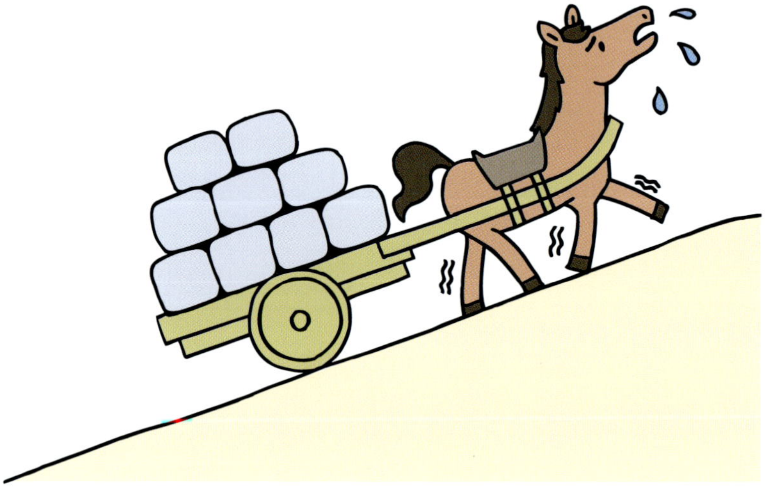

심부전이란 지친 말이 무거운 짐을 지고 언덕길을 무리하게 올라가는 것과 같다. 말은 심장에 해당하며, 멈출 수 없다.

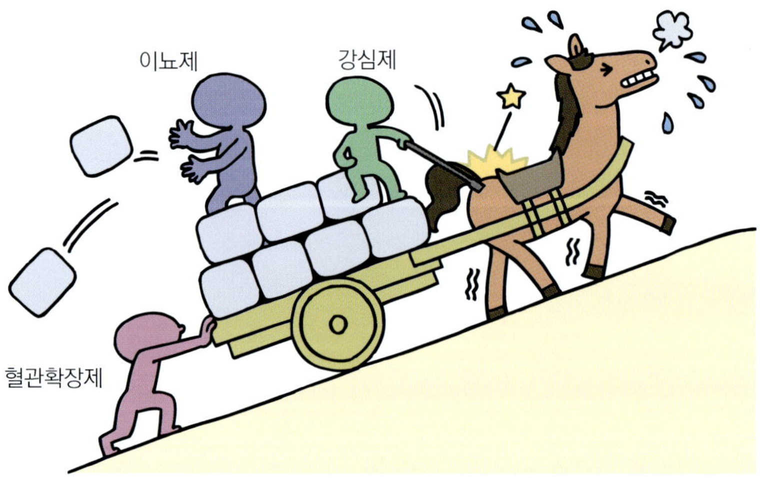

심부전 치료제는 말의 부담을 덜어주는 약이다. 그러나 카테콜아민계의 강심제는 무리하게 일을 시키는 상황에 가깝다.

심부전 치료제

- **디지탈리스 제제:** 디곡신
- **카테콜아민계:** 도파민(Inovan®), 도부타민(Dobutrex®)
- **기타 약:** PDE III 억제제(Pimobendan), 사람심방나트륨배설펩타이드(h-ANP; HANP®), β차단제(칼베지롤, ARTIST®), 가용성 구아닐산고리화효소자극제(베르쿠보®), 혈관확장제, 이뇨제 등

심부전은 심장의 펌프 기능이 저하된 병태이다.

▶ **심장의 수축성이 저하되어, 신체의 장기에 필요한 만큼의 혈액을 보내지 못하는 상태이다.**

좌심실 기능이 저하되면 내보내지 못한 혈액이 좌심실 상류의 폐에 쌓인다. 또한, 우심실 기능이 저하되면 내보내지 못한 혈액이 우심실 상류의 간 등에 쌓인다. 이처럼 울혈(피가 고이는 것)을 동반하는 심부전을 울혈심부전이라고 한다.

▶ **심부전의 원인은 관상동맥 이상인 경우가 많다.**

허혈성 심장질환이다. 심근으로의 산소공급이 저하되어 심근의 기능 저하가 발생한다. 다른 원인으로는 판막의 이상, 심근 자체의 이상, 부정맥 등이 있다.

심부전 치료는 심장의 수축성을 증강시키고, 심장의 일을 줄여주는 것이다.

물론 직접적인 원인인 관상동맥 이상이나 판막 이상 등의 치료도 동시에 한다.

▶ **심부전 치료제의 중심은 강심제, 혈관확장제, 이뇨제이다. 또한, β차단제를 사용하기도 한다.**

심장의 수축성을 증강시키기 위해서는 강심제를 사용한다.

심장의 수축성을 증강시키는 약을 강심제라고 한다.

▶ **카테콜아민계 강심제는 강력하다.**

아드레날린의 친척 약이다. 작용은 강하지만 심근의 산소요구량도 증가하므로 관상동맥 협착이 있는 경우 등은 마르고 힘없는 말을 채찍질하는 상태가 될 수도 있다.

▶ **디지탈리스는 강심 배당체라고 한다.**

역사가 있는 약이지만, 효과에 비해 사용하기는 어렵다. 효과의 범위가 좁고, 특히 혈청 칼륨 농도가 낮으면 중독을 일으키기 쉽다. 정기적으로 혈중농도를 모니터링하는 것이 좋다. 현재는 강심제로는 거의 사용되지 않는다.

▶ **β차단제를 심부전에 사용할 수 있다.**

β차단제의 기본 작용은 카테콜아민과 완전히 반대로 심장의 수축 억제이다. 따라서 섣불리 사용하면 심부전을 악화시킨다. 그러나 β차단제는 심장의 일을 줄여주기 때문에, 잘 사용하면 심부전을 개선시킬 수 있다.

심장의 일을 경감시키려면 혈관확장제와 이뇨제를 사용한다.

▶ **동맥확장과 정맥확장도 심장의 일을 경감시킨다.**

동맥이 확장되면 혈액을 밀어낼 때의 저항이 줄어든다. 정맥이 확장되면 그곳에 혈액이 풀려서 심장으로 돌아오는 혈액량이 줄어들어 결국 심장이 해야 할 일의 양은 줄어든다.

▶ **안지오텐신전환효소억제제(ACE억제제)에는 다양한 작용이 있다.**

안지오텐신전환효소억제제는 단순한 혈관확장뿐만 아니라, 세포나 조직의 성장 등에도 관여한다. 심방성 나트륨배설펩타이드는 혈관확장 작용과 이뇨 작용을 한다.

▶ **순환혈액량이 부족하면 수액을 한다.**

순환혈액량이 부족하면 모처럼 심장이 수축해도 헛돌게 되어 충분한 혈액을 내보내지 못하는 상태가 된다. 순환혈액량이 너무 많은지 부족한지 구분하는 것이 중요하며, 환자의 상태를 잘 관찰해야 한다.

6 항부정맥제

심장 수축

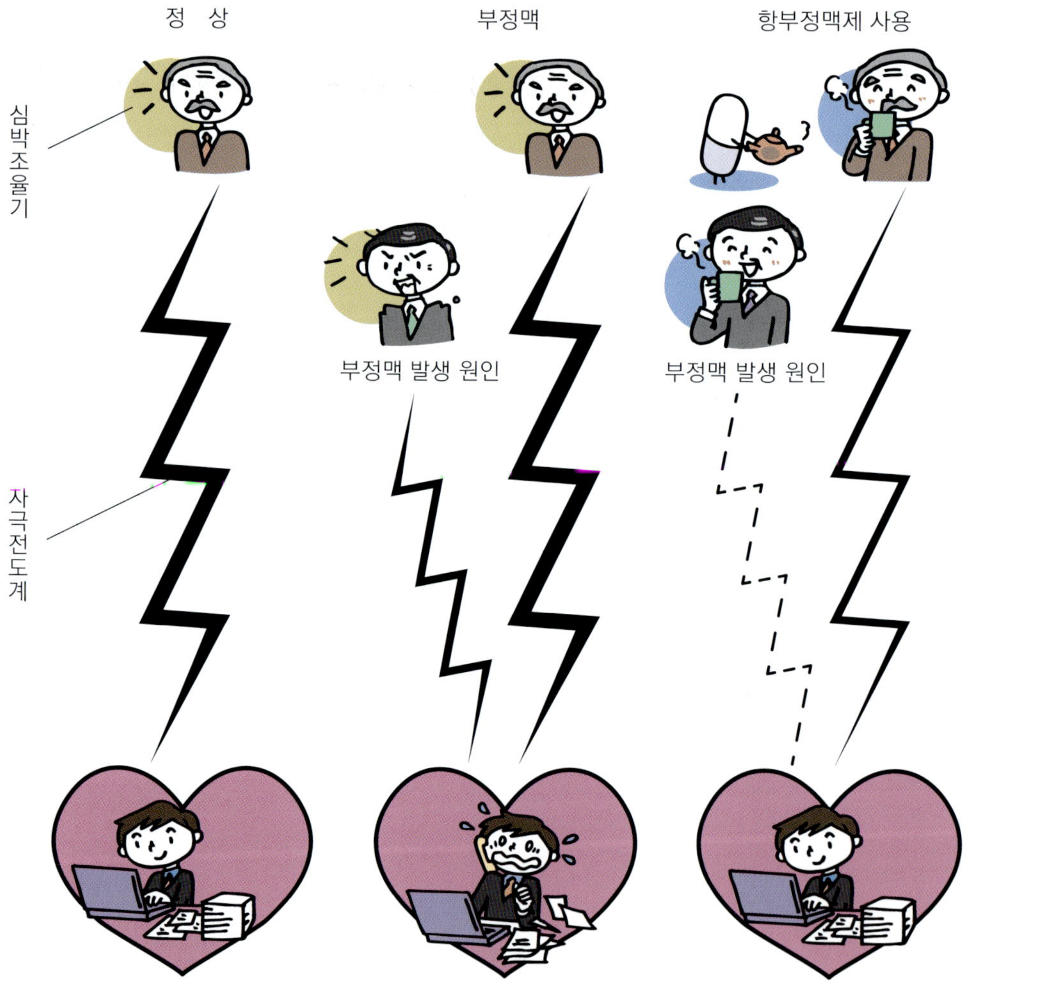

심장에는 사장에 해당하는 심박조율기가 있어, 그 명령에 의해 사원에 해당하는 심근이 수축한다. 그 명령을 전달하는 것이 자극전도계이다.

부정맥이란 사장 이외의 외부인이 끼어들어 불필요한 수축 명령을 내리는 것과 같다. 심근은 사장의 명령 외에도 외부인의 명령에 따라서도 수축한다.

이 상태에서 항부정맥제를 투여하면 사장도 외부인도 자극전도계도 모두 이완된다. 결과적으로 심근의 수축 횟수는 감소한다.

항부정맥제

- **주로 상실성 부정맥에 효과적:** 디지탈리스 제제(디곡신), ATP(ADETPHOS®)
- **주로 심실성 부정맥에 효과적:** 리도카인(키실로카인®), 멕실레틴(MEXITIL®)
- **두 부정맥에도 효과적:** 프로카인아마이드(AMISALI®), 퀴니딘, β차단제(→p.77), 베라파밀(Vasolan®), 아미오다론(Ancaron®), 페니토인(PHT; ALEVIATIN®), 이소피라미드(Rythmodan®P)

항부정맥제는 심장의 높아진 흥분을 억제하는 약이다.

▶ 부정맥에는 심장의 흥분이 높아지는 것과 줄어드는 것이 있다.

부정맥에는 두 종류가 있다. 심장의 흥분이 높아지는 것은 불필요한 수축이 발생하는 것이고, 줄어드는 것은 서맥(심박수가 줄어드는 것)이다.

▶ 심장의 불필요한 수축을 줄이는 것이 약물치료의 목적이다.

이것이 항부정맥제의 사용 목적이다. 서맥에 대해서는 약물보다는 인공심박조율기 등에 의한 치료가 메인이다.

항부정맥제는 흥분의 발생과 전도를 모두 억제한다.

흥분의 발생과 그 흥분의 전도도 중요한 심장의 기능이다.

▶ 항부정맥제의 주작용은 흥분 발생의 억제, 부작용은 흥분 전도의 억제이다.

여러 가지 예외가 있지만, 현시점에서는 이렇게 이해하면 된다. 항부정맥제는 반드시 전도장애를 일으킨다고 생각하면 된다.

▶ 흥분의 발생과 전도는 모두 근육세포가 담당하고 있다.

흥분의 전도계를 자극전도계라고 한다. 자극전도계는 특수한 심근세포로 이루어져 있으며, 신경에 의한 전달이 아니라는 점에 주의한다. 흥분의 발생과 전도는 모두 근육세포가 담당하고 있으며, 흥분의 발생을 억제하는 약물은 전도도 억제해버린다. 이것이 부작용으로 이어진다.

부정맥은 그 발생원에 따라 상실성 부정맥과 심실성 부정맥으로 나뉜다.

이상 흥분의 발생 부위는 심방 또는 심실이다. 심방성 부정맥을 상실성 부정맥(심실위부정맥, supraventricular arrhythmia)이라고 한다.

▶ 이상 수축 횟수가 1회이면 기외수축, 다발 연속이면 빈맥, 좀 더 많으면 세동이 된다.

세동이 되면 심방이나 심실의 유효한 수축이 이루어지지 않는다.

▶ 항부정맥제는 상실성인 부정맥에 효과가 있는 약, 심실성인 부정맥에 효과가 있는 약, 둘 다 효과가 있는 약이 있다.

각각 적절하게 나누어 사용한다. 또한, 이미 발생한 심실세동에 약은 듣지 않는다.

심실세동은 곧 죽음이다.

▶ 가장 무서운 부정맥이 심실세동이다.

심실세동을 몇 분간 방치하면 뇌사에 빠진다. 심실세동에는 1초를 다투는 신속한 치료(전기적 세동제거)가 필요하며, 심실세동을 어떻게 예방하느냐가 부정맥 치료의 중요한 목적이다.

▶ 아미오다론은 효과는 강하지만 부작용도 강하다.

아미오다론은 효과가 좋지만, 부작용도 강해서 그 사용에는 입원·관찰이 필요하다.

▶ 디지탈리스는 상실성 부정맥 치료에 사용하지만, 부작용도 발생하기 쉽다.

디지탈리스는 다양한 유형의 부정맥을 초래한다.

▶ 심실성 부정맥에는 리도카인이 사용된다.

리도카인은 국소마취제이기도 하다.

▶ 퀴니딘, 프로카인아마이드, β차단제, 칼슘길항제, 페니토인, ATP에도 항부정맥 작용이 있다.

퀴니딘은 항말라리아제인 퀴니네의 친척, 프로카인아마이드는 국소마취제인 프로카인의 친척, 페니토인은 항경련제이다. 칼슘길항제로는 베라파밀이 항부정맥 작용이 강하다. 초단시간 작용형 β차단제도 있다.

7 체액과 이뇨제

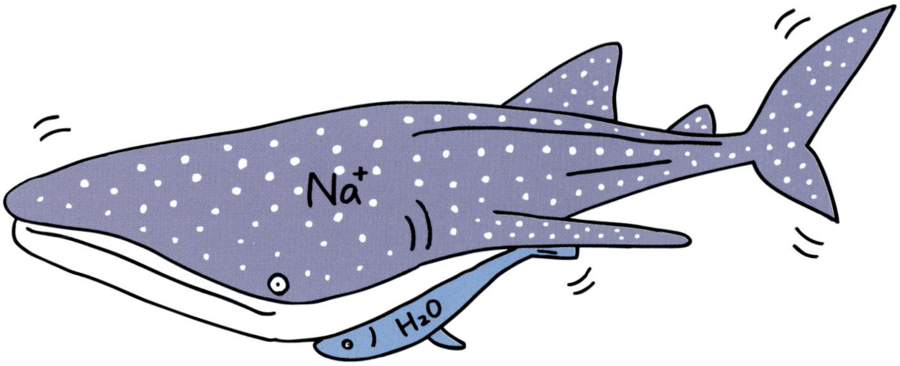

나트륨 이온과 물의 움직임

나트륨 이온(Na^+)이 움직이면, 마치 코반상어처럼 물도 함께 이동한다. 즉 나트륨 이온이 증가하면 물도 증가하고 나트륨 이온이 줄어들면 물도 줄어든다.

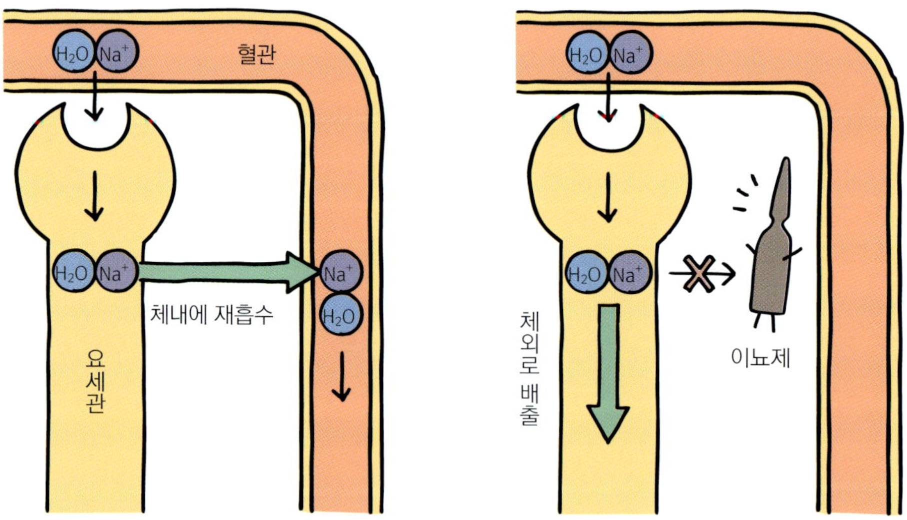

이뇨제의 작용

사구체에서 여과된 물질이 요세관에서 다시 혈관 쪽으로 흡수되는 현상을 재흡수라고 한다. 이뇨제는 요세관에서의 물의 재흡수를 억제함으로써 소변량을 증가시킨다.

항이뇨호르몬(ADH)

항이뇨호르몬은 바소프레신이라고 불리며, 뇌하수체후엽에서 분비된다. 신장의 집합관(과 원위요세관)에 작용하여 물의 재흡수를 촉진하고 소변량을 줄인다. 분비저하가 요붕증이며, 1일에 수 리터의 소변이 나온다. 대량의 항이뇨호르몬은 혈관수축 작용도 한다. 요붕증 치료에는 항이뇨호르몬 투여를 한다. 혈관수축 작용을 약하게 한 것이 데스모프레신이며, 코점막으로 흡수시킬 수 있다.

항이뇨호르몬

- 바소프레신(PITRESSIN®), 데스모프레신(DDAVP), 미니린멜트®

체내 수분이 너무 많이 증가하면 부종, 고혈압, 심부전을 일으킨다.

물에 대한 신체의 처리 능력이 저하되면 체내의 수분이 너무 늘어난 상태가 된다. 수분과 고혈압의 관계는 p.77, 수분과 심부전의 관계는 p.85 참조.

▸ 부종이란 혈관 밖 수분이 지나치게 증가한 상태이다.

이른바 부종이다. 혈장 단백질(주로 혈청알부민)의 저하나 심장의 기능 저하가 있으면 부종이 생긴다.

체내 수분을 줄이려면 소변량을 늘리면 된다.

▸ 소변량을 늘리려면 요세관에서의 물의 재흡수량을 줄이면 된다.

물의 재흡수량이 줄어든다는 것은 소변량이 늘어난다는 것을 의미한다.

▸ 이뇨제는 체내의 수분을 체외로 배설시키는 약이다.

이뇨제는 소변량을 증가시킴으로써 체내의 수분을 소변 형태로 체외로 강제로 배설한다. 그 결과 체내 수분은 감소한다. 수액(→p.68)과 반대로, 즉 수액 성분을 몸에서 빼낸다고 생각하면 된다.

이뇨제의 작용 메카니즘은 요세관에서의 물의 재흡수 억제이다.

▸ 요세관에서는 나트륨 이온(Na^+)을 재흡수함으로써 함께 물도 재흡수한다.

물은 Na^+과 함께 코반상어처럼 움직이기 때문이다.

▸ Na^+ 재흡수를 억제하면 물의 재흡수량이 감소하여 소변량이 증가한다.

이뇨제는 Na^+ 재흡수를 억제하고, 그 결과 물의 재흡수를 저하시킨다. 이때 Na^+뿐만 아니라 K^+ 등의 전해질 배설량도 변화한다.

▸ 이뇨제는 요세관에서의 물과 전해질의 재흡수를 억제하여 소변량을 증가시킨다.

이뇨제는 신장 기능을 향상시키는 약은 아니다.

신장 기능을 직접적으로 향상시키는 약물은 없다. 그러나 소변량을 늘리는 약이라면 있다. 그것이 이뇨제이다.

▸ 아무리 이뇨제를 사용해도 사구체여과량(GFR)은 증가하지 않는다.

이뇨제는 요세관에만 작용한다. 이뇨제에는 사구체여과량을 증가시키는 작용은 없으므로, 노폐물 등의 배설량은 증가하지 않는다.

▸ 이뇨제로 수분을 줄이면 심장의 부담을 줄일 수 있다.

이뇨제는 신장병 영역의 약이라기보다는 심장병 영역의 약이다.

이뇨제의 부작용은 물과 전해질 이상이다.

이뇨제의 작용 메카니즘을 생각하면 당연한 결과이다.

▸ 이뇨제로 수분을 줄이면 혈전이 생기기 쉽다.

몸에서 수분이 줄어들면 적혈구용적률이 상승하고 혈액의 점도가 증가하여 굳어지기 쉽다. 고령자에게 이뇨제를 사용할 때는 탈수가 없는지 확인해야 한다.

▸ 이뇨제의 심각한 부작용은 뇌경색, 심근경색증이다.

혈전이 생겨 관상동맥이나 뇌동맥을 막으면 경색이 생긴다.

8 이뇨제

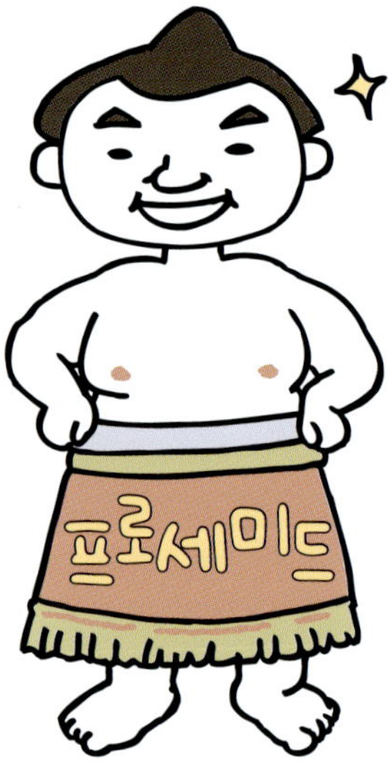

프로세미드

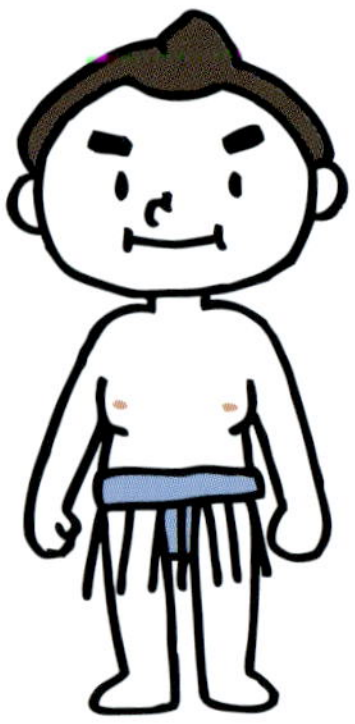

스피로놀락톤

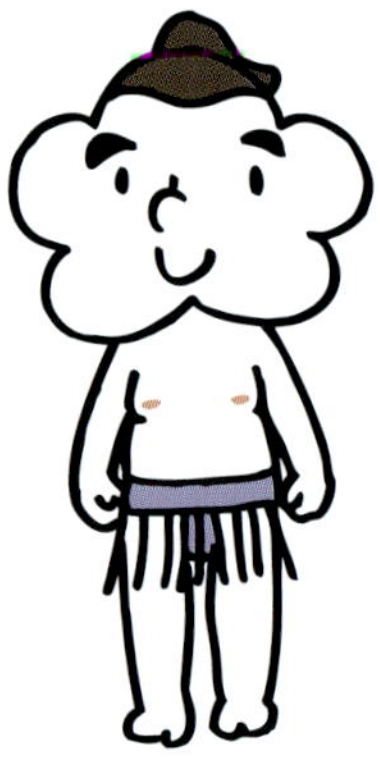

티아지드

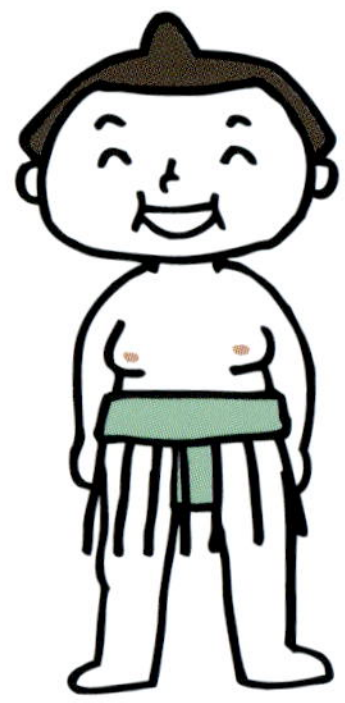

만니톨

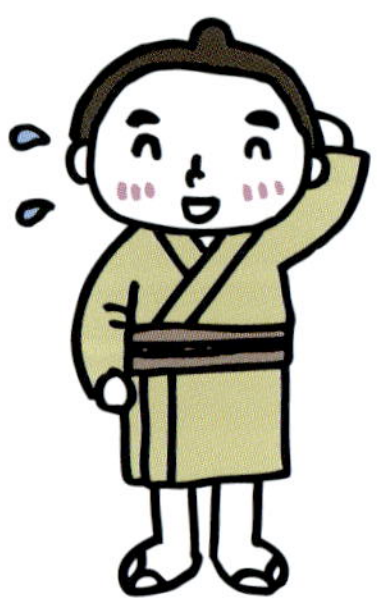

탄산탈수효소 억제제

이뇨제의 종류

이뇨제는 여러 종류가 있다. 그중에서도 프로세미드는 강력한 작용을 하며, 가장 즉효성이 있어 가장 강력한 이뇨제이다. 다음으로 강한 이뇨제는 스피로놀락톤, 티아지드, 만니톨이며, 탄산탈수효소 억제제는 거의 사용되지 않는다.

이뇨제

- **루프이뇨제:** 프로세미드Furosemide(라식스®)
- **티아지드계(Thiazide) 이뇨제:** 트라이클로르메티아지드(FLUITRA®)
- **항알도스테론제:** 스피로놀락톤(알닥톤®A), 에플레레논
- **바소프레신길항제:** 톨밥탄(삼스카®)
- **삼투이뇨제:** 만니톨(만니톨®)
- **탄산탈수효소 억제제:** 아세타졸아마이드(DIAMOX®)

이뇨제는 부종, 고혈압, 심부전 등에 사용된다.

체내의 수분량을 줄이기 때문이다. 복수 등에도 사용한다.

▶ 이뇨제는 신부전에는 잘 사용하지 않는다.

사구체여과량(GFR)을 증가시키는 것은 아니기 때문이다. 이뇨제로는 체내의 노폐물 배설량은 증가하지 않는다.

▶ 이뇨제는 신장병 환자보다 심장병 환자에게 더 많이 사용된다.

이뇨제는 신장병 환자에게 부종을 제거할 목적으로 사용될 수 있지만, 신독성이 있어 사용에 주의해야 한다.

프로세미드는 즉효성이 있는 강력한 이뇨제이다.

이뇨제에는 **티아지드**, **프로세미드**, **스피로놀락톤**, **만니톨**의 네 종류가 있다. 그중에서도 프로세미드는 가장 강력한 이뇨제이며, 즉효성이 있고 작용시간도 짧다.

▶ 이뇨제에는 즉효성이 있는 것과 느린 효능이 있는 것이 있다.

즉효성이 있는 것은 아침에 투여하는 것이 수면을 방해하지 않는다.

▶ 프로세미드는 심부전, 부종에 사용된다.

프로세미드는 신장의 헨레루프에 작용하기 때문에 루프이뇨제라고도 불린다. 전해질이상(저칼륨혈증)을 일으킨다.

▶ 티아지드계 이뇨제는 고혈압에 사용된다.

강압 이뇨제라고도 하며, 작용은 천천히 나타난다. 나트륨 이온(Na^+)의 재흡수를 억제하여 소변량을 증가시킨다. 싸이아지자이드는 티아지드라고도 한다.

▶ 티아지드계 이뇨제는 생활습관병을 악화시킨다.

티아지드계 이뇨제의 부작용으로 혈당 상승, 요산 상승, 이상지질혈증이 있으므로, 당뇨병, 통풍, 비만한 사람에게는 사용하기 어렵다.

▶ 스피로놀락톤은 알도스테론 작용을 억제한다.

무기질부신피질호르몬인 알도스테론은 부신피질에서 분비되는 호르몬이며, Na^+을 재흡수하여 소변량을 줄이고 있다. 스피로놀락톤은 이 알도스테론의 작용을 억제하는 약이다.

▶ 스피로놀락톤의 부작용은 고칼륨혈증이다.

알도스테론은 Na^+을 재흡수할 때 대신 칼륨 이온(K^+)을 분비한다. 알도스테론의 작용을 억제하면 원래 분비되어야 할 K^+가 체내에 쌓여 고칼륨혈증이 된다. 또한, 프로세미드는 저칼륨혈증을 일으키기 때문에 스피로놀락톤과 프로세미드를 병용하면 혈중칼륨 농도는 그다지 변동이 없다.

▶ 만니톨은 삼투이뇨제로 불린다.

만니톨은 뇌부종 치료 등에 사용된다. 만니톨은 사구체에서 여과되고, 요세관에서는 재흡수되지 않기 때문에 만니톨이 포함된 여과액의 삼투압은 상승한다. 이 고삼투압에 의해 Na^+과 물의 재흡수가 억제되어 소변량이 증가한다.

▶ 탄산탈수효소(탈탄산효소)억제제는 이뇨제로는 거의 사용되지 않는다.

역사적으로는 유명한 이뇨제이지만, 현재는 실제 임상에서 이뇨제로 사용되는 경우가 거의 없다. 간신히 녹내장 약물(→ p.206)로 살아남았다.

Coffee Break

캠퍼(camphor)제

이 말은 '일반적인 수단으로는 어쩔 수 없게 된 것을 회복시키는 비상수단'라는 의미로 자주 사용된다. 실제 캠퍼제는 장뇌를 말하는 것으로, 녹나무로부터 정제한 중추흥분제이며, 호흡순환의 촉진 작용이 있다. 강심제로 옛날에는 자주 사용되었지만, 그 작용이 약해서 현재는 발매 중지되었다. 정식 명칭은 trans-π-Oxocamphor(Vitacamphor®)이다.

비아그라® 개발 비화

실데나필(비아그라®)은 원래 협심증 약으로 개발되었다. 즉 관상동맥의 확장제이다. 그러나 임상시험 단계에서 기대된 협심증에 대한 효과를 얻지 못하고 개발 중지되었다. 그래서 환자에게 처방한 약의 나머지를 회수하려고 하면 회수에 응하지 않는 환자가 다수 있어, 그 이유를 조사해 보니 생각지도 못한 부작용이 판명되었다. 그래서 새롭게 발기부전약으로 다시 등장하였다. 발기부전약으로는 그 외에 발데나필(레비트라®)이나 타달라필(시알리스®)이 있다.

문제

고혈압 치료제가 아닌 것은?

1. 이뇨제
2. 안지오텐신전환효소억제제
3. 알킬화제
4. 칼슘길항제

해설 1. 맞다. 2. 맞다. 3. 이 약은 항암제이다. 4. 맞다. **정답** [3]

문제

좌심실의 수축력을 억제하는 것은?

1. 안지오텐신II수용체길항제
2. β차단제
3. 질산제
4. 이뇨제

해설 1. 이 약은 강압제(→p.76). 2. 맞다. 3. 이 약은 니트로화합물·혈관확장제로 주로 협심증에 사용한다(→p.78). 4. 이뇨제는 심장의 수축력에는 직접 영향을 주지 않는다(→p.85, 88). **정답** [2]

PART

8

호흡기

1. 기관지천식 치료제(발작 시)
2. 기관지천식 치료제(비발작 시), 거담제
3. 감기약 · 진해제

1 기관지천식 치료제(발작 시)

들숨 시와 날숨 시의 기관지 굵기

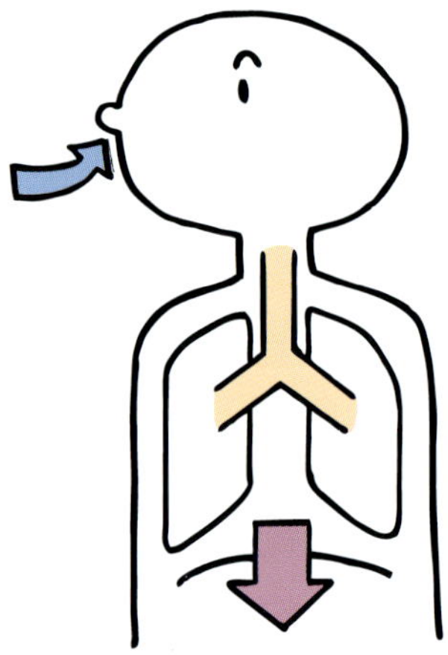

숨을 들이마실 때는 기관지도 함께 넓어지므로 공기의 흐름이 원활하다.

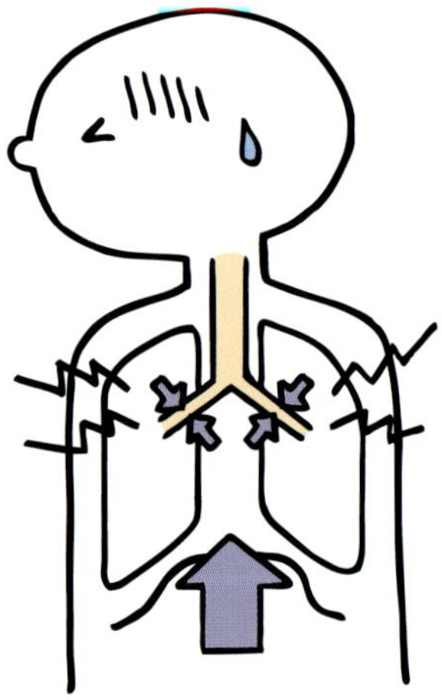

그러나 기관지천식에서는 숨을 내쉬려고 할 때 기관지도 함께 찌그러져 버려 공기가 통하지 않게 되고, 숨을 쉴 수 없는 상태가 된다. 정상인의 기관지는 굵고 건강하여 날숨 시에도 잘 찌그러지지 않지만, 폐질환이 있으면 기관지는 쉽게 찌그러지고 날숨이 힘들어진다. 기관지천식은 기관지 평활근의 수축으로 기관지가 가늘어져, 들숨은 가능하지만, 날숨이 힘들어지는 질환이다.

기관지천식 치료제

- **β자극제(주사, 경구, 흡입):** 에피네프린(아드레날린, 보스민®), 에페드린, 이소프레날린(이소프로테레놀, 프로타노롤®, ASTHPUL®), Berotec®
- **β자극제(부착):** 호쿠날린® Tapes
- **잔틴 유도체(주사, 경구, 흡입):** 테오필린, 아미노필린(네오필린)
- **스테로이드제(주사):** 하이드로코티손(수용성 HYDROCORTONE®)
- **스테로이드제(흡입):** QVAR®, Alvesco®, 플루티카손(Flutid®)
- **항알레르기제(경구, 흡입):** Intal®, 리자벤®, 자디텐®
- **항콜린제(흡입):** 아트로벤트®
- **한방약(경구):** 소청룡탕, 마황탕

기관지천식 발작의 본체는 기관지 평활근의 이상 수축이다.

▶ **기관지 평활근이 수축하면 기관지가 좁아져서, 공기가 지나가기 어렵게 된다.**
호흡곤란은 숨을 내쉴 때 더 심하다. 숨을 내쉴 수 없기 때문에 괴로운 것이다.

▶ **기관지천식은 알레르기성 만성 기도 염증을 배경으로, 어떤 계기로 갑자기 기관지 평활근의 이상 수축이 생긴다.**
기관지 평활근이 계속 수축하고 있는 상태가 천식발작이다.

▶ **기관지천식에는 발작 상태와 비발작 상태가 있다.**
둘 다 병태가 다르기 때문에 치료제도 다르다.

▶ **기관지천식 치료제에는 발작을 멈추게 하는 약과 발작을 일으키기 어렵게 하는 약이 있다.**
후자는 비발작 시 사용하는 것으로, 이미 발생한 발작을 억제하는 작용은 거의 없다.

발작 시에는 수축된 기관지 평활근을 이완시키는 것이 치료의 기본이다.

▶ **기관지를 확장시키는 약이 기관지천식 발작의 치료제이다.**
기관지 평활근에 직접 작용하여 이완시키거나, 다른 부위에 작용하여 간접적으로 평활근을 이완시킨다. 기관지확장, 기관지 평활근의 이완, 기관지 평활근의 수축 억제는 같은 의미이다.

▶ **발작 시 사용하는 약은 β자극제, 테오필린, 스테로이드제 세 가지가 핵심이다.**
항콜린제를 병용하기도 한다.

β자극제는 기관지 평활근에 직접 작용하여 이완시킨다.

중증 발작 시 β자극제를 피하 투여. 부작용으로 심장 자극 작용(빈맥, 부정맥)이 있다.

▶ **피하주사에는 아드레날린을 자주 사용한다.**
에페드린과 이소프로테레놀도 사용한다. β자극제는 정맥주사해서는 안 된다.

▶ **β자극제는 경구, 흡입, 경피로 투여할 수 있다.**
효과의 강약이나 즉효성을 고려하여 적절한 방법으로 투여한다.

부신피질 스테로이드제는 염증을 억제하여 발작을 개선한다.

▶ **발작에 대해서는 빠르고 강력한 항염증 작용이 필요하므로 정맥으로 투여한다.**
하이드로코티손을 사용하는 경우가 많다. 부신피질 스테로이드제는 p.36 참조.

▶ **경구 스테로이드제나 흡입제는 발작에 대한 효과는 약하다.**
효과의 발현이 느리므로 지금 일어나고 있는 발작에는 효과가 미비하다.

테오필린도 기관지 평활근에 직접 작용하여 이완시킨다.

이 직접적인 작용 외에 염증을 억제하고 발작을 개선하는 간접 작용도 있다.

▶ **테오필린은 잔틴 유도체 그룹의 약이다.**

▶ **테오필린 투여 시에는 혈중농도가 지나치게 상승하지 않도록 주의해야 한다.**
테오필린의 급속 정맥주사는 심정지 위험이 있다. 일반적으로는 점적으로 투여한다.

▶ **아미노필린(Neophyllin®)은 체내에서 대사되어 테오필린이 된다.**
아미노필린은 테오필린과 같은 것으로 생각하면 된다.

▶ **경도 발작이나 비발작 시 테오필린은 경구투여한다.**
혈중농도를 측정할 수 있어서 최적 투여량을 정확하게 결정할 수 있다. 서방 제형도 있다.

2 기관지천식 치료제 (비발작 시), 거담제

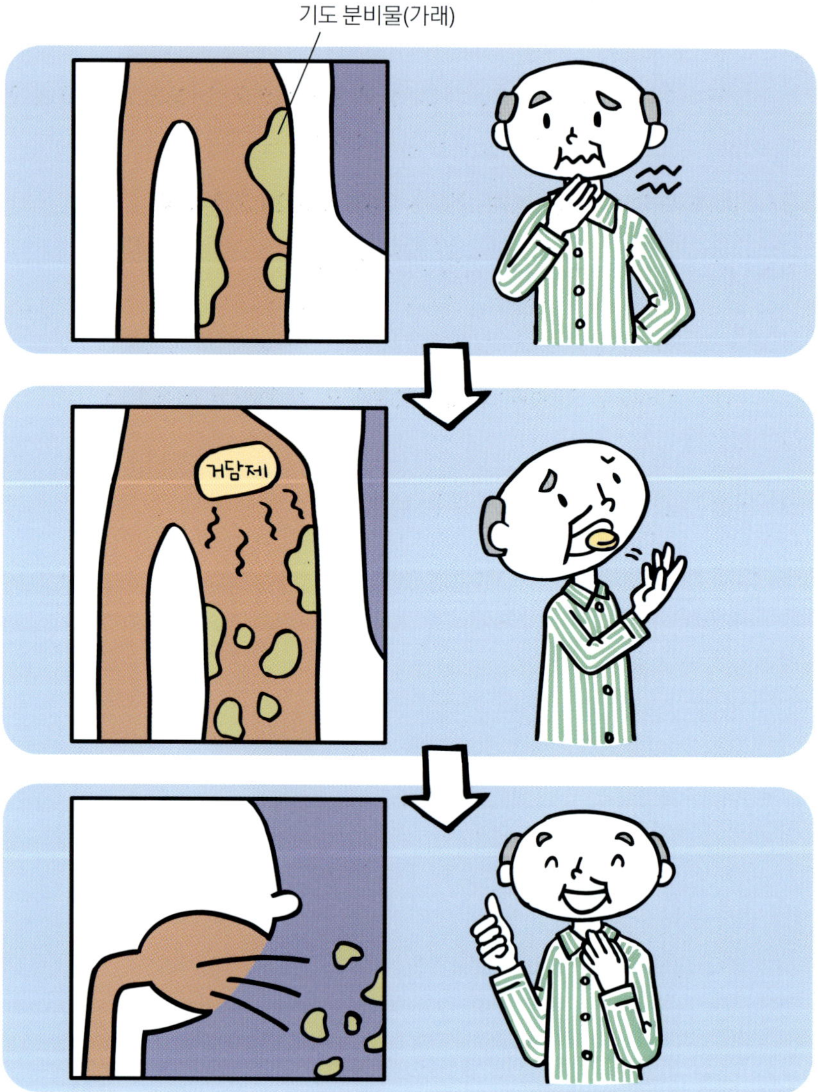

가래와 거담제

기도 분비물이 가래이다. 기도 분비물 내 수분이 적으면, 끈적끈적해서 가래가 잘 배출되지 않는다. 거담제는 기도에서 수분의 분비를 늘려 가래의 점도를 낮춰 배출하기 쉽게 하는 약이다.

거담제

- 브롬헥신(비졸본®), 카르보시스테인(MUCODYNE®), 암브록솔(Mucosolvan®)

비발작 시 알레르기반응을 예방하는 것이 치료의 기본이다.

비발작 시에는 발작을 예방하기 위해 약을 사용한다.

▸ 발작을 예방하기 위해서는 항알레르기제가 주된 역할을 한다.

항알레르기제가 본래의 효과를 나타내기까지는 몇 주의 기간이 필요하다. 항알레르기제에 관해서는 p.30 참조.

▸ 스테로이드제 흡입제 또한 효과적이다.

스테로이드제 흡입제는 전신성 부작용이 적다. 투여에는 전용 흡입기를 사용한다.

▸ β자극제와 테오필린도 병용한다.

이 경우 투여 방법은 경구 및 흡입이다.

▸ 항콜린제도 사용할 수 있다.

이 경우 투여 방법은 흡입이다. β자극제보다 작용이 약하다. 아세틸콜린은 기관지 평활근을 수축시키므로 (p.11 참조), 항콜린제는 기관지를 확장시키는 방향으로 작용한다.

▸ 한방약도 사용할 수 있다.

마황이라는 약초는 β자극제인 에페드린을 함유하고 있다. 감초는 스테로이드제 유사물질을 함유하고 있다. 또한, 서양의학에서 사용되는 에페드린은 마황에서 정제한다.

거담제(=가래약)는 가래를 묽게 하여 배출하기 쉽게 한다.

가래가 점성이 있으며 배출하기 어렵다.

▸ 거담제는 가래의 수분을 많아지게 하여 점도를 낮춘다.

거담제의 작용 메카니즘은 기도의 분비액을 증가시키거나, 기도 점액 내 거대한 단백질이나 다당 성분 등을 분해하여 가래의 점도를 낮춤으로써 가래의 배출을 돕는다.

▸ 거담은 호흡을 편하게 한다.

배출되지 못한 가래는 기도를 막아 호흡곤란이나 폐렴을 초래한다. 폐질환의 직접적인 사망 원인은 가래가 막혀 기도폐쇄로 인한 질식인 경우가 많다.

▸ 기관지천식뿐만 아니라 폐질환에서는 전반적으로 거담제가 많이 사용된다.

폐질환에는 가래가 동반되기 때문이다.

천식발작 시 호흡곤란

천식발작 시에는 숨을 들이마실 수는 있지만 내쉬는 것은 불가능해진다. 숨을 들이마실 때는 기관지도 넓어지는 방향으로 힘을 받기 때문에 비교적 편하게 숨을 들이마실 수 있다. 하지만 숨을 내쉴 때는 폐에 압력을 가해서 몸속의 공기를 내보내는데, 이때 통로인 기관지까지 찌그러져 나가야 할 공기가 통과하지 못하기 때문이다.

3 감기약·진해제

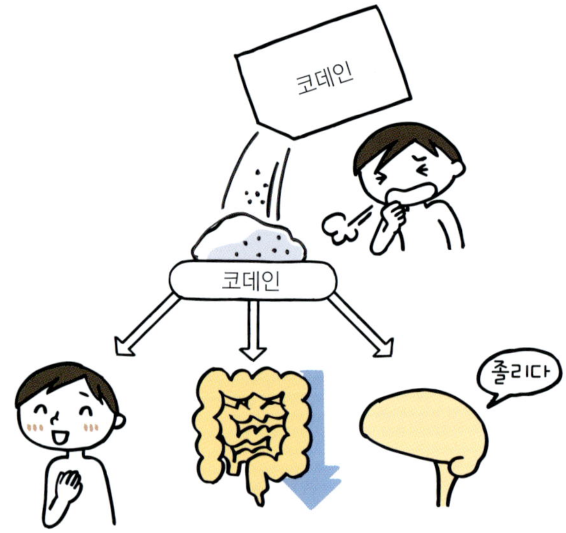

마약성 기침약

코데인 등의 마약은 뇌에 작용하여 기침을 강력하게 억제하지만, 동시에 뇌 전체의 활성이나 장의 움직임도 억제한다. 따라서 마약성 기침약의 부작용으로 졸음이나 변비가 발생한다.

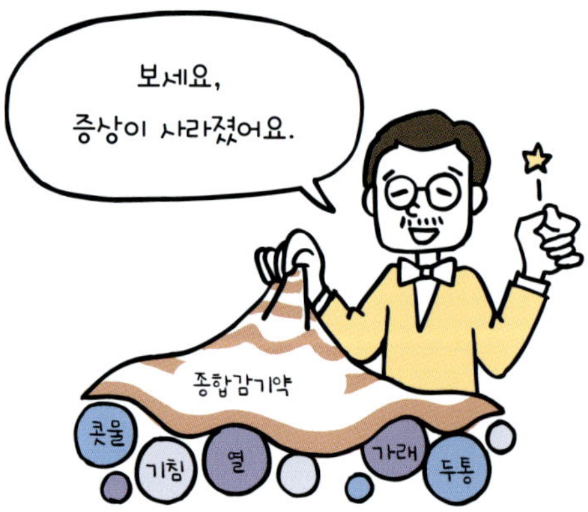

종합감기약

종합감기약은 감기 자체를 치료하는 것이 아니라, 단순히 기침, 가래, 콧물, 열, 두통 등 감기 증상을 가라앉히는 역할을 한다.

감기약(진해제)과 종합감기약

- **마약성 기침약:** 코데인(인산코데인)
- **비마약성 기침약:** MEDICON®, HUSTAZOL®, Flaveric®
- **종합감기약:** PL
- **감기에 대한 한방약:** 갈근탕, 소시호탕

기침을 억제하려면 뇌의 기침 중추신경을 억제한다.

기침의 발생 메카니즘은 인두와 기관·기관지 등의 기도가 자극되어, 그 자극이 뇌에 전달되어, 뇌의 기침 중추신경이 기침하라는 명령을 내림으로써 발생한다.

▶ **뇌의 기침 중추신경을 억제하는 약을 중추성 기침약이라고 한다.**

대표적인 기침약은 코데인이다.

코데인은 모르핀과 같은 계통의 마약이다(→p.163). 기침약으로서의 코데인은 코데인인산염수화물이며 속칭 인산코데인이라고 한다.

▶ **마약은 강력한 중추성 기침약이다.**

코데인은 장관 운동도 억제하므로 큰 부작용으로 변비가 있다. 코데인은 설사약으로도 사용한다(→p.110). 따라서 출혈대장염 같은 중증의 장염이 있을 때는 사용을 금한다.

▶ **코데인은 뇌 전체의 작용도 억제하므로 졸음이나 호흡 억제 등이 나타난다.**

중증 호흡기 질환이 있을 때는 사용을 금지한다.

▶ **코데인은 마약이지만, 1%산은 비마약으로 취급된다.**

1%산이란 100배로 희석한 분말이다. 이것은 일본의 법률로※, 1%산이라도 코데인은 해외여행에는 가져가지 않는 것이 좋다.

비마약성 중추성 기침약도 있다.

▶ **비마약성 중추성 기침약은 마약성 기침약보다 효과는 약하지만, 부작용도 적다.**

기침은 가래나 이물질 배출을 위한 생리적 반응이므로, 기침을 억지로 멈추게 하는 병태에 따라 반드시 좋은 것은 아니다.

▶ **기도의 자극을 줄여도 기침은 억제할 수 있다.**

이것도 기침을 억제하는 데 효과적인 방법이다. 거담제나 기관지확장제도 가래에 의한 기도의 자극을 줄여 결과적으로 기침을 가라앉힌다.

▶ **약의 부작용으로 기침이 발생할 수 있다.**

ACE억제제(→p.79)에 의한 기침이 대표적이다. 이 경우 기침만 있고 가래는 동반되지 않는다.

종합감기약은 기침, 가래, 콧물, 열, 두통 등을 억제한다.

앞서 언급한 증상들은 감기의 대표적인 증상에 해당한다.

▶ **종합감기약은 감기 자체를 치료하는 것은 아니다.**

감기의 대부분은 바이러스에 의한 감염병이다. 이 원인바이러스에는 매우 많은 종류가 있다. 이 감기바이러스 자체를 없애는 약은 없다. 감기 환자에게 항균제를 투여하는 것은 효과가 매우 적다. 또한, 항인플루엔자 항바이러스제는 p.190 참조.

▶ **종합감기약은 여러 약제를 혼합한 약이다.**

감기 증상은 기침, 가래, 콧물, 열, 두통 등이므로 기침을 멈추고, 분비액을 줄이고(가래나 콧물을 줄인다), 열을 내리고, 두통을 완화하는 것이 감기의 증상 완화 치료이다. 종합감기약은 증상을 완화하는 것이 목적일 뿐 감기 자체의 치유는 기대할 수 없다.

역자주 ※ 한국에서도 법적으로 규제되는 약물로 의사 처방 필요

Coffee Break

감기와 항균제

대부분의 일반 감기는 바이러스가 원인이다. 세균감염이 아니므로 일반 항균제는 효과가 약하다. 즉 감기에 걸렸을 때 항균제를 사용해도 감기가 낫지 않는다.

알칼로이드

알칼로이드란 식물(버섯이나 세균도 포함)에 포함된 생체 활성물질로, 물에 녹으면 알칼리성을 나타내는 화합물의 총칭. 에페드린(마황), 아트로핀(가지과 식물), 니코틴(담배), 에르고타민(맥각), 강심 배당체(디지탈리스), 레세르핀(인도사목), 마약류(양귀비, 코카인, 대마 등), 빈크리스틴(협죽도과 식물), 파클리탁셀(주목) 등 매우 종류가 다양하다.

테오필린과 아미노필린

잔틴은 퓨린염기의 일종으로 그 유도체로 테오필린, 테오브로민, 카페인 등이 있다. 모두 기관지확장·중추신경 흥분·강심·이뇨·관상 혈관확장 작용 등이 있다. 이 중 테오필린은 강한 기관지확장 작용이 있어 기관지천식 치료에 이용된다.
아미노필린은 테오필린의 화합물로, 체내에서 테오필린으로 변화한다. 아미노필린의 상품명은 Neophyllin®이다. 즉 아미노필린=테오필린=Neophyllin®으로 생각해도 된다. 테오필린을 급속히 정맥주사하면 부정맥이나 쇼크를 일으킬 수 있으므로 혈중농도가 과도하게 상승하지 않도록 충분히 주의해야 한다. 또한, 테오브로민과 카페인은 카카오콩(즉 초콜릿과 코코아)에 포함되어 있다.

문제

호흡기계 작용제로 올바른 설명은?

a. 기관지확장제 __________ 테오필린
b. 거담제 ______________ 프레드니솔론
c. 기침약 ______________ 카페인
d. 결핵약 ______________ 리팜피신

1. a, b   2. a, d   3. b, c   4. c, d

해설 a. 맞다. b. 프레드니솔론(스테로이드제)에는 거담 작용은 없다. c. 카페인은 테오필린과 매우 유사한 화학 구조를 가지고 있지만, 진해 작용은 없다. d. 맞다. **정답** [2]

PART

9

소화기

1. 위액 분비의 구조
2. 소화성 궤양 치료제
3. 위보호제 · 소화제, 구토억제제
4. 설사약(완하제)
5. 지사제
6. 간질환
7. 기타 소화성 질환

1 위액 분비의 구조

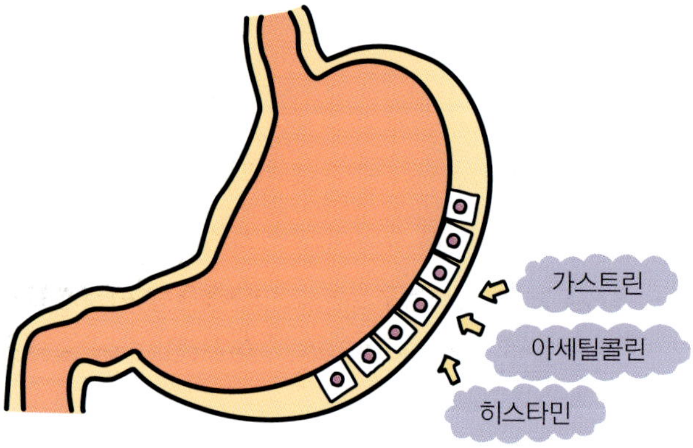

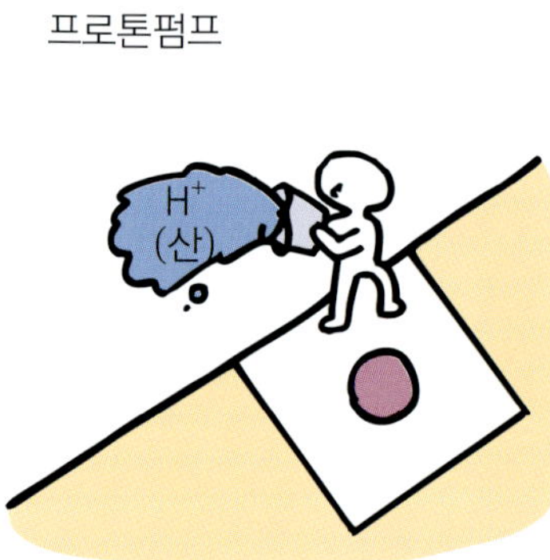

위산 분비 자극인자와 프로톤펌프

위산은 위의 기저샘 세포 중의 위벽세포에서 분비된다. 위산 분비를 촉진하는 것으로 히스타민, 아세틸콜린, 가스트린이 있다. 위산 분비세포는 이들의 자극을 받아 세포 속의 양성자(H^+ 즉 산)를 세포속에서 세포바깥(위의 내강으로)로 배출한다. 이 양성자분비 일을 하는 단백질이 프로톤펌프(양성자펌프, proton pump)이다.

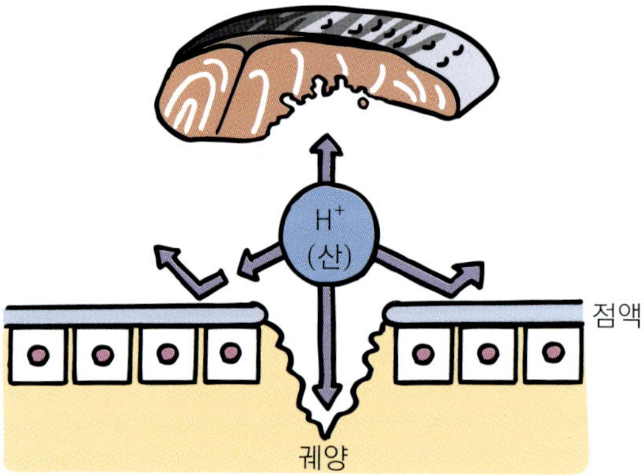

위의 내강에 분비된 산은 음식물을 녹인다. 위 자체는 표면에 점액을 갖고 있어, 자신의 위산으로는 소화되지 않는다. 자기 위가 소화되어 녹은 것이 궤양이다.

토혈과 하혈

가벼운 위궤양에서는 그 구멍이 얕지만, 중증에서는 구멍이 깊어 위 바깥쪽까지 관통하기도 한다. 또한, 운이 나빠 굵은 혈관이 존재하는 곳에 위궤양의 구멍이 생기면 대출혈을 일으킨다. 위 내에 출혈하여 그 피를 토하는 것을 토혈이라고 한다. 또한, 소화관 내로 출혈한 혈액은 그 출혈 부위와 상관없이 결국 항문으로 나오는데, 이것이 하혈이다. 또한, 폐에서 나온 피를 토하는 것은 객혈이며, 토혈과는 구별한다.

위액에는 위산, 펩신, 점액이 포함되어 있다.

▶ **위산과 펩신은 위의 공격 인자이다.**

위산과 펩신은 음식물을 소화하고, 동시에 위 자체도 소화하려고 한다. 펩신은 산성 상태에서 효과를 발휘한다. 즉 위산이 없는 상태에서는 펩신이 작용할 수 없다.

▶ **점액은 위의 방어 인자이다.**

점액은 위의 내벽을 보호한다. 음식물만 소화되고 위가 소화되지 않는 것은 위가 점액을 분비하여 위 표면에 장벽을 쳐서, 위 내벽을 보호하고 있기 때문이다.

위궤양이란 위 자체가 소화되어 위에 구멍이 생기는 것이다.

미란은 구멍이 뚫릴 정도로 심하지 않고, 위 점막 표면이 헐고 염증이 생긴 상태이다.

▶ **위액의 공격 인자와 방어 인자의 균형이 깨지면 위궤양이 된다.**

공격 인자가 너무 강하거나, 방어 인자가 너무 약하면 위 자체가 소화되어 위궤양이 된다.

▶ **십이지장에 구멍이 생긴 것을 십이지장궤양이라고 한다.**

위궤양과 십이지장궤양은 원인과 치료법도 기본적으로 같다고 보면 된다. 사람에 따라 구멍이 생기는 곳이 위이기도, 십이지장이기도 하다. 식후에 복통이 완화되는 것이 십이지장궤양의 특징이다.

위·십이지장궤양은 위산의 과다 분비나 방어 인자의 저하가 원인이다.

위산은 대표적인 공격 인자이다. 위·십이지장궤양의 원인으로 **위산의 과다 분비**가 가장 많다. 펩신 과다 분비나 점액의 분비 부족도 원인이 되지만, 위산이 더 중요하다.

▶ **위산이란 양성자(H^+)를 말한다.**

산은 H^+이며, H^+는 양성자라고도 한다. 위산 분비와 양성자 분비는 같은 의미이다.

히스타민, 아세틸콜린, 가스트린은 위산 분비촉진 물질이다.

히스타민은 위액 분비세포 근처의 세포에서 분비된다. 아세틸콜린은 부교감신경에서 분비된다. 가스트린은 위 유문부에서 분비되는 호르몬이다.

▶ **위산 분비를 억제하기 위해서는 히스타민 효과 억제, 아세틸콜린 효과 억제, 가스트린 효과 억제, 등의 방법이 있다.**

이 중에서는 **히스타민 억제**가 효과가 가장 강하다. 아세틸콜린의 효과를 억제하기 위해서는 부교감신경에서의 분비를 억제하는 방법과 분비된 아세틸콜린의 수용체로의 결합을 억제하는 방법이 있다. 이 아세틸콜린 수용체는 무스카린 수용체이다.

▶ **위산 분비에 대한 히스타민의 효과는 H_2수용체를 통해 이루어진다.**

히스타민의 수용체에는 H_1수용체와 H_2수용체가 있다. 알레르기나 신경에 관여하는 히스타민수용체는 H_1수용체이고, 위는 H_2수용체이다.

프로톤펌프의 작용을 억제함으로써 위산 분비는 억제된다.

▶ **위산 분비를 실제로 수행하는 단백질이 위산 분비세포에 있는 프로톤펌프이다.**

위산과 양성자※는 같은 의미이다. 위산 분비세포(벽세포)에서는 세포막 위에 있는 프로톤펌프라는 단백질이 세포 내의 양성자를 세포 밖으로 배출한다. 프로톤펌프는 중요한 용어이므로 기억해 두자.

역자주 ※ 양성자 = 프로톤

2 소화성 궤양 치료제

소화성 궤양 치료제 세 종류

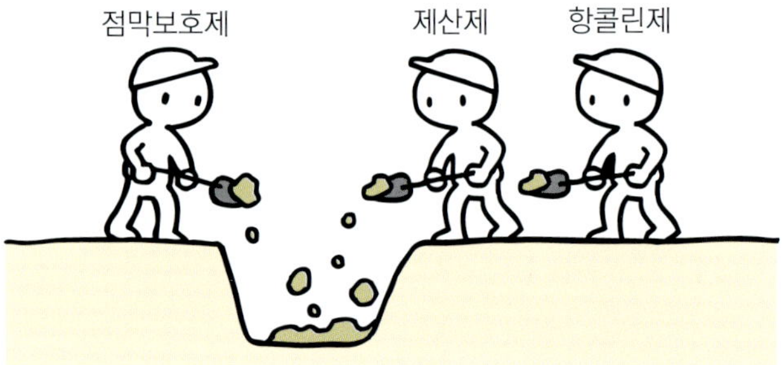

항콜린제, 제산제, 점막보호제는 궤양 치료제로 사용되지만, 그 효과는 미미하다.

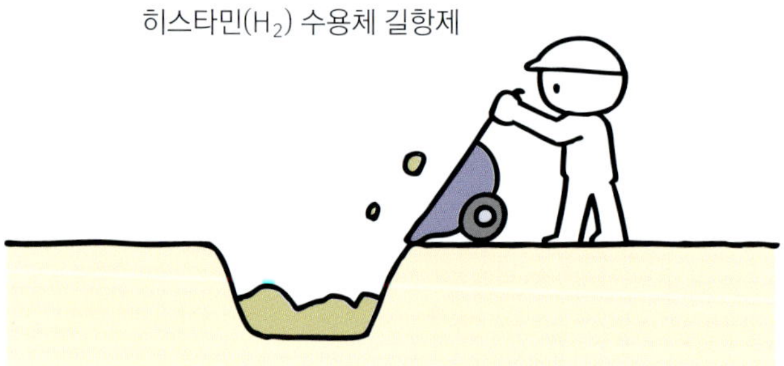

히스타민(H_2)수용체 길항제는 강력한 궤양 치료제이다.
H_2수용체의 H는 히스타민(→p.28)을 의미한다.

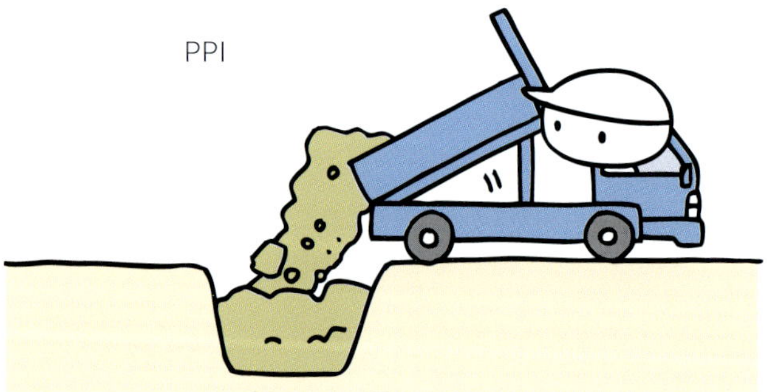

프로톤펌프억제제(PPI)는 더욱 강력한 궤양 치료제이다.

항궤양제

- **프로톤펌프억제제(PPI):** 오메프라졸(OMEPRAL®), Takepron®, 파리에트®, Takecab®
- **H_2수용체 길항제:** 시메티딘(타가메트®), 가스터®
- **항콜린제:** 스코폴라민(부스코판®)
- **무스카린 수용체 길항제:** 피렌제핀, IQUIZIUM
- **프로스타글란딘:** PGE_1유도체(미소프로스톨, 싸이토텍®)
- **제산제:** 탄산수소나트륨, 수산화알루미늄겔
- **기타 합성제:** 셀벡스®, 레바미피드(무코스타®), MARZULENE®S, 울굿®, 아루사루민®, Solcoseryl®, Kolantyl®, 카베진코와®, Alloid®G

항궤양제에는 공격 인자 억제제와 방어 인자 증강제가 있다.

공격 인자가 너무 강해도, 방어 인자가 너무 약해도 궤양이 생긴다.

▶ 공격 인자 억제제에는 위산 분비억제제와 제산제가 있다.

공격 인자란 한 마디로 위산을 말한다. 위산분비억제제는 위산이 분비되지 않도록 하고, 제산제는 분비된 위산을 중화시키는 것이다.

▶ 방어 인자 증강제란 점막을 보호하고 회복시키는 약이다.

방어 인자 증강제에는 프로스타글란딘 제제, 점막보호제 등이 있으며 조직 회복, 점액 분비촉진, 혈류 개선 등을 한다.

프로톤펌프억제제(PPI)와 H_2수용체 길항제는 대표적인 위산 분비억제제이다.

둘 다 매우 강력한 위산 분비억제 작용을 한다. 위·십이지장궤양의 수술 건수는 H_2수용체 길항제가 실제 임상에서 사용되기 시작하면서 약 절반으로 줄었고, 더 나아가 프로톤펌프억제제(PPI)의 등장으로 10% 이하로 급감했다. 둘 다 그만큼 효과적인 항궤양제이다.

항콜린제도 위산 분비억제제로 사용한다.

부교감신경에서는 아세틸콜린이 분비된다.

▶ 항궤양제 중에서 부교감신경 작용을 억제하는 약을 항콜린제라고 한다.

위산 분비억제 효과는 PPI나 H_2수용체 길항제보다 다소 떨어진다. 오랜 역사가 있지만, 최근에는 점차 사용되지 않고 있다.

▶ 무스카린 수용체 길항제도 항궤양제로 사용된다.

부교감신경에서 분비된 아세틸콜린은 무스카린 수용체를 통해 위산을 분비한다. 무스카린 수용체 길항제는 항콜린제와 같은 종류의 약이라고 생각해도 된다.

▶ 제산제는 분비된 위산을 위 내에서 중화시키는 것이다.

제산제는 탄산수소나트륨으로 대표되는 약알칼리성 물질이다. 탄산수소나트륨($NaHCO_3$)은 탄산수소나트륨이나 중탄산나트륨이라고도 한다. 제산제에는 탄산수소나트륨 외에 알루미늄이나 마그네슘 화합물 등이 있다.

위궤양에는 헬리코박터파일로리가 관여하고 있다.

헬리코박터파일로리는 위에 살고 있으며, 이 균의 존재가 위궤양의 발병과 매우 깊은 관련이 있는 것으로 밝혀졌다.

▶ 헬리코박터파일로리의 제균은 위궤양의 새로운 치료법이다.

헬리코박터파일로리를 죽이는 항균제 투여가 위궤양 치료법으로 확립되고 있다. 성인의 절반 이상이 이 균에 감염되어 있다.※

스테로이드제와 비스테로이드성 소염제(NSAIDs)로 위궤양이 발생한다.

▶ 스테로이드제와 비스테로이드성 소염제의 대표적인 부작용이 위궤양이다.

이 약들을 사용할 때는 항상 위궤양을 주의해야 한다.

역자주 ※ 국내 현황: 성인의 약 60%에 이름(감염률)

3 위보호제·소화제, 구토억제제

구토억제제

구역질이 나는 것을 메스꺼움이나 구역, 토하는 것을 구토라고 한다. 메스꺼움·구토의 원인으로는 소화기나 내이의 이상, 불쾌한 기분, 뇌의 기질적 이상, 항암제 등이 있다. 이처럼 메스꺼움·구토의 원인에는 여러 종류가 있으므로 그 원인에 따른 약이 사용된다. 구토는 연수에 있는 구토중추가 자극받아 일어난다. 그 신경전달물질로는 세로토닌이 관여하고 있다.

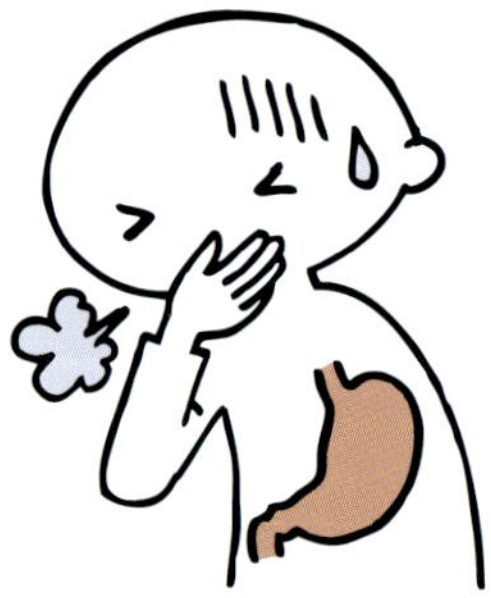

말초성 · 중추성 구토억제제

말초에서는 위의 감각마비, 부교감신경차단, 위장 기능 촉진 등, 중추에서는 구토중추 억제가 구토를 가라앉히는 데에 효과가 있다.

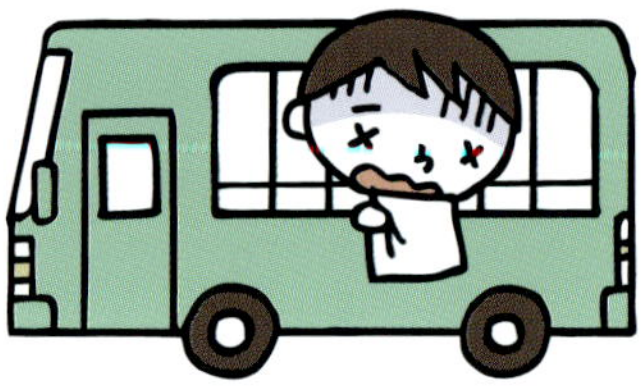

중추성 구토억제제

항불안제 등은 구토중추를 억제한다. 멀미로 인한 메스꺼움을 멈추게 한다.

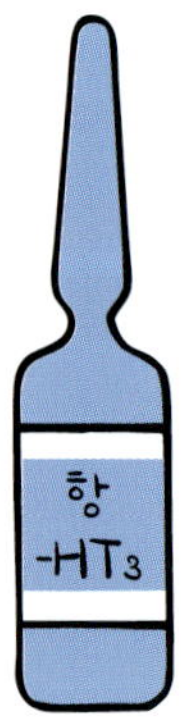

세로토닌 수용체 길항제

구토중추에 작용하여 항암제에 의한 메스꺼움을 멈추게 한다. 작용은 매우 강력하다.

위보호·소화제

- **소화관 운동 항진제:** Primperan®, Nauzelin®, 설피리드(Dogmatyl®), CEREKINON®, 5-HT_4수용체 작용제(모사프리드, 가스모틴®)
- **소화효소제:** 녹말분해효소, 판크레아틴
- **종합위보호제:** S·M

구토억제제

- **말초성 구토억제제:** Strocain®, 부틸스코폴라민(부스코판®), 가스모틴®, CEREKINON®
- **중추성 구토억제제:** Primperan®, Nauzelin®
- **진동병약:** Travelmin®
- **5-HT_3수용체 길항제:** 그라니세트론(카이트릴®), 온단세트론, 아자세트론, 라모세트론
- **NK_1수용체 길항제:** 아프레피턴트(에멘드®), PROEMEND®

속이 더부룩한 느낌은 위의 운동능력과 소화능력의 저하 때문이다.

위의 기능 저하가 있으면 속이 더부룩하고, 위가 무겁고, 식욕부진 등의 증상이 나타난다.

▸ 위보호제 · 소화제는 위의 기능을 돕는 약이다.

속이 더부룩한 느낌은 기능 저하이며, 위궤양은 위의 기능항진. 두 원인은 정반대이다.

▸ 위의 운동은 부교감신경에 의해 항진한다.

위의 운동은 아세틸콜린 계통의 약물로 직접 활성화할 수 있지만, 위의 신경에 선택적으로 작용하여 아세틸콜린을 분비시키면 효과는 같다. 임상적으로는 후자 방식 쪽이 부작용도 적고 유효성도 높다. 이 약이 세로토닌 수용체 자극제이다. 이 경우의 수용체는 5-HT_4수용체이지만, 거기까지는 기억하지 않아도 된다. 5-HT는 세로토닌을 뜻한다.

위액 분비저하에는 소화효소를 투여한다.

위의 소화능력 저하란 위의 운동저하와 위액 분비저하를 말한다.

▸ 췌장액 분비저하에도 소화효소를 투여한다.

위액 분비저하나 췌장액 분비저하 등에 의한 소화불량에는 소화효소제가 효과적이다. 또한, 종합 위보호제로 소화효소나 위운동 항진제 등의 여러 성분을 혼합한 것도 있다.

메스꺼움은 뇌의 구토중추 흥분으로 발생한다.

메스껍거나 구역질하는 것을 메스꺼움(구역), 토하는 것을 구토라고 한다.

▸ 구토억제제는 뇌의 구토중추를 억제한다.

Primperan®이나 Nauzelin®은 구토중추를 억제하여 항구토 작용을 발현한다. 이 메카니즘은 잘 알려지지 않았다. 이 약들은 항구토 작용이 유명하지만, 본래는 소화관 운동 항진제이다.

▸ 위보호 · 소화제에는 항구토 작용도 있다.

말초성 구토억제제이며, 소화관으로부터의 구토 자극을 억제한다.

▸ 세로토닌 수용체 길항제는 강력한 항구토 작용을 한다.

메스꺼움이나 구토에는 세로토닌이 관여하며, 그 수용체는 세로토닌의 5-HT_3수용체이다. 뉴로키닌 1(NK_1) 수용체 길항제도 거의 유사한 작용을 한다.

▸ 세로토닌 수용체 길항제는 항암제의 메스꺼움에 매우 효과가 있다.

세로토닌 수용체 길항제와 항암제의 관계는 p.196 참조.

▸ 항불안제도 구토중추를 억제하여 메스꺼움을 억제한다.

특히 멀미(진동병)에 많이 사용된다. 이 경우 메스꺼움의 유래는 소화기 이상이 아닌, 평형감각 이상이다.

맬로리-바이스증후군

과음 등으로 구토를 반복하면 식도와 위의 연결부위가 끊어져 출혈을 일으킬 수 있다. 이것을 맬로리-바이스증후군이라고 하며, 토혈의 원인 중 하나이다. 과음하지 않도록 주의한다.

5 지사제

설사의 종류

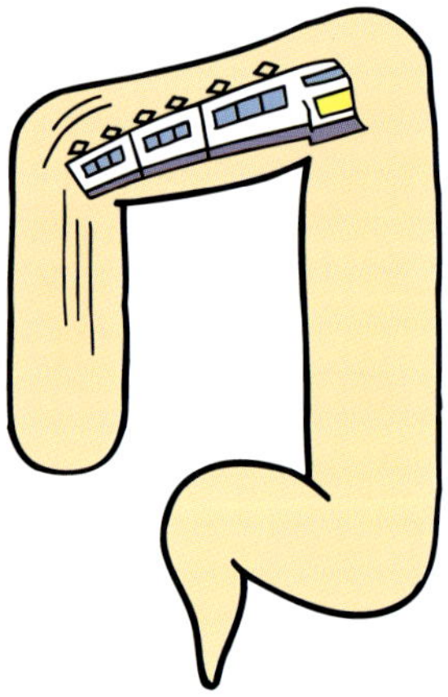

장 내용물이 너무 빨리 통과하는 경우. 아직 수분을 흡수하기 전에 배출하기 때문에 설사하게 된다.

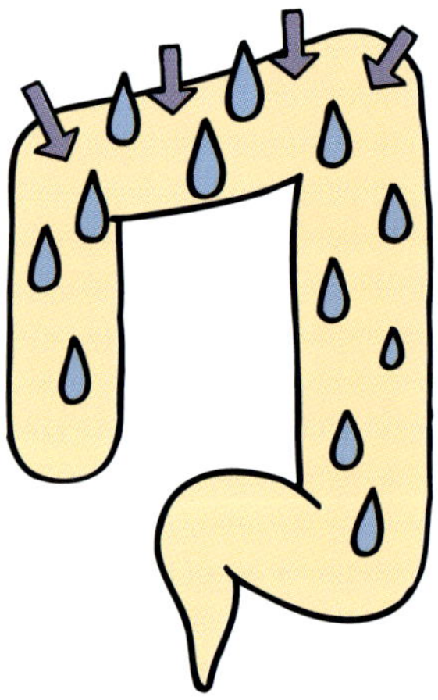

장내 수분이 과잉된 경우. 장 내용물의 수분 함량이 많아져서 설사하게 된다.

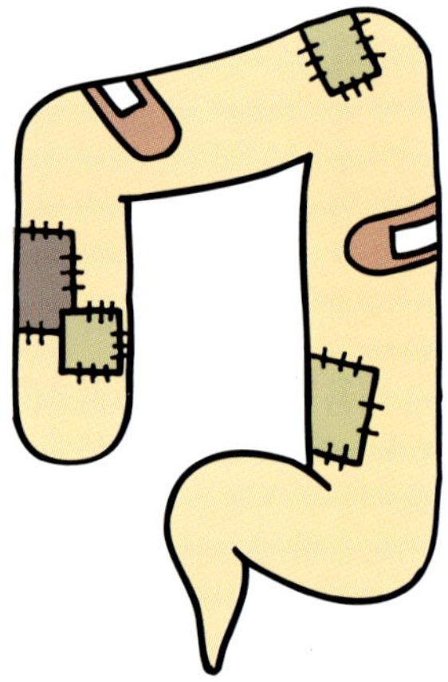

장의 특수 질환에 의한 경우. 궤양성 대장염이나 크론병 등은 설사를 유발한다.

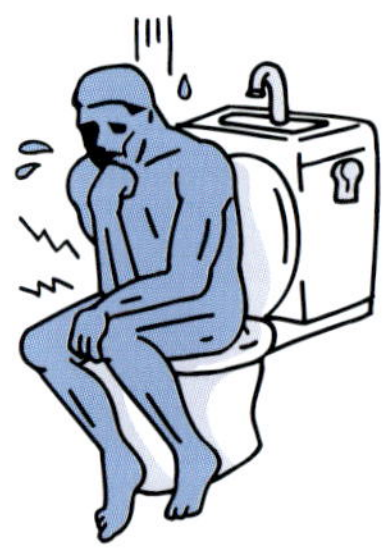

설사는 멈추게 해야만 하는가?

일반적으로 설사는 하지 않는 편이 좋지만, 설사를 반드시 멈추게 해야 하는 것은 아니다. 예를 들면 세균성 설사에서는 설사가 세균이나 독소류를 빨리 체외로 배설하려는 정상적인 생체 반응일 수 있다. 이러한 경우에는 무작정 설사를 멈추게 하지 않는 편이 좋다. 즉 설사에서는 원인의 진단과 제거가 우선되어야 하며, 안이한 지사제의 투여는 좋지 않다. 설사 치료의 기본은 '원인 제거'이다.

지사제(설사약)

- **마취:** 인산코데인
- **장운동 억제제:** LOPEMIN®
- **항콜린제:** Trancolon®
- **생균 제제:** 비피더스균제(Biofermin®, LAC-B®), 뷰티르산균제(미야BM®, BIO-THREE®)
- **수렴제:** 타닌산알부민, 옥시질산비스무트
- **과민성 대장증후군 치료제:** 폴리카르보필칼슘(Colonel®, Polyful®), 라모세트론(이리보®)
- **궤양성 대장염 치료제:** Salazosulfapyridine(설파살라진, Salazopyrin®), 메살라진(펜타사®), CAROGRA®, 항체(베돌리주맙, Entyvio®)

장 내용물의 배설이 빨라지면 설사가 된다.

- **설사는 대변 속 수분이 증가한 상태이다.**

설사의 정의에는 배변 횟수는 고려하지 않는다.

- **부교감신경이 너무 긴장하면 설사가 된다.**

신경성 설사이다. 부교감신경 흥분으로 장의 연동운동이 증가한다. 장의 연동운동이 증가하면, 장 내용물은 빨리 배설된다. 원래 장 내용물은 대장에서 수분이 흡수되어 고형의 변이 된다. 그러나 수분 흡수 시간이 짧아지면 수분을 다량 함유한 채로 나온다.

- **장의 연동운동이 심하면 복통을 동반한다.**

- **정신적인 원인으로도 설사가 된다.**

장 자체에는 이상이 없더라도 고민 등으로 자율신경 기능이 저하되고, 그 결과 설사가 발생한다. 설사와 변비를 반복하기도 한다.

장내의 수분이 많아지면 설사가 된다.

크게 다음 세 가지 경우가 있다. 연동운동의 항진도 동반되는 경우가 많다.

- **소화불량이나 흡수가 저해되면 설사가 된다.**

흡수되지 못한 음식물 찌꺼기로 인해 장내의 삼투압이 높아져 장내 수분이 많아진다. 현미나 우유 등 소화가 잘 안되는 음식물이나 마그네슘(Mg)염 등의 완하제를 과다 복용한 경우이다. 만성췌장염 등에서도 췌장에서의 소화액 분비가 저하되어 소화불량성 설사를 일으킨다.

- **병원균에 의해 설사가 된다.**

이질이나 콜레라가 대표적으로 식중독도 여기에 포함된다. 항균제에 의해 장내에 원래 서식해야 할 세균의 종류나 수가 변화하여 설사를 일으킬 수도 있다.

- **장의 특수한 염증으로도 설사가 된다.**

궤양성 대장염이나 크론병이 대표적이다.

장운동을 억제하면 설사가 멈추게 된다.

설사를 멈추게 하는 약을 지사제라고 한다.

- **마약은 가장 강력한 장 연동 억제제이다.**

인산코데인이 대표적이다. LOPEMIN®은 마약과는 전혀 관련 없는 약제이지만 코데인과 매우 유사한 메카니즘으로 장 연동을 강력하게 억제한다.

- **부교감신경차단제(항콜린제)는 장의 연동운동과 장액 분비를 억제한다.**

특히 대장에 강력하게 작용하는 약제가 흔히 사용된다. 항콜린제는 복통도 동시에 억제한다.

유산균 제제는 정장약이다.

장내에 원래 서식해서는 안 되는 세균을 퇴치하는 데 유산균이나 뷰티르산균 투여가 효과적이다. 유산균이나 뷰티르산균 제제는 큰 부작용이 없고, 매우 사용하기 쉬운 약이다.

- **병원성 세균에는 항균제를 사용한다.**

항균제를 너무 많이 쓰면, 정상 세균까지 죽일 수도 있다(→p.191).

- **중증 장염에서는 금식이 기본이다.**

우선 장의 안정을 유지한다. 궤양성 대장염에는 Salazopyrin® 등을 사용한다.

6 간질환

바이러스성 간염의 종류

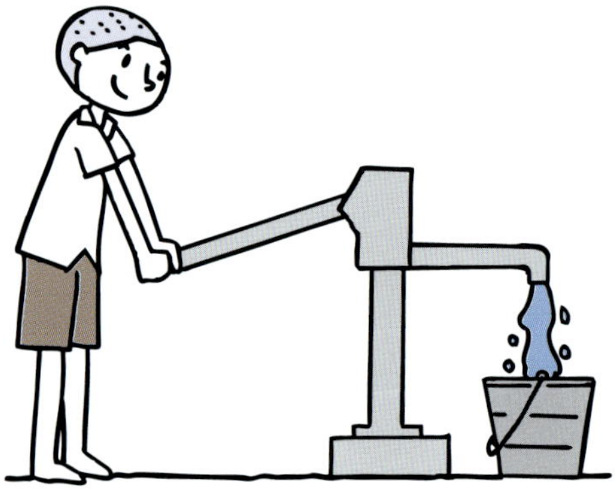

A형간염은 식수나 음식물을 통해 전파된다.

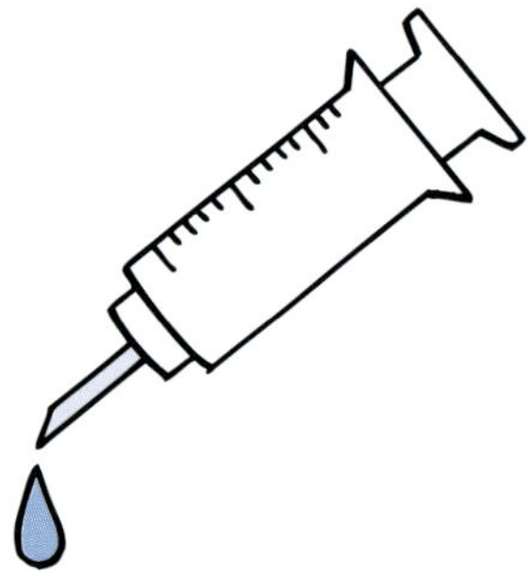

B형간염과 C형간염은 혈액을 통해 전파한다. 수혈, 바늘 찔림 사고, 성관계, 분만 등으로 감염된다.

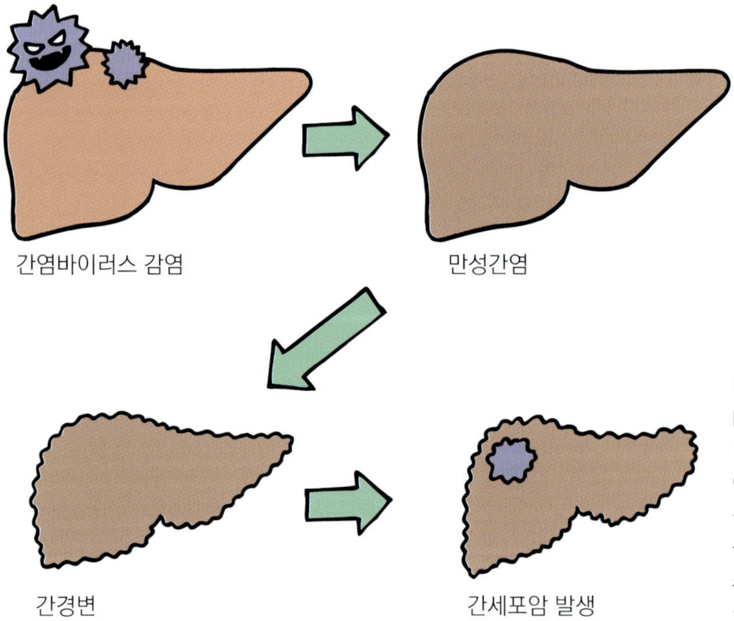

바이러스성 간염의 경과

B형간염바이러스나 C형간염바이러스에 감염되면, 그 후 만성간염이 되거나, 간경변으로 진행되는 경우도 많다. 그리고 간세포암 발생빈도가 매우 높아진다. 바이러스의 종류나 감염 시기에 따라 이 경과는 조금 다르다.

간질환 치료제

- **C형간염 항바이러스제:** 리바비린(REBETOL®), 시메프레빌, 다글라타스빌, 소포스부비르, 합성제(하보니®, Ximency®, 마비렛®)
- **B형간염 항바이러스제:** 라미부딘(LAM), 엔테카비르(ETV; 바라크루드®), 테노포비르(TDF, TAF), 인터페론, PEGASYS®
- **간부전에 의한 의식장애:** 분지아미노산, 락툴로스(MONILAC®)
- **간 보호제:** 글리시리진 제제(강력네오미노화겐씨®), 소시호탕

간염은 간경변으로 진행되는 경우도 많다.

간염은 발병 시기가 모호할 수도 있다. 거의 완전히 치유될 수도 있다.

▶ **간염의 가장 큰 원인은 바이러스이다.**

바이러스성 간염이다. 그 다음으로 많은 것이 **알코올성 간염**이 많다.

▶ **간염이나 간경변에서는 간세포암을 동반하기 쉽다.**

이 간세포암이 사망 원인이 되기 쉽다. 간세포암은 hematoma라고도 한다.

간염바이러스에는 A형, B형, C형이 있다.

그 외에도 D형, E형 등이 있지만, A형, B형, C형 세 종류만 알아두면 된다.

▶ **A형, B형, C형 간염바이러스를 각각 HAV, HBV, HCV라고 한다.**

H는 간염(hepatitis), V는 바이러스(virus)의 약자이다.

▶ **A형간염은 경구감염이다.**

콜레라 등과 같은 감염 경로이다. A형간염은 잘 만성화되지 않는다.

▶ **B형과 C형간염은 혈액을 통해 감염된다.**

결정적인 감염 경로는 수혈이다. 성행위, 병원에서 바늘 찔림 사고로도 감염된다. 모체에서 자식에게도 감염된다.

▶ **B형간염과 C형간염은 만성화되기 쉽다.**

둘의 경과가 조금 다른 점도 있지만, 둘 다 향후 간경변이나 간세포암으로 발전할 확률이 높다.

중증의 간염과 간경변에서는 간부전에 의한 다양한 증상이 나타난다.

간부전은 간 기능이 저하되어 문제가 발생한 상태이다. 매우 중증인 간염을 급성 중증간염이라고 하며, 사망률이 높다.

▶ **간부전에서는 체내에 암모니아가 축적되고 분지아미노산**(가지사슬아미노산, branched chain amino acid)**이 부족해진다.**

암모니아 증가와 분지아미노산(발린, 류신, 아이소류신) 부족은 혼수상태의 원인이 된다. 락툴로스는 장관에서 암모니아 생산이나 흡수를 억제한다.

▶ **변비는 간부전의 큰 적이다.**

변비가 생기면 장내세균이 이상 증식한다. 이 장내세균은 여러 가지 유해물질을 생산하며, 약해진 간은 이들을 해독할 수 없다. 락툴로스는 완하 작용도 있다.

간질환을 직접 치료하는 약은 없다.

간경변에 걸린 간은 원래대로 돌아가지 않는다. 간질환의 궁극적인 치료법은 **간이식**이다.

▶ **C형, B형간염바이러스 퇴치에는 직접 작용형 항바이러스제(DAA제제)가 일반적이다.**

DAA 제제는 바이러스 배제율은 높지만 매우 고가의 경구약이다(예를 들어 하보니® 1정 약 13만 원). C형간염 치료에 인터페론은 그다지 사용되지 않는다.

▶ **간질환에는 간 보호제도 사용한다.**

글리시리진은 간세포에 활력을 되찾게 하는 대표적인 약이다. 그 외 한방약 등 다양한 약이 있지만, 중증에서는 그다지 효과를 기대할 수 없다. 한방약인 소시호탕과 인터페론은 동시에 사용하면 간질성 폐렴을 일으키므로 병용해서는 안 된다.

7 기타 소화성 질환

경장영양제의 영양 성분표*

종류	천연 유동식	반소화형 영양제	반소화형 영양제	소화형 영양제	성분 영양제
명칭	OKUNOS® A	OKUNOS® NT-5	RACOL® NF	Twinline®NF	ELENTAL®
분류	식품	식품	의약품	의약품	의약품
단백질 g/100 kcal	4.9	4.9	4.4	4.1(첨가 아미노산 포함)	4.4(아미노산만)
당질 g/100 kcal	14.1	15.0	15.6	14.7	21.1
지방 g/100 kcal	2.6	2.6	2.2	2.8	0.2
삼투압** mOsm/L	500	400	340	500	760
주원료	우유 계란 엿당 덱스트린 쌀	가루엿 우유단백 대두유 중쇄지방산 올리브유	우유단백 대두단백 덱스트린 설탕 대두유 팜유	펩타이드 트라이펩타이드 아미노산 덱스트린 중쇄지방산	합성 아미노산 덱스트린 대두유

* 모두 개략적인 수치이다.
** 1 kcal/mL의 값을 나타낸다. 등장은 약 300 mOsm/L.

경장영양법은 위와 장에 넣은 관을 통해 음식물을 투여하는 방법이다. 경장영양제는 소화되지 않은 것부터 완전히 소화된 것까지, 그리고 식품부터 약품까지 많은 종류가 있다. 성분영양제의 단점은 고가이고, 삼투압이 높아서 설사를 일으키기 쉽다는 것이다.

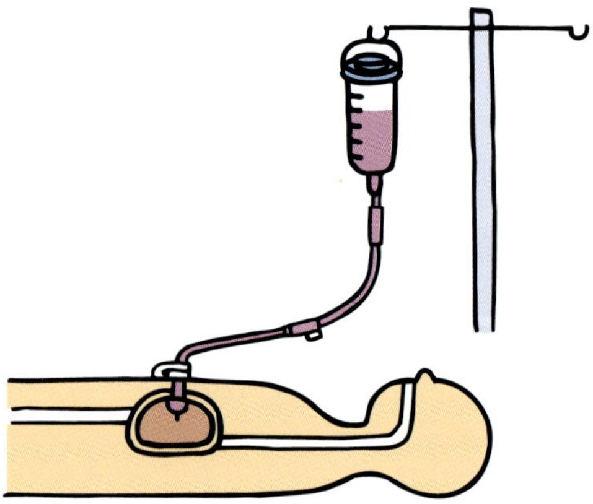

경장영양법

이 그림은 위루*라고 해서 피부를 통해 위에 관을 삽입하는 것이다. 위루는 내시경으로 비교적 쉽게 삽입할 수 있다.

NST(nutrition support team)

NST란 의료기관 내 의사, 간호사, 약사, 영양사, 임상검사기사, 물리치료사, 사무직원으로 구성된 영양(경장·경정맥영양) 치료를 담당하는 팀을 말한다. 여러 직종의 전문가들이 서로 협력하여 더욱 적절하고 효과적인 영양 치료가 가능하도록 한다.

- **아프타성 구내염약:** 아프타치®, DESPA®
- **치질약:** 강력 Posterisan®, Neriproct®
- **식욕억제제:** 마진돌(사노렉스®)
- **경장영양제:** ELENTAL®, Twinline® NF, RACOL® NF

역자주 ※위루(gastronomy)는 위장에 직접 접근하여 영양분을 공급하기 위해 외과적으로 만든 구멍을 의미한다.

아프타성 구내염에는 스테로이드 약물이 효과적이다.

아프타는 구강 등의 점막 부위에 생기는 통증이 있는 깊은 궤양이다. 베체트병(자가면역질환의 일종) 증상도 있다.

항문 주위의 질환에도 스테로이드가 효과적이다.

치질 치료제는 스테로이드를 많이 함유하고 있다.

▸ 치질은 크게 치핵, 치열, 치루로 나뉜다.

치핵은 항문부의 정맥류이다. 치열(항문 균열)은 열항이라고 하고, 항문부가 찢어진 것이다. 치루(항문 누공)는 항문부에 고름주머니(농양)가 생긴 것으로 치루는 수술이 필요한 경우가 많다.

▸ 변비나 설사를 하지 않는 것과 청결을 유지하는 것이 치질 치료의 기본이다.

필요에 따라 변비약이나 설사약을 사용한다.

비만증 치료의 기본은 식사요법과 운동요법이다.

약만으로 살을 빼겠다는 생각은 금물이다.

▸ 비만증이라도 필요한 영양 섭취량은 줄이지 않는다.

식사량을 줄이고 열량 섭취를 줄이더라도 단백질이나 비타민류의 섭취량은 줄지 않도록 주의한다.

▸ 뇌의 식욕중추를 억제하면 식사를 참을 수 있다.

먹고 싶은 욕구는 뇌의 식욕중추의 흥분 때문이다. 고도비만에는 식욕중추억제제를 사용하기도 한다.

경장영양법은 정맥영양법보다 자연스럽다.

경장영양법은 입으로 삼키는 것이 아니라, 위나 장에 관을 삽입하여 음식물을 투여하는 방법이다. 경관영양이나 성분영양이라고도 한다.

▸ 경장영양법은 소화 흡수에 이상이 없는 경우 가장 먼저 고려해야 할 방법이다.

경장영양법은 경정맥영양법보다 생리적인 영양물 투여법으로 간편, 안전, 저비용이다. 정맥영양보다 먼저 적극적으로 고려해야 한다.

▸ 경장영양제는 소화되지 않은 것부터 완전히 소화된 것까지 있다.

경장영양제에는 식품으로 취급되는 것부터 의약품으로 취급되는 것까지 다양한 종류가 시판돼 있다. 가정에서 직접 만들 수도 있다. 소화 기능이 있다면 소화되지 않은 상태의 영양제가 좋다.

▸ 성분영양제에는 완전히 소화되는 것도 있다.

단백질이나 전분이 아닌, 소화가 잘되는 올리고펩타이드(또는 아미노산)나 올리고당(혹은 포도당) 등으로 만들어져 있다. 그만큼 소화 작업이라는 소화기의 부담이 적고, 찌꺼기도 적다.

▸ 성분영양제의 단점은 설사를 일으키기 쉽다는 것이다.

장관 내 삼투압이 높아지기 때문이다. 이 원리는 p.109 참조.

체질량지수(body mass index, BMI)

신장과 체중으로 비만을 판정하는 방법. BMI = 체중(kg)/신장(m)^{2}으로 계산한다. 한국, 일본, 중국 등은 22를 표준, 23부터 과체중, 25 이상을 비만으로 간주하고 있다.

Coffee Break

소화기관과 부교감신경

소화기관은 부교감신경에 의해 활성화한다. 장이 마비되어 있으면 부교감신경을 자극하면 좋다. 예를 들면 수술 후 등에는 장이 마비되어 있어 항콜린에스테라아제(네오스티그민)를 사용하여, 부교감신경 항진 상태로 만들어 장의 운동을 촉진할 수 있다. 프로스타글란딘$F_{2\alpha}$도 직접 장에 작용하여 장의 운동을 활성화한다.

대장 게실

대장벽에 약한 부분이 있으면, 장내 압력으로 조금씩 그 부위가 부풀어 오르고, 결국 툭 튀어나와 돌출되어 부풀어 오른다. 이것을 대장 게실이라고 한다. 그것만으로는 특별히 증상은 없지만, 게실은 염증이 생기기 쉽고 드물게 파열되기도 한다. 전자를 게실염이라고 한다. 후자는 대변이 복강 내에 흩어진 상태가 되어 긴급 수술이 필요하다.

문제

소화기 질환과 치료제의 조합에 대한 설명으로 틀린 것은?

1. 게실염 ______________ 비타민B_{12}
2. C형간염 ______________ 인터페론
3. 위궤양 ______________ H_2수용체차단제
4. 궤양성 대장염 __________ 설파살라진

해설 1. 비타민B_{12}는 거대 적아구성 빈혈 등의 약(→p.57). 2. 맞다(→p.113). 단, 지금은 많이 사용되지 않는다. 3. 맞다(→p.105). 4. 맞다(→p.111). **정답** [1]

문제

소화기계에 관한 설명 중 올바른 설명은?

a. 부교감신경 자극으로 점액성 침 분비가 현저하게 증가한다.
b. 위저선은 위체부에 위치하며, 주세포에서 위액을 분비한다.
c. 췌장액은 탄산수소나트륨 및 많은 효소를 포함한 분비액으로, 총담관에서 십이지장으로 분비된다.
d. 담즙은 간에서 만들어져 담낭에 저장되었다가 십이지장으로 분비된다.

1 (a, b) 2 (a, c) 3 (a, d) 4 (b, c) 5 (b, d) 6 (c, d)

해설 a. 장액성(끈기가 없이 건조한) 침이 분비된다. b. 위저선은 위저부에서 위체부에 걸쳐 분포한다. 주세포는 펩신, 벽세포는 염산을 분비한다. c. 맞다. d. 맞다. **정답** [6]

PART

10

대사

1. 당뇨병
2. 인슐린 제제
3. 경구혈당강하제
4. 통풍 치료제
5. 이상지질혈증 치료제
6. 골다공증약

1 당뇨병

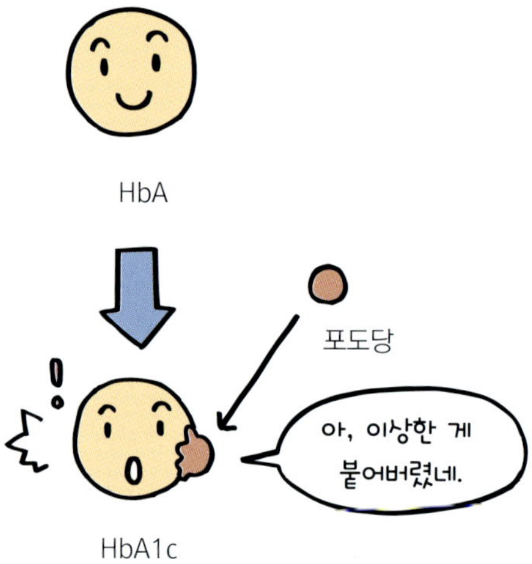

HbA1c

포도당은 화학적 결합력이 풍부하며 HbA에 포도당이 결합한 것이 HbA1c이다.

헤모글로빈은 Hb가 약어이다. 태아는 태반에서 모체의 동맥혈로부터 산소를 받고, 출생 후에는 폐에서 공기로부터 산소를 받는다. 따라서 태아의 헤모글로빈과 출생 후 헤모글로빈은 종류가 다르며, 각각 HbF와 HbA라고 한다. 즉 우리가 일반적으로 갖고 있는 헤모글로빈은 HbA이다(A는 Adult 의미). 또한, 당은 반응성이 높고, 비효소적으로 단백질에 결합해 버리는 성질이 있다. 일단 결합한 당은 더 이상 떨어지지 않는다. 당이 붙은 HbA를 HbA1이라고 하며, 이때 당의 종류는 상관없다. 그중에서 포도당이 붙은 것을 특히 HbA1c라고 한다. 적혈구의 수명은 약 120일이므로, HbA1c는 최근1-2개월 간의 평균 혈당수치 지표가 된다(→p.130).

1형당뇨병과 2형당뇨병

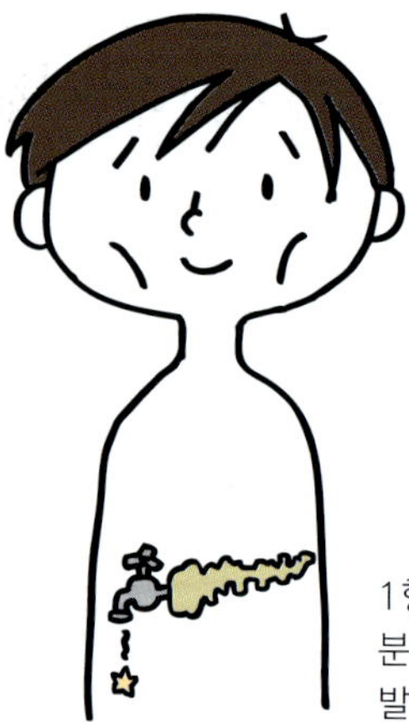

1형당뇨병은 췌장에서의 인슐린 분비가 거의 없다. 젊은 사람에게 발병한다.

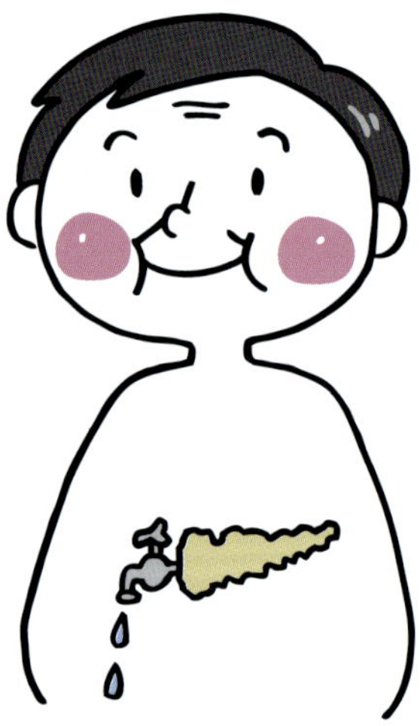

2형당뇨병은 초기에는 인슐린 분비가 유지되고, 오히려 증가하기도 한다. 말기가 되면 분비되지 않게 된다. 중년 이후 비만인 사람에게 발병하는 경우가 많다.

당뇨병은 인슐린 부족으로 인해 혈당수치가 상승하는 질환이다.

혈당수치란 혈중 포도당 농도를 말한다. 정상수치는 약 100 mg/dL이다. 인슐린은 췌장의 랑게르한스섬의 B세포(β세포라고도 함)에서 분비되는 단백질의 호르몬으로, 혈당수치를 낮추는 역할을 한다. 혈당수치를 낮추는 주요 메카니즘은 세포에서의 당 소비를 촉진시키는 것이다. 당뇨병은 DM(Diabetes Mellitus)으로 약칭한다.

▸ 혈당수치는 높거나 낮으면 안 된다.

혈당수치는 높거나 낮으면 뇌신경과 혈관, 신장, 망막 등에 장애를 초래한다. 이것이 당뇨병의 합병증이다.

▸ 혈당수치는 식후에 상승하기 쉽다.

소화관 내 당이 흡수되면 혈당수치가 상승한다. 정상인의 상태에서는 혈당수치가 상승하면 인슐린이 분비되고, 자동으로 혈당수치를 일정 범위 내로 유지한다.

▸ 당뇨병 환자에서는 혈당수치를 일정 범위 내로 조절하기 위해 도움이 필요하다.

당뇨병 치료의 기본은 식사, 운동, 약물이다. 혈당 조절은 공복혈당, 식후 혈당, HbA1c수치 등을 참고하여 시행한다. HbA1c 수치는 평균혈당수치를 반영한다.

당뇨병에는 1형과 2형이 있다.

1형, 2형 이외의 유형도 있지만, 초보자는 그렇게까지 외우지 않아도 된다. 일본인의 경우 전체 당뇨병의 90% 이상은 2형당뇨병이다.※

▸ 1형당뇨병은 인슐린의 양이 절대적으로 부족한 상태이다.

이전에는 청소년당뇨병 또는 인슐린의존당뇨병(IDDM)이라고 했으며, 젊은 사람들에게 갑자기 발병하는 경우가 많다. 치료는 인슐린 주사가 필수이다. 바이러스나 면역 등이 원인으로 추정되며, 비만과는 관련 없는 것으로 알려져 있다.

▸ 2형당뇨병은 인슐린 작용이 상대적으로 부족한 상태이다.

이전에는 인슐린비의존당뇨병(NIDDM)이라고 불렸으며, 중년 이후 비만인 사람이 발병하기 쉽다. 경증은 인슐린이 필요하지 않지만, 중증은 인슐린이 필요하다.

▸ 비만이나 운동 부족이 있으면 인슐린의 혈당 저하 작용은 약해진다.

비만이나 운동 부족이 있으면 인슐린의 효과가 작아진다. 이것을 **인슐린저항성**이라고 한다. 2형당뇨병의 본체는 인슐린 부족과 이 인슐린저항성이다.

망막증, 신장병, 신경장애는 대표적인 당뇨병의 세 가지 합병증이다.

이것들을 **당뇨병성 망막병증**, **당뇨병성 신장병**, **당뇨병성 신경장애**라고 한다. 우선 이 세 가지를 기억하자.

▸ 혈당조절이 부족하면 혈관 장애나 신경장애 등의 합병증을 일으킨다.

바로 증상은 나타나지 않지만 수년~수십 년 후에는 실명, 신부전, 다리 절단, 감각 저하 등 여러 가지 장애가 나타나 환자의 삶의 질(QOL)을 현저하게 저하시킨다. 이 당뇨병 합병증의 약물요법도 행해지고 있다.

역자주 ※ 2021년 기준, 한국 전체 당뇨병 환자수: 약 468만 명(이 중 대부분이 2형당뇨병). 1형당뇨병 환자는 약 51,000명으로 전체의 약 2.1%

2 인슐린 제제

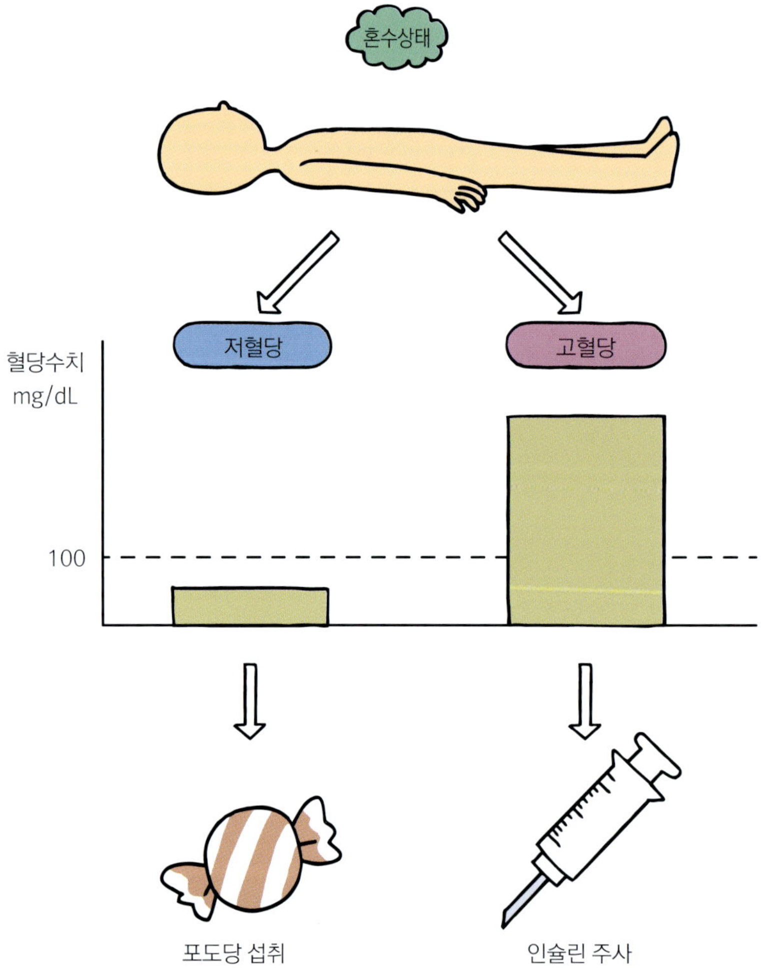

혈당수치가 너무 낮거나 너무 높으면 의식을 잃는다. 당뇨병 환자의 혼수상태에는 저혈당성과 고혈당성이 있으며, 치료 방법은 정반대이다. 저혈당혼수 상태에는 포도당이 필요하며, 고혈당혼수 상태에는 인슐린을 투여한다.

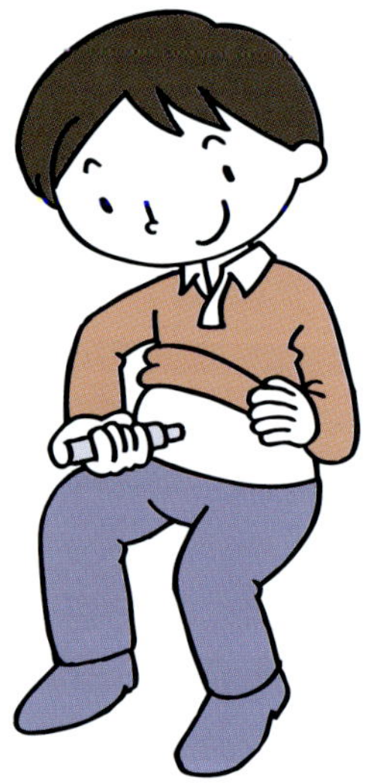

인슐린의 자가주사

일상적인 인슐린 주사는 스스로 한다. 주사부위는 하복부나 대퇴부 등에 주사한다. 같은 장소는 사용하지 말고 매번 부위를 바꿔가며 주사하는 것이 중요하다.

인슐린 제제

- **초속효형:** NovoRapid®, 휴마로그®
- **속효형:** Novolin®R, 휴물린R
- **중간형:** Novolin® N, 휴물린N
- **혼합형:** Novolin®30R, 휴물린®3/7 (모두 R 30%, N 70%의 비율로 혼합)
- **지속형:** LANTUS®, 레버미어®

GLP-1 및 GIP 수용체 작용제

- 리라글루티드(빅토자펜®), 세마글루타이드(Ozempic®), 티르제파타이드(Mounjao®)

인슐린은 주사로 투여한다.

인슐린은 단백질이므로, 경구투여로는 분해되어 버린다.

▶ **인슐린은 피하주사가 일반적이다.**

인슐린은 자주 투여해야 하므로, 매번 주사 부위를 바꾼다. 보통 좌우 아랫배나 넓적다리 등을 차례로 주사한다. 장소에 따라 흡수 속도가 미묘하게 다르다는 것에도 주의를 기울일 필요가 있다. 또한, 병의 상태에 따라서는 정맥내 투여하기도 한다.

▶ **일상적으로는 자가주사를 한다.**

법적으로는 의사·간호사 외에는 주사할 수 없지만, 스스로 주사하는 것은 허용되고 있다. 따라서 환자에게 주사법 교육이 중요하며, 자가주사용 인슐린 펜이 보급 중이다.

▶ **인슐린이 부족하면 케톤체가 나타난다.**

인슐린은 지질 대사에도 관여하며, 중증 당뇨병에서는 케톤체(아세트산, 아세토아세트산, β-하이드록시뷰티르산)가 체내에 축적된다.

인슐린 제제는 그 작용 지속시간에 따라 여러 종류가 있다.

▶ **초속효형, 속효형, 중간형, 지속형 및 이들의 혼합형이 있다.**

작용 발현까지의 시간과 작용 지속시간은 초속효형 < 속효형 < 중간형 < 지속형의 순이다.

▶ **작용 지속시간은 초속효형이 3~5시간, 지속형이 약 24시간이다.**

작용 발현까지의 시간은 초속효형으로 약 10분이다.

▶ **혈당수치는 자주 측정하고 적절한 종류와 양의 인슐린을 사용한다.**

지속형으로 기초 농도를 유지하고, 여기에 초속효형을 식사 전 추가하는 것이 기본 투여법이다. 그러나 매일 4회 주사는 부담이 심할 수 있어서 환자마다 case by case로 투여법을 정한다. 혼합형을 사용하면 주사 횟수를 줄일 수 있다. 인슐린의 약제 농도는 100 단위/mL로 통일되어 있다.

인슐린의 가장 중요한 부작용은 저혈당으로, 사망으로 이어진다.

뇌는 포도당을 영양원으로 하며, 혈당수치가 어느 수준(약 60 mg/dL) 이하가 되면 의식을 잃는다. 포도당 부족이 지속되면 신경세포가 장애를 입어 뇌사에 이르므로, 수 분 이내에 신속하게 치료해야 한다.

▶ **저혈당 발작 시에는 신속하게 포도당의 정맥내 투여를 한다.**

저혈당 증상이 있을 때 당분을 섭취한다. 당뇨병 환자는 사탕 등의 당분을 항상 가지고 다닌다.

▶ **혈당수치가 너무 높아도 의식을 잃는다.**

당뇨병 환자의 혼수 상태에는 저혈당성과 고혈당성이 있으며, 치료 방법은 정반대이다.

▶ **감염병이 있으면 인슐린의 효과가 저하된다.**

폐렴 등이 있으면 같은 식사량이라도 필요한 인슐린양이 증가한다. 같은 양의 인슐린만 투여하면 고혈당이 될 수 있다.

인슐린 만드는 법

이전에는 소나 돼지의 췌장까지 인슐린을 추출 정제하였다. 이들은 사람의 인슐린과 구조가 달라서 알레르기 등 불편함이 있었다. 인간형 인슐린은 유전자재조합 기술을 사용해 사람의 인슐린과 같은 것을 대장균이나 효모균 등에서 생산하는 것이다. 이 기술을 사용하면 한층 구조를 잘 바꾸어 더욱 효과가 좋은 인슐린도 만들 수 있다. 그 예가 초속효형이나 지속형 인슐린이다.

3 경구혈당강하제

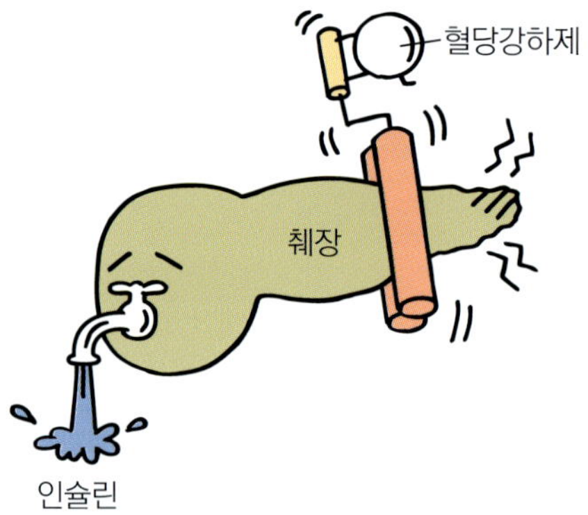

설포닐요소제나 인크레틴 관련 약물의 혈당강하제는 췌장의 B세포에 작용하여 인슐린을 방출시킨다.

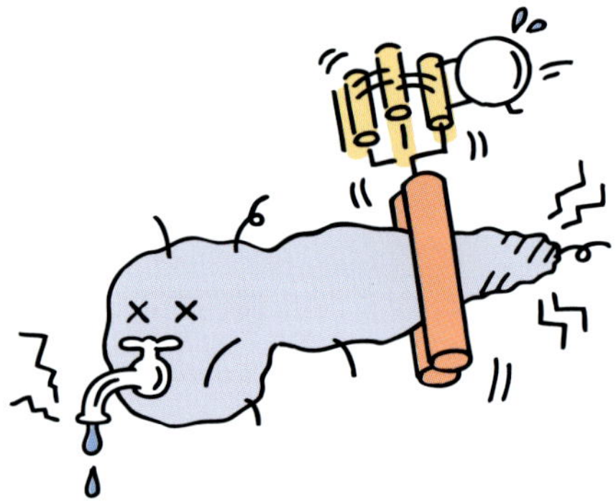

1형당뇨병이나 2형당뇨병 말기에는 췌장에 인슐린 분비력이 없으므로, 아무리 혈당강하제를 사용해도 인슐린이 나오지 않는다.

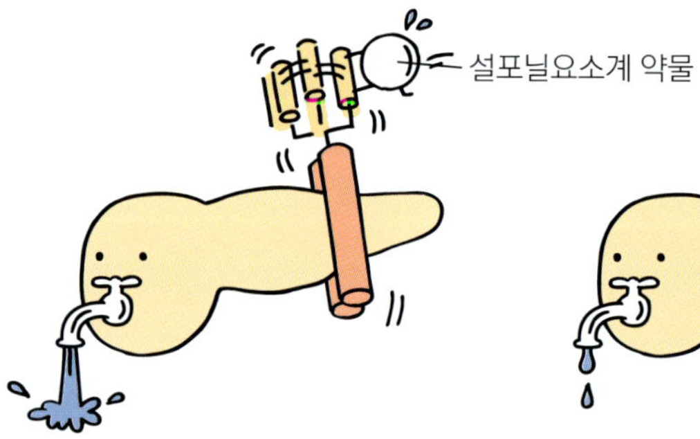

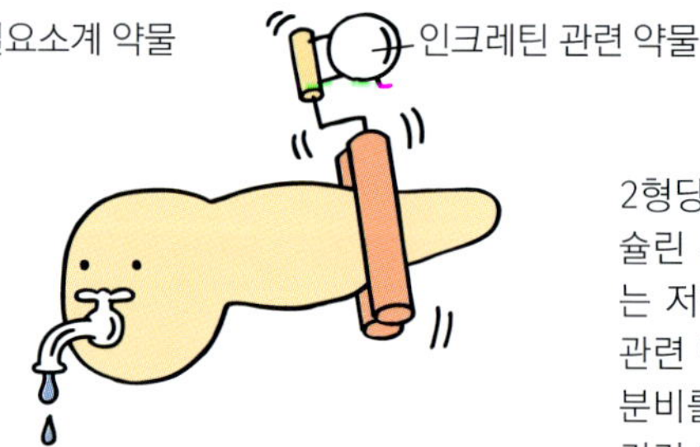

2형당뇨병 중기에서의 설포닐요소제는 인슐린 분비를 증가시킨다. 그러나 과량에서는 저혈당을 일으킨다. 이에 반해 인크레틴 관련 약물은 혈당수치가 높을 때만 인슐린 분비를 증가시키기 때문에, 저혈당을 일으키기 어렵다.

인크레틴

음식물이 소장에 도달하면, 소장에서 췌장B세포에 작용하여 인슐린을 분비시키는 여러 호르몬(GLP-1이나 GIP)이 분비된다. 이것들을 인크레틴이라고 하며, 특징은 혈당수치가 높을 때는 인슐린 분비를 촉진하지만, 혈당수치가 낮을 때는 인슐린 분비를 촉진하지 않고 저혈당을 일으키지 않는다. GLP-1은 DPP-4라는 효소로 분해된다. 인크레틴의 유사 화합물(ANALOG)이나 분해억제제 등은 새로운 당뇨병약으로 주목받고 있다.

경구 당뇨병약

- **인크레틴 관련 약물:** DPP-4억제제(자누비아®, Equa®), **GLP-1수용체 작용제:** 세마글루타이드(Ozempic®, Rybelsus®)
- **설포닐요소계 혈당강하제:** 아세토헥사미드(Dimelin®), 글리클라지드(GLIMICRON®), 글리페리드(아마릴®), 글리벤클라마이드(다오닐®, EUGLUCON®)
- **속효형 인슐린 분비촉진제:** 나테글리니드(파스틱®, Starsis®), 미티글리니드(GLUFAS®)
- **바이구아나이드계 혈당강하제:** 메트포르민(Glycoran®)
- **α 글루코시다제억제제:** 아카보즈(글루코바이®), 보글리보스(베이슨®)
- **SGLT2억제제:** IpragliflozinL-Proline(슈글렛®), 루서글리플로진(Lusefi®)
- **티아졸리딘계 인슐린저항성 개선제:** 피오글리타존(액토스®)
- **당뇨병성 말초신경장애 개선제:** 에팔레스타트(KINEDAK®), 멕실레틴(MEXITIL®)

혈당수치를 낮추려면 인슐린 자체를 투여하는 것 외에도, 인슐린 분비를 촉진시키거나, 인슐린의 효과를 증대시키고 혈당을 소변으로 배설시키거나 당의 흡수를 지연시키는 방법이 있다.

인슐린은 혈당수치를 직접 낮추는 유일한 호르몬이다. 인슐린 자체 투여는 주사밖에 방법이 없다. 그러나 인슐린의 투여 외에는 경구약도 가능해서, 환자의 부담이 적다.

▶ **당뇨병의 합병증, 즉 신경이나 혈관 등의 장애에 대한 치료제도 있다.**

당뇨병의 합병증을 예방하면, 혈당 자체를 낮추는 효과는 없어도 당뇨병 치료제가 될 수 있다.

인크레틴 관련 약물과 설포닐요소제는 대표적인 경구혈당강하제이다.

▶ **인크레틴 관련 약물과 설포닐요소제는 췌장의 B세포에 작용하여 인슐린을 방출시키고 혈당수치를 낮춘다.**

B세포에 인슐린 분비 능력이 없으면, 이 약물은 효과가 없다. 따라서 1형당뇨병이나 중증의 2형당뇨병에는 효과가 없다. 페닐알라닌 유도체계 약물인 나테글리니드도 유사한 약이며, 설포닐요소제보다 효과는 빠르고 지속은 짧다.

▶ **경구혈당강하제에는 바이구아나이드계 약물도 있다.**

역사가 있는 약물로, 주로 간에 작용하여 당의 생성을 억제한다. 설포닐요소계 약물만으로는 불충분한 경우에 추가된다.

▶ **인슐린의 효과를 높임으로써 혈당수치를 낮추는 약도 있다.**

인슐린저항성 개선제라고 한다. 비교적 새로운 약이다.

저혈당은 설포닐요소제의 중대한 부작용이다.

인슐린 과량에 의한 저혈당과 같다고 생각하면 된다. 인크레틴 관련 약물은 혈당수치가 높을 때만 작용하기 때문에 저혈당을 일으키기 어렵다.

▶ **비스테로이드성 소염제(NSAIDs)는 설포닐요소제의 효과를 높여 저혈당을 일으킨다.**

둘은 대표적인 병용 주의의 조합이다. 설포닐요소계의 경구혈당강하제 사용 중에는 진통제나 감기약 등의 복용에 충분한 주의가 필요하다.

당질의 소화 흡수를 지연시키면 식후 고혈당을 억제할 수 있다.

α글루코시다제억제제(포도당화물분해효소, glucosidase)라고 한다. 소장 점막의 이당류 분해효소(α글루코시다제억제제)의 저해에 의해 소화를 억제하고 당의 흡수를 지연시켜서 식후 고혈당을 방지한다.

▶ **신장 요세관의 포도당 재흡수를 억제해도 혈당이 떨어진다.**

혈중 포도당을 소변으로 배출시킨다.

▶ **당뇨병성 말초신경장애 개선제도 있다.**

소르비톨은 포도당으로 이루어진 당이며 독성이 있다. 말초신경 세포속에 소르비톨이 축적되면, 신경이 장애를 입어 감각저하 등의 증상이 나타난다. 그래서 포도당에서 소르비톨로 변화시키는 효소를 억제하는 약물은 소르비톨의 생성을 억제하여 당뇨병성 말초신경장애를 방지한다.

4 통풍 치료제

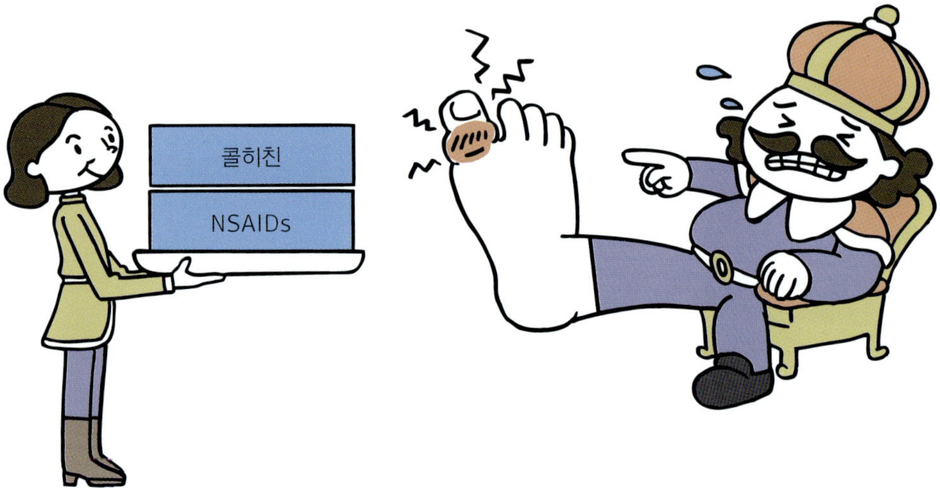

통풍 발작

통풍에서는 엄지발가락 뿌리의 관절이 아프다. 사치병 또는 제왕병 등의 별명이 있지만, 이것은 과거 육식이 가능했던 부유층의 통풍 환자가 많았기 때문이다. 통풍 발작이 일어나기 직전에는 콜히친, 발작이 일어나면 비스테로이드성 소염제(NSAIDs)를 사용한다.

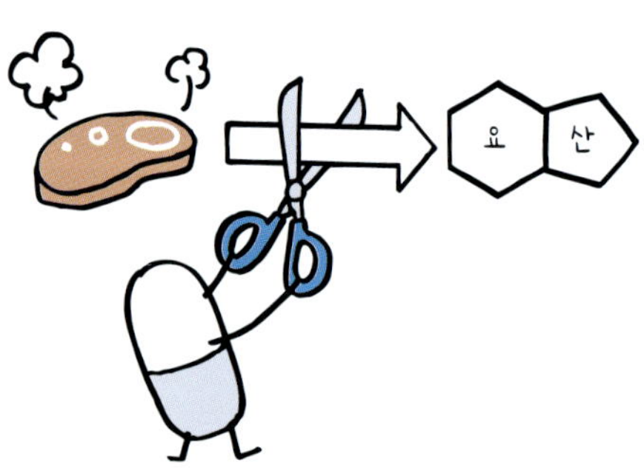

요산생성 억제제

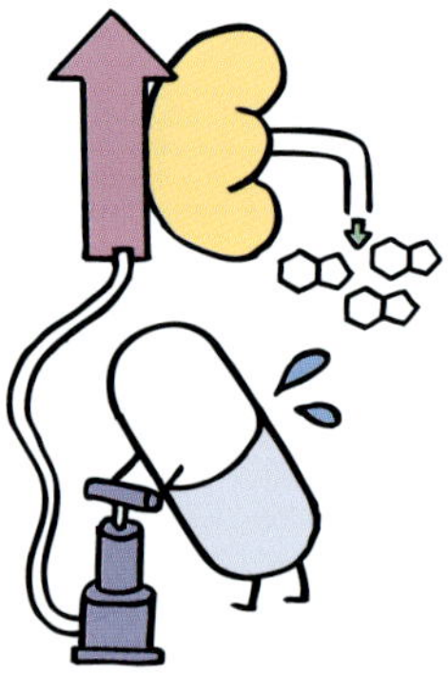

요산배설 촉진제

요산수치 강하제

요산은 체내에서 합성되어 신장에서 배설된다. 혈중 요산수치를 낮추려면 요산을 체내에서 만들지 못하게 하거나, 신장에서 요산의 배설을 촉진하는 두 가지 방법이 있다. 전자가 요산생성 억제제, 후자가 요산배설 촉진제이다.

통풍 치료제

- **발작 치료제:** 콜히친, 비스테로이드성 소염제(인도메타신, NAIXAN®, NIFLAN®)
- **요산생성 억제제:** 알로푸리놀(자이로릭®), 페북소스타트(페브릭®)
- **요산배설 촉진제:** 프로베네시드(BENECID®), 벤즈브로마론(Urinorm®)
- **요 알칼리화제:** 탄산수소나트륨, 구연산칼륨·나트륨(Uralyt®)

통풍은 고요산혈증으로 인해 발생하는 질환을 말한다.

고요산혈증은 혈중 요산 농도가 높다는 뜻이다.

▸ 요산은 핵산의 성분인 퓨린체의 대사산물이다.

요산은 체내에서 생산되어, 소변으로 버려진다. 음식물에도 포함되어 있다.

▸ 핵산이 많이 포함된 식사(특히 육식)를 하는 사람에게서 발병하기 쉽다.

통풍은 식사요법이 중요하다. 비만을 동반하는 경우도 많다. 다만 유전적 요인도 크고, 식사만으로는 설명할 수 없는 경우도 많다.

통풍에서는 극심한 통증을 동반하는 급성 관절염 발작을 일으킨다.

그 통증이 격렬하고, 바람 정도의 자극으로도 통증이 심해져 통풍이라는 이름이 붙었다.

▸ 관절염은 다리의 엄지발가락 중족지절간관절(엄지발가락 뿌리)에 자주 발생한다.

관절염은 면역반응에 의해 발생하며, 요산이 직접 원인은 아니다.

▸ 통풍 약에는 급성 관절염을 억제하는 것과 혈중 요산 수치를 낮추는 것이 있다.

전자는 급성기에만, 후자는 일상적으로 사용한다.

콜히친은 통풍의 급성 관절염 발작을 억제한다.

콜히친은 발작 초기에 효과가 있다. 발작이 시작될 것 같은 예감이 들 때 복용하면 효과적이다. 발작이 시작된 후에는 거의 효과가 없다.

▸ 콜히친은 세포분열을 억제하는 약물이다.

항암제인 빈크리스틴과 매우 유사한 약이다. 왜 효과가 있는지는 잘 알려지지 않았다.

▸ 콜히친의 부작용은 설사 등 소화기 증상이다.

소화관의 세포가 장애를 입기 때문이다.

▸ 통풍 발작이 일어나면 비스테로이드성 소염제(NSAIDs)를 사용한다.

NSAIDs 등의 소염진통제를 사용한다. 중증인 경우에는 스테로이드제도 사용한다.

혈중 요산수치를 낮추려면 요산을 만들지 않거나, 요산의 배설을 촉진한다.

▸ 고요산혈증이 지속되면 통풍 발작을 일으킬 확률이 높아진다.

혈중 요산수치가 어느 수준을 넘으면 통풍 발작이 일어난다는 것은 아니지만, 둘 사이에는 관련은 있다.

▸ 고요산혈증이 지속되면 동맥경화가 촉진된다.

통풍 환자는 신부전이나 심근경색증 등에 걸리기 쉽다.

알로푸리놀은 요산을 만들지 않는 약물이다.

요산생성 억제제라고 한다. 알로푸리놀은 요산 합성효소를 억제한다.

▸ 요산의 배설을 촉진하는 약물로 프로베네시드가 있다.

신장의 요세관에 작용하여, 요산의 재흡수를 억제하여 소변으로의 배설을 늘린다.

▸ 통풍 환자의 소변은 알칼리성에 가까우면 결석을 만들기 어렵다.

요산 칼슘은 알칼리성에서 쉽게 녹고 산성에서는 잘 녹지 않는다. 소변의 산성도가 강하면 소변 속의 요산이 침전되어 요로결석이 생길 수 있다.

5 이상지질혈증 치료제

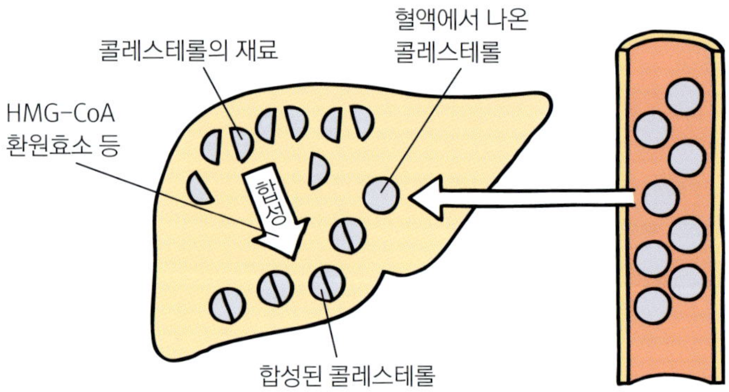

콜레스테롤은 세포막이나 스테로이드호르몬의 구성 요소이며, 담즙의 성분이기도 하다. 콜레스테롤은 간에서 합성된다. 이 합성을 시행하는 것이 HMG-CoA 환원효소다. 또한, 혈액 중의 콜레스테롤도 일부 재활용한다.

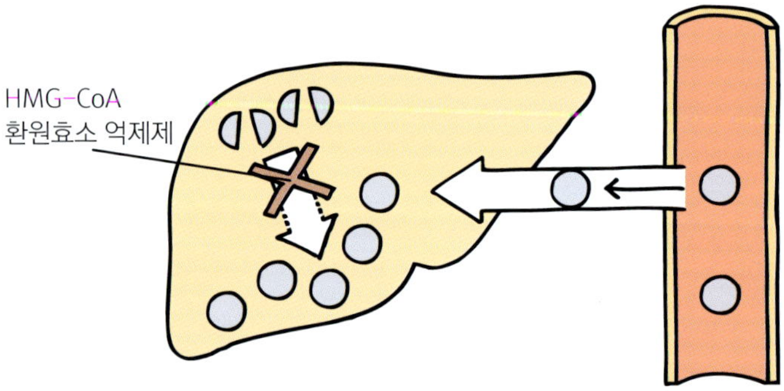

HMG-CoA 환원효소 억제제를 사용하면 콜레스테롤의 합성을 방해한다. 어쩔 수 없이 간은 혈중 콜레스테롤을 재활용한다. 그 결과 혈중 콜레스테롤은 감소한다.

일본이 자랑하는 치료제

HMG-CoA 환원효소 억제제는 일본이 처음 개발한 약물(프라바스타틴)이다. HMG-CoA 환원효소 억제제의 이름은 △△스타틴이라고 하는 것이 많아, 스타틴계 약물이라고도 한다.

이상지질혈증 치료제

- **HMG-CoA 환원효소 억제제:** 프라바스타틴(메바로친®), 심바스타틴(LIPOVAS®), 로수바스타틴(크레스토®)
- **음이온교환수지:** 콜레스테라민(퀘스트란®), 콜레스티마이드(CHOLEBINE®)
- **담즙산 생산 항진:** 프로부콜(Lorelco®)
- **피브레이트계:** 베자피브레이트(BEZATOL®SR)
- **니아신계:** 니세리톨(PERYCIT®)
- **소장 콜레스테롤 수송체 억제제:** 에제티미브(Zetia®)
- **불포화지방산:** 에틸 이코사펜토산(EPA; EPADEL®), 오메가-3지방산에틸(LOTRIGA®)

이상지질혈증(dyslipidemia)은 동맥경화를 촉진한다.

갑자기 사망하지 않더라도, 수년 또는 수십 년 후에는 동맥경화로 인해 **심근경색증**, **뇌경색**, **신부전** 등을 일으킬 가능성이 높아진다.

▸ 이상지질혈증 치료는 식사요법과 운동요법이 기본이다.

식사요법과 운동요법으로 충분한 효과가 없을 때 비로소 약물요법을 시행한다. 이것은 비만·고혈압·당뇨병(2형) 등과 같은 개념이다.

▸ 이상지질혈증에서의 지질에는 콜레스테롤과 중성지방이 있다.

중성지방은 트라이글리세라이드라고도 한다. 피하지방과 같은 저장지질은 지방세포에 중성지방이 축적된 것이다.

▸ 이상지질혈증 치료제는 혈중 콜레스테롤과 중성지방을 감소시킨다.

콜레스테롤을 주로 감소시키는 것과 중성지방을 주로 감소시키는 것이 있다.

콜레스테롤은 간에서 합성된다.

간에서의 콜레스테롤 합성을 억제하면 혈중 콜레스테롤 농도가 저하된다. 이러한 약물은 **이상지질혈증 치료제**가 된다.

▸ 간에서의 콜레스테롤 용도 중 하나는 담즙산의 합성이다.

담즙의 성분인 담즙산은 콜레스테롤로 만들어진다. 간에 담즙산을 다량으로 만들게 하면 그 원료인 콜레스테롤을 소비하게 되어, 혈중 콜레스테롤 농도가 저하된다. 이러한 약물은 이상지질혈증 치료제가 된다.

▸ 간에서는 또한 중성지방을 합성하고 분해한다.

HMG-CoA 환원효소 억제제는 대표적인 이상지질혈증 치료제이다.

▸ HMG-CoA 환원효소 억제제는 스타틴계 약물이라고도 한다.

간에서 콜레스테롤 합성을 하는 것은 HMG-CoA 환원효소라는 이름의 효소다. HMG-CoA 환원효소 억제제는 이 콜레스테롤 합성을 억제한다.

▸ 음이온교환수지 또한 이상지질혈증 치료제이다.

장관 내에 담즙으로 분비된 담즙산은 그 상당한 비율이 재흡수되어 간으로 되돌아오고, 간에서 재사용된다. 음이온교환수지는 장관 내에 분비된 담즙산을 흡착하여 담즙산의 재흡수를 억제한다. 이때 간은 새로 담즙산을 만들어야 하고, 그 원료인 콜레스테롤을 소비한다. 그 결과 콜레스테롤 수치가 낮아진다.

▸ 프로부콜은 콜레스테롤에서 나오는 담즙산 생산을 증가시킨다.

담즙산 생산 원료인 콜레스테롤을 소비하게 하여, 콜레스테롤 수치가 낮아진다.

▸ 피브레이트계 약물은 간에서의 중성지방과 콜레스테롤의 합성을 억제한다.

피브레이드계 약물은 HMG-CoA 환원효소 억제제보다는 그 작용이 약하다.

▸ 니아신계 약물은 간에서의 중성지방 분해를 촉진하여 이상지질혈증을 개선한다.

니아신계 약물은 HMG-CoA 환원효소 억제제보다는 그 작용이 약하다.

6 골다공증약

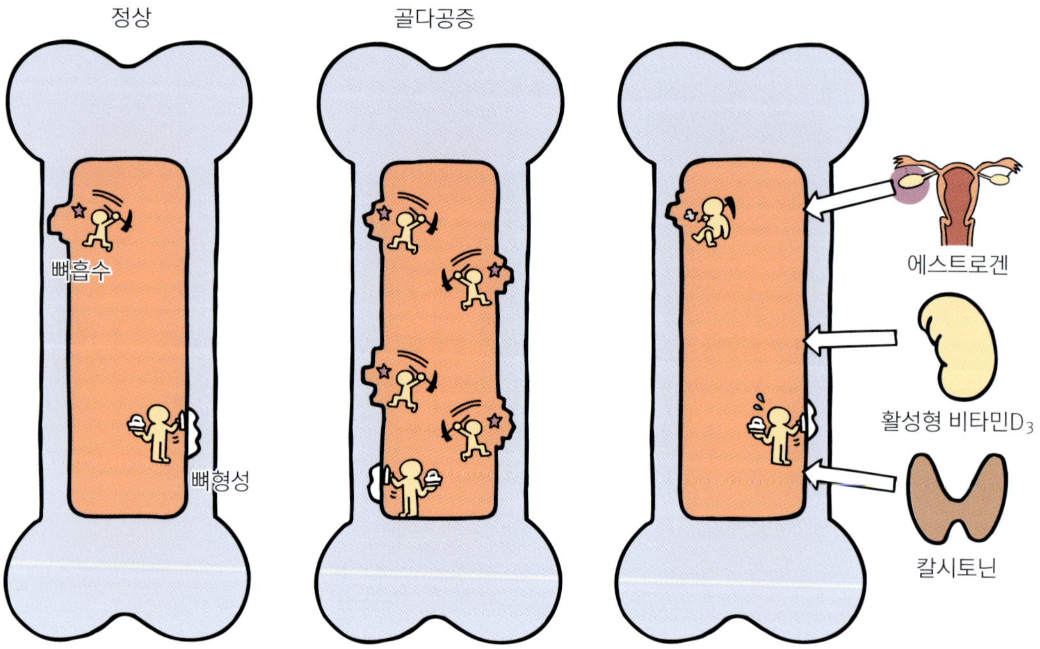

정상적인 경우, 항상 뼈형성과 뼈흡수가 동시 진행되어 양쪽의 평형이 균형을 이룬다.

뼈흡수 쪽이 심해지면 뼈의 양이 감소한다. 이것이 골다공증이다.

뼈흡수를 억제하고 뼈형성을 촉진하는 대표적인 것은 에스트로겐, 활성형 비타민D_3, 칼시토닌이 있다. 에스트로겐은 여성호르몬이며 비타민D는 신장에서 활성형이 된다. 칼시토닌은 갑상선에서 분비되는 호르몬이다.

골다공증, 칼슘길항제, 혈중 칼슘 농도

칼슘길항제는 골다공증 치료제가 아니다. 칼슘길항제(→ p.80)는 세포속으로의 칼슘 유입을 억제하는 심혈관계 약물로 뼈 대사에는 전혀 영향을 미치지 않으므로 혼동하지 않도록 한다. 또한, 혈중 칼슘 농도와 뼈의 강도는 전혀 비례하지 않는다. 예를 들면 부갑상선호르몬(parathormone, PTH)은 혈중 칼슘 농도를 상승, 칼시토닌은 혈중 칼슘 농도를 저하시킨다.

골다공증약

- **에스트로겐 및 관련 약물:** 에스트로겐, ESTRA®, HOLIN®, 랄록시펜(에비스타®), 비비안트®
- **활성형 비타민D_3:** ALFAROL Capsules®, EDIROL®
- **칼시토닌:** 엘카토닌(Elcitonin®)
- **칼슘 제제:** 젖산칼슘, ASPARA®-CA, 인산수소칼슘
- **비스포스포네이트:** 에티드론산(Didronel®), 알렌드론산(Bonalon®), 리세드론산(BENET®), 미노드론산(RECALBON®), 이반드론산(본비바®)
- **비타민K:** Glakay®
- **이프리플라본:** Osten®
- **부갑상선호르몬(PTH):** 테리파라타이드
- **항RANKL 항체:** 데노수맙(RANMARK®)

뼈에서는 항상 뼈형성과 뼈흡수가 동시에 진행되고 있다.

이것을 뼈 회전이라고 하며, 정도의 차이는 있지만 연령, 성별과 관계없이 항상 이루어진다.

▸ 뼈흡수가 뼈형성보다 많아지면 뼈는 약해진다.

반대로 뼈형성이 뼈흡수보다 많아지면 뼈는 튼튼해진다. 성장기에는 뼈형성이 우세하지만, 노년기에는 점차 뼈흡수가 우세해진다. 누워만 있어도 뼈흡수가 더 잘된다.

▸ 골다공증은 뼈가 약해진 상태이다.

골다공증에서는 골밀도(뼈의 칼슘양)가 비정상적으로 감소한다. 본래는 치밀해야 할 뼈가 구멍이 숭숭 난 상태로 물러지며, 부러지거나 으스러지기 쉽다.

골다공증의 빈도는 남성보다 여성, 그것도 폐경 후 여성에게 많다.

원래 여성은 뼈의 양이 적다. 게다가 폐경 후에는 여성호르몬의 감소로 뼈형성이 더욱 저하된다.

▸ 골다공증 예방의 기본은 충분한 칼슘 섭취이다.

장년기까지 단단한 뼈를 만들어 놓는 것이 노년기 골다공증을 예방하는 데 중요하다. 여성은 임신 ·출산·수유로 인해 칼슘이 부족해지기 쉽다. 또한, 혈중 칼슘 농도와 뼈의 강도는 비례하지 않는다.

▸ 골다공증에서는 넓적다리뼈와 척추가 골절되기 쉽다.

척추는 압박골절(위아래로 눌리는 형태의 골절)을 일으킨다.

▸ 부신피질 스테로이드제 사용 중에는 골다공증에 걸리기 쉽다.

부신피질 스테로이드제(→ p.40)의 부작용으로 골다공증이 있다. 부신피질 스테로이드제를 장기간 사용 시 골다공증약을 병용하기도 한다.

골다공증약은 뼈흡수를 억제하고 뼈형성을 촉진한다.

두 가지 작용을 하는데, 두 작용의 강도 비율은 약의 종류에 따라 제각각이다.

▸ 비스포스포네이트, 에스트로겐, 활성형 비타민D_3는 대표적인 골다공증약이다.

우선 이 세 가지를 기억해두자. 비스포스포네이트는 인산의 유사 화합물이다.

▸ 에스트로겐은 폐경 후의 여성호르몬을 보충한다.

에스트로겐 자체뿐만 아니라, 뼈의 에스트로겐수용체에 대한 선택적 작용제도 있다. 모두 부작용으로 정맥혈전색전증(→ p.137)이 있다.

▸ 비타민D는 체내에서 대사되어 활성을 갖는다.

음식물 속 비타민D는 간과 신장에서 대사되어야 활성을 갖는다. 활성형 비타민D_3 제제는 이미 활성형으로 만들어져 있어서, 신부전 환자에게도 효과가 있다.

▸ 칼시토닌은 갑상선에서, PTH는 부갑상선에서 분비되는 호르몬이다.

둘 다 펩타이드로 주사제뿐이다. 사람의 칼시토닌보다 장어 등의 칼시토닌 구조를 바탕으로 합성한 약이 더 효과가 강하다.

▸ 그 외에도 여러 종류의 골다공증약이 있다.

칼슘 제제, 비타민K, 항RANKL 항체(뼈세포의 신호 단백질에 대한 항체), 이프리플라본 등이 있다. 비타민K는 혈액응고를 촉진하는 비타민으로 골다공증에도 효과적이지만, 와파린(warfarin)(→ p.47) 투여 중에는 사용을 금지한다.

Coffee Break

HbA1c의 기준값

HbA1c의 기준값은 약 4.3-5.8%이며, 이것은 HbA의 4.3-5.8%에 포도당이 결합해 있다는 의미이다. 이 수치가 6.5% 이상이면 당뇨병으로 진단할 수 있고, 6.9% 미만으로 유지하는 것이 당뇨병에서의 혈당조절 목표 중 하나이다. 또한, 이 진단기준의 6.5%라는 수치는 미국을 중심으로 많이 사용되고 있는 측정법으로 얻어지는 NGSP(National Glycohemoglobin Standardization Program) 수치이다.

HbA1c · 혈중요산의 수치와 체온의 수치

HbA1c와 혈중요산의 검사값을 보았을 때 체온의 1자리 이하의 수치와 연관시키면 그 이상의 정도를 이미지화하기 쉽다. 예를 들면 체온은 6.5(도)가 보통이며, HbA1c와 요산수치도 6.5(%와 mg/L)이면 정상이다. 7.0이면 세 개 모두 약간 높다. 8.0이면 제법 높다. 9.0이면 상당히 높다. 10.0이면 매우 높다……가 된다. 단, 이 방법은 간편하지만, 정확성이 떨어지므로 기준값 등을 잘 파악해 두어야 한다.

문제

당뇨병과 그 치료에 관한 기술 중 올바른 설명은?

a. 당뇨병 환자의 고혈압 치료에는 티아지드계 이뇨제가 일차적으로 사용된다.
b. 당뇨병의 혈당 관리는 헤모글로빈 Alc값이 15% 이상이 되도록 한다.
c. 2형당뇨병 환자가 중증 감염병 발생 시 인슐린보다 설포닐요소제를 치료에 사용해야 한다.
d. 케토산증 상태에서 인슐린을 투여하면, 혈청 K^+ 농도가 투여 전보다 감소한다.
e. 2형당뇨병 환자의 체질량지수(body mass index)가 28 이상인 경우에는 체중을 감량할 필요가 있다.

1 (a, b)　2 (a, c)　3 (b, e)　4 (c, e)　5 (d, e)

해설 a. 티아지드계 약물은 당뇨병을 악화시킨다(→p.91). b. 목표는 6.9% 미만(위의 칼럼). c. 심각한 합병증이 있는 경우 인슐린을 사용한다. d. 맞다(→p.69). e. 맞다(→p.115). **정답** [5]

PART

11

내분비

1. 갑상선호르몬 제제
2. 여성호르몬
3. 여성호르몬 제제
4. 임신 · 분만
5. 임신 중 약물 투여

1 갑상선호르몬 제제

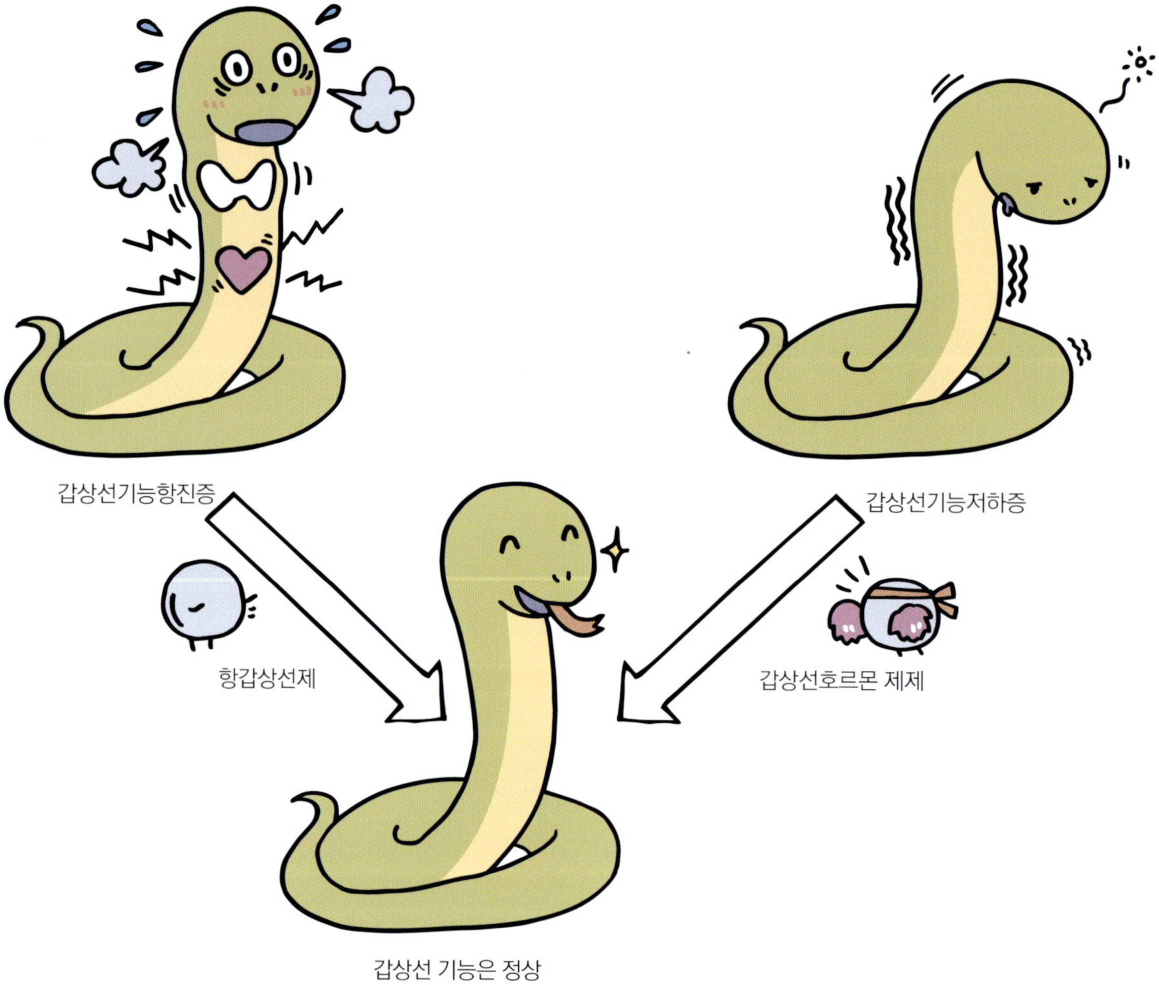

갑상선 기능이상

갑상선기능항진증에서는 안구돌출, 갑상선종대, 빈맥 등이 나타난다. 이 경우 항갑상선제를 사용하여 갑상선호르몬의 생성을 억제하고, β차단제를 사용하여 빈맥 등의 증상을 억제한다. 또한, 갑상선기능저하증에서는 전신의 대사가 저하되어 동면과 같은 상태가 된다. 이 경우에는 갑상선호르몬 제제(T_3, T_4 등)를 투여한다.

갑상선호르몬 제제와 항갑상선제

- **갑상선호르몬 제제:** 건조 갑상선 분말, T_4(THYRADIN®s), T_3(THYRONAMIN®)
- **항갑상선제:** MERCAZOL(MMI; MERCAZOLE®), 프로필티우라실(PTU; PROPACIL®)
- **β차단제:** 프로프라놀롤(인데랄®)

갑상선호르몬에는 T_3와 T_4가 있다.

갑상선호르몬에는 두 종류가 있다. 요오드(iodine, I)를 T_3는 세 개, T_4는 네 개 함유하고 있다는 것이 구조적 차이이다.

▸ **T_3를 트리요오드티로닌, T_4를 타이록신(thyroxine)이라고 한다.**

혈중농도는 T_4가 가장 높지만, 효과는 T_3가 더 강하다.

▸ **갑상선호르몬은 TSH(갑상선자극호르몬)에 의해 분비가 촉진된다.**

TSH는 뇌하수체 전엽에서 분비되는 호르몬이다.

갑상선호르몬은 전신의 대사를 항진시키고, 기초대사율도 증가시킨다.

▸ **갑상선기능항진증은 갑상선호르몬이 과잉된 상태이다.**

갑상선기능항진증의 대표적인 질환이 그레이브스병, 그 외에도 갑상선기능항진을 유발하는 질환이 있다.

▸ **갑상선기능항진증에서는 갑상선종, 안구돌출, 빈맥 등이 나타난다.**

또한 땀이 나고, 손가락이 떨리고, 살이 빠지고, 설사 같은 증상으로 더위를 탄다. 이것은 전신의 대사가 항진된 탓이다. TSH는 저하된다.

▸ **갑상선기능저하증은 갑상선호르몬이 부족한 병태이다.**

갑상선호르몬이 부족하면 대사가 저하되어, 마치 동면 중과 같은 상태가 된다. 활동성 저하가 중심으로 무력감, 식욕저하, 부종, 심기능 저하, 피부건조, 기초대사율 저하 등을 나타내고 추위를 탄다. TSH는 상승한다. 하시모토병은 갑상선기능저하증을 유발하는 대표적 질환이다.

▸ **갑상선기능저하증의 별칭을 소아에서는 크레틴병, 성인에서는 점액수종이라고도 한다.**

갑상선기능항진증에는 항갑상선제를 투여한다.

▸ **대표적인 항갑상선제는 MERCAZOLE®이다.**

항갑상선제는 갑상선에 작용하여 갑상선호르몬의 생성을 억제하는 약이다. 다른 치료법으로 수술로 갑상선을 절제하는 방법, 방사성 요오드(^{131}I)를 사용하여 갑상선을 방사선으로 파괴하는 방법 등이 있다.

▸ **항갑상선제의 부작용은 무과립구증이다.**

골수에 작용하여 호중구※1 등의 과립구가 만들어지지 않는다. 항갑상선제 투여 중에는 백혈구 수의 변화에 주의해야 한다. 발열이나 인후통이 나타나면 주의해야 한다.

▸ **빈맥 등의 심장 증상에는 β차단제가 사용된다.**

β차단제(→p.16)는 갑상선호르몬의 작용을 직접 억제하지 않으며, 갑상선기능항진증에서의 심장 관련 증상을 억제하는 데 사용된다.

▸ **갑상선기능저하증에는 갑상선호르몬 제제를 사용한다.**

갑상선호르몬은 경구투여가 가능하다. T_3제제, T_4제제뿐만 아니라 건조 갑상선 분말도 효과가 있다.

유아에게는 크레틴병에 대한 집단 선별검사가 이루어진다.

일본에서는 태어난 모든 유아를 검사한다.

▸ **크레틴병※2을 방치하면 정신발달 지체를 일으킨다.**

크레틴병은 조기에 발견해 갑상선호르몬 제제를 투여하면 정신발달 지체를 막을 수 있다. 불과 1일 10엔※3 이하의 약값으로 한 명의 아기를 구할 수 있다.

역자주 ※1 백혈구의 일종 ※2 크레틴병(선천성 갑상선기능저하증) ※3 한국 1일 기준 대략 500~1,000원 정도

2 여성호르몬

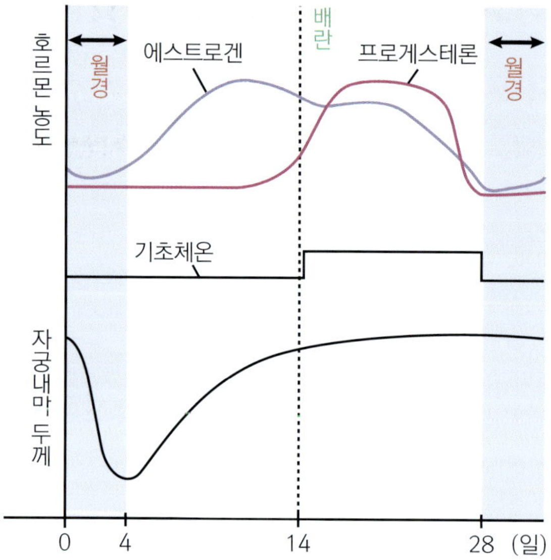

성주기

배란까지는 에스트로겐이 주로 분비되며, 배란 후에는 에스트로겐과 프로게스테론 모두 분비된다. 기초체온은 프로게스테론 분비에 일치하여 상승한다.

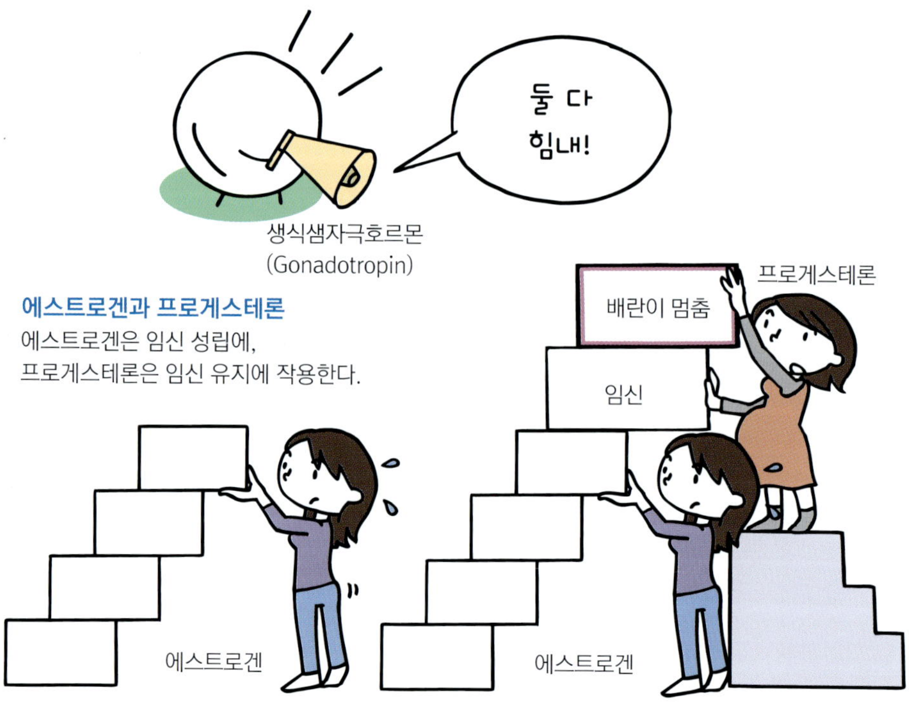

에스트로겐과 프로게스테론

에스트로겐은 임신 성립에,
프로게스테론은 임신 유지에 작용한다.

여성호르몬에는 에스트로겐과 프로게스테론이 있다.

- **에스트로겐은 난포호르몬이라고 하며, 난포에서 분비된다.**
- **프로게스테론은 황체호르몬이라고 하며, 황체에서 분비된다.**

  모두 스테로이드호르몬이다. 난포와 황체 모두 난소의 한 부분이다.

- **생식 기능은 에스트로겐과 프로게스테론의 공동 작용이다.**

  생식에 관한 여러 가지 변화는 에스트로겐과 프로게스테론이 모두 관여하는 경우가 많다. 그러나 굳이 작용을 나눈다면 다음과 같다.

에스트로겐은 임신을 성립시키도록 작용한다.

- **임신 성립을 위해 에스트로겐은 이차성징을 촉진하고, 난포의 발육을 촉진한다.**
- **임신 성립을 위해 에스트로겐은 자궁내막을 증식시킨다.**

  결과적으로 자궁내막이 두꺼워진다.

프로게스테론은 임신을 유지하려는 역할을 한다.

- **프로게스테론 분비는 배란 후 급격히 증가한다.**

  에스트로겐으로 두꺼워진 자궁내막을 수정란이 잘 착상하고, 더 잘 자랄 수 있도록 변화시킨다. 프로게스테론에는 기초체온 상승 작용도 있다.

- **프로게스테론은 배란을 억제한다.**

  임신 중에는 배란이 일어나지 않는다.

배란 전에는 에스트로겐, 배란 후에는 에스트로겐+프로게스테론이다.

배란 전에 난포는 성숙하고 자궁내막은 두꺼워진다.

- **황체는 2주만에 지속되며, 배란 2주 후 월경이 시작된다.**

  배란 후 2주가 지나면 황체는 퇴축하고 프로게스테론이 저하되므로, 두꺼워진 자궁내막은 유지되지 못하고 벗겨지게 된다.

- **여성에게는 성주기가 있다.**

  여성은 이렇게 호르몬과 자궁내막이 주기적으로 변화한다.

여성호르몬은 생식샘자극호르몬에 의해 분비가 조절된다.

- **생식샘자극호르몬**(고나도트로핀, gonadotropin)**은 세 가지 호르몬이 있다.**

  뇌하수체에서 분비되는 난포자극호르몬(FSH)과 황체형성호르몬(LH)과 태반에서 분비되는 사람융모성생식샘자극호르몬(HCG)이 있다.

- **생식샘자극호르몬은 난포 발육, 배란, 황체형성을 시행한다.**

  난포 발육은 FSH, 황체형성은 LH, 배란은 이 둘의 공동 작업이다.

- **생식샘자극호르몬은 에스트로겐과 프로게스테론 분비를 촉진한다.**

  난포에서 에스트로겐을 분비시키고, 황체에서 프로게스테론을 분비시킨다. 이들은 FSH와 LH와의 공동 작업이다.

- **성주기, 배란, 임신 등에서 중요한 역할을 하는 배후의 주역은 바로 생식샘자극호르몬이다.**

  표의 주역은 여성호르몬(에스트로겐과 프로게스테론)이다.

3 여성호르몬 제제

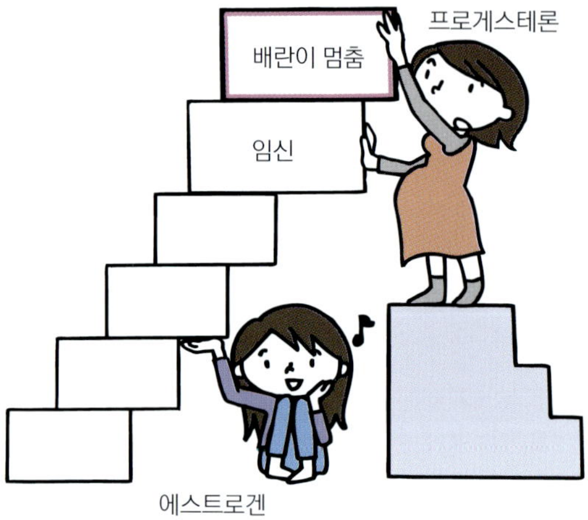

경구피임약
경구피임약의 중심은 프로게스테론이다. 프로게스테론에는 배란 억제 작용이 있다.

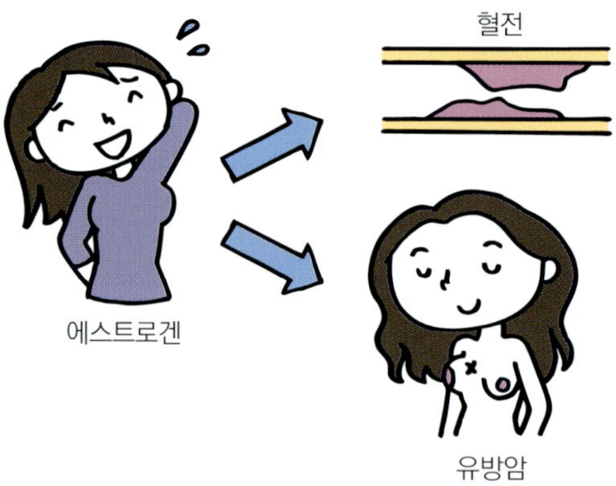

에스트로겐의 부작용
에스트로겐의 부작용은 혈전증과 발암성이다. 혈관 내에 혈전이 생기거나, 유방암이 생긴다.

여성호르몬 제제
- **에스트로겐:** 에스트라디올(ESTRA®), 에스트리올(HOLIN®), PREMARIN®
- **프로게스테론:** PROGEHORMON®, 프로베라®
- **에스트로겐과 프로게스테론 합성제:** PLANOVAR®
- **생식샘자극호르몬:** HCG
- **생식샘자극호르몬 억제제:** 다나졸(BONZOL®)
- **생식샘자극호르몬 분비촉진제:** 클로미펜(Clomid®)
- **생식샘자극호르몬 분비억제제:** 루프린®, Suprecur®
- **프로락틴 분비억제제:** 브로모크립틴(팔로델®)
- **경구피임약:** 트리퀼라®21, 트리퀼라®28, Marvelon®21, Marvelon®28, NORLEVO®
- **유방암(항에스트로겐)약:** 타목시펜(놀바덱스®)

난소의 역할은 에스트로겐과 프로게스테론의 분비와 배란이다.

이 작업이 충분히 이루어지지 않으면 **난소 기능장애**라고 한다.

▶ **난소 기능장애에서는 월경불순, 무배란, 불임 등이 발생한다.**

배란을 동반한 순조로운 월경, 그리고 임신이 되려면 먼저 난소가 정상적으로 기능해야 한다 .

▶ **여성호르몬이 부족하면 외부에서 보충한다.**

프로게스테론만 부족한 경우와, 프로게스테론과 에스트로겐 모두 부족한 경우가 있다.

▶ **생식샘자극호르몬 보충은 여성호르몬 보충 같은 것이다.**

뇌하수체를 자극하여 생식샘자극호르몬 분비를 촉진하는 방법이다.

▶ **프로락틴 분비가 많으면 배란이 일어나지 않는다.**

뇌하수체에서 분비되는 프로락틴에는 배란 억제 작용이 있다. 프로락틴 분비로 인한 무월경에는 프로락틴 분비억제제를 사용한다.

경구피임약은 에스트로겐과 프로게스테론의 합성제이다.

프로게스테론에는 **배란 억제 작용**이 있다. 그러므로 임신 중에는 배란이 일어나지 않는다.

▶ **경구피임약은 배란을 멈추는 약이다.**

프로게스테론 성분이 주로, 여기에 소량의 에스트로겐을 첨가하고 있다. 프로게스테론 농도가 올라가므로, 신체는 임신한 것으로 착각하고 배란을 멈춘다.

▶ **경구피임약은 21일간 계속 복용한다.**

그리고 7일간 휴약한다. 그러면 자궁은 두꺼워진 내막을 유지하지 못하고 월경이 시작된다. 21정 1set와, 7일분의 플라시보를 더한 28정 set가 있다.

▶ **갱년기 장애에는 에스트로겐을 투여한다.**

갱년기 장애는 난소 기능 저하 때문이며, 노화 현상의 일종이다. 에스트로겐과 프로게스테론 분비저하로 짜증이 발생한다. 치료법은 호르몬대체요법(HRT)이며, 프로게스테론을 추가하기도 한다.

▶ **자궁내막증에는 생식샘자극호르몬 억제제와 분비억제제를 사용한다.**

자궁내막증이란 자궁내막 조직이 자궁 외 장소(골반강이 많음)에서 증식된 것으로, 월경통이나 불임의 원인이 된다. 생식샘자극호르몬은 자궁내막 조직을 증식시키기 때문에, 치료에는 생식샘자극호르몬 효과를 억제하는 약을 사용한다.

에스트로겐의 심각한 부작용은 혈전증과 발암성이다.

▶ **혈전증은 정맥혈전증이 많고 때로는 치명적으로 된다.**

흡연은 혈전증의 위험성을 증가시키므로 에스트로겐 사용 시에는 금연한다.

▶ **에스트로겐은 유방암 및 자궁내막암에 걸릴 위험을 증가시킨다.**

장기간 사용 시에는 항상 조심해야 한다.

▶ **유방암, 자궁내막암, 혈전증에서는 에스트로겐은 사용을 금지한다.**

이들을 악화시킨다. 정맥혈전증, 폐색전증 등의 과거력이 있는 경우에도 사용을 금지한다.

▶ **유방암 치료에 항에스트로겐 제제를 사용한다.**

유선의 세포는 에스트로겐에 의해 활력을 얻는다. 유방암 세포도 에스트로겐에 의해 활성화된다.

4 임신·분만

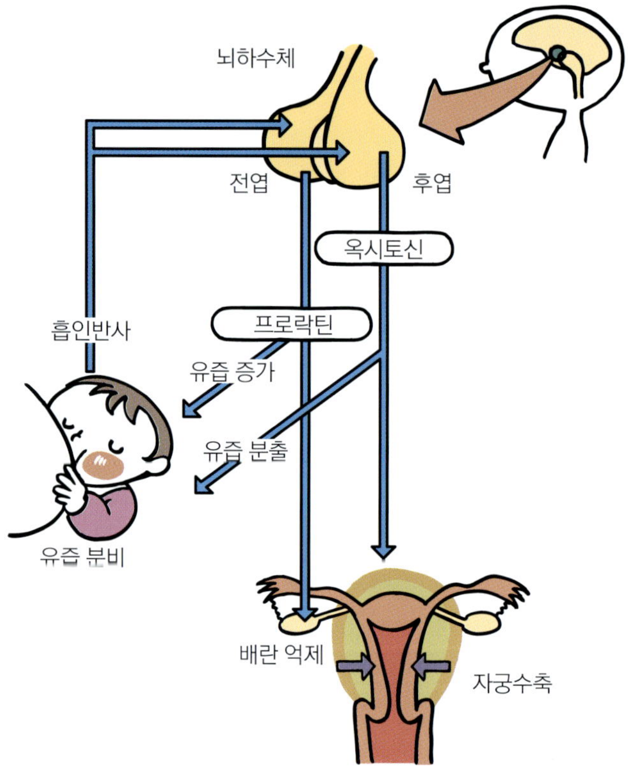

수유와 호르몬 분비

유아가 젖꼭지를 빨면 그 자극이 뇌하수체에 전달된다. 그러면 전엽에서는 프로락틴이 분비되어 유즙의 생산량을 늘리고, 배란을 멈춘다. 후엽에서는 옥시토신이 분비되어 유즙을 분출시키고, 자궁을 수축시킨다. 모두 유아를 키우기에 적합한 방향으로 작용한다. 또한, 옥시토신이나 프로락틴의 분비는 젖꼭지의 흡인뿐만 아니라 유아의 울음소리에서도 항진한다.

임신 반응

착상 후의 수정란은 거기에 태반을 만들고 생식샘자극호르몬을 분비한다. 이것을 HCG(사람융모성 생식샘자극호르몬)라고 한다. HCG는 소변에도 나오기 때문에 소변 속의 HCG 유무를 임신 판정에 사용할 수 있다.

자궁수축억제제
- **항콜린제:** 피레리도레이트(DACTIL®)
- **β작용제:** 리토드린(UTEMERIN®)

자궁수축제
- **프로스타글란딘:** 디노프로스트($PGF_{2\alpha}$, 푸로스타몬에프®), PGE_2, PGE_1
- **옥시토신:** ATONIN®-O
- **맥각알칼로이드:** 에르고메트린

임신고혈압 증후군
- **강압제:** 하이드랄라진(Apresoline®), 메틸도파(Aldomet®)
- **자간 발작:** 황산마그네슘(MAGNESOL®), 다이아제팜(CERCINE®), 페노바르비탈(페노바르비탈®)

수정란은 자궁에 착상하여, 거기에 태반을 만든다.

▶ **갓 만들어진 태반은 생식샘자극호르몬을 분비한다.**

이것을 HCG(사람융모성 생식샘자극호르몬)라고 하며, LH(황체형성호르몬)와 같은 작용을 한다. 이 HCG로 인해 난소의 황체는 프로게스테론을 계속 분비하고, 임신이 유지된다.

▶ **임신 중기 이후에는 태반에서 에스트로겐과 프로게스테론이 대량으로 분비된다.**

임신을 유지하려면 에스트로겐과 프로게스테론 둘 다 필요하다. 태반은 임신 중기에 완성되며, 이렇게 되면 더 이상 황체에 의지하지 않아도 된다.

유·조산 가능성이 있을 때는 자궁수축억제제를 투여한다.

유·조산이 있을 때는 자궁이 수축하여 태아가 밖으로 나오게 된다. 유·조산의 가능성이 있을 때는 자궁 평활근의 수축을 억제하고, 안정을 유지하는 것이 중요하다.

▶ **자궁수축의 억제제는 항콜린제와 β작용제이다.**

자궁 평활근은 아세틸콜린으로 수축하고 β작용제로 이완한다.

자궁수축제에는 옥시토신과 프로스타글란딘이 있다.

자궁수축제는 분만 시 자궁수축이 약할 때 사용한다.

▶ **옥시토신은 자궁 체부의 율동수축을 일으키고, 자궁경부의 근육은 이완된다.**

이상적인 자궁수축에 가깝다. 분만 시에는 태아의 출구인 자궁경부는 열려야 한다. 옥시토신은 반감기가 몇 분으로 짧아서 점적 투여로 그 양을 미묘하게 조절할 수 있다.

▶ **프로스타글란딘도 자궁의 율동수축을 일으킨다.**

프로스타글란딘도 옥시토신과 거의 동등한 작용을 한다고 생각해도 좋다.

▶ **맥각알칼로이드도 자궁수축 작용이 있다.**

분만 후의 자궁수축제로 사용된다. 맥각은 호밀 등에 기생하는 세균의 일종이다 .

유아가 젖꼭지를 빨면 옥시토신이 분비되어 유즙이 분출된다.

젖꼭지의 흡인이 자극되어 옥시토신이 분비된다.

▶ **옥시토신은 유즙 배출 작용이 있다.**

유선 내에 쌓인 모유를 배출시킨다. 동시에 자궁도 수축시켜 분만 후의 자궁은 작아진다. 또한, 옥시토신은 모유의 생산을 증가시키지 않는다. 단지 배출시킬 뿐이다.

▶ **젖꼭지를 빨면 프로락틴도 분비되어, 유즙이 대량 생산된다.**

프로락틴은 유선에 작용하여 유즙의 생산량을 증가시킨다.

▶ **수유 중에는 배란이 일어나지 않는다.**

프로락틴이 FSH(난포자극호르몬) 등의 분비를 억제하기 때문으로 생각된다. 따라서, 수유 중에는 무월경이므로 임신이 되지 않는다.

임신고혈압 증후군의 자간 발작에는 항간질약을 사용한다.

임신고혈압 증후군은 임신으로 고혈압 등이 악화한 것으로, 유산 확률이 상승하며 모체의 생명과 관련되기도 한다. 중증에서는 자간(임신고혈압 증후군에 동반하는 발작)을 일으킨다. 치료의 기본은 안정과 강압이다.

5 임신 중 약물 투여

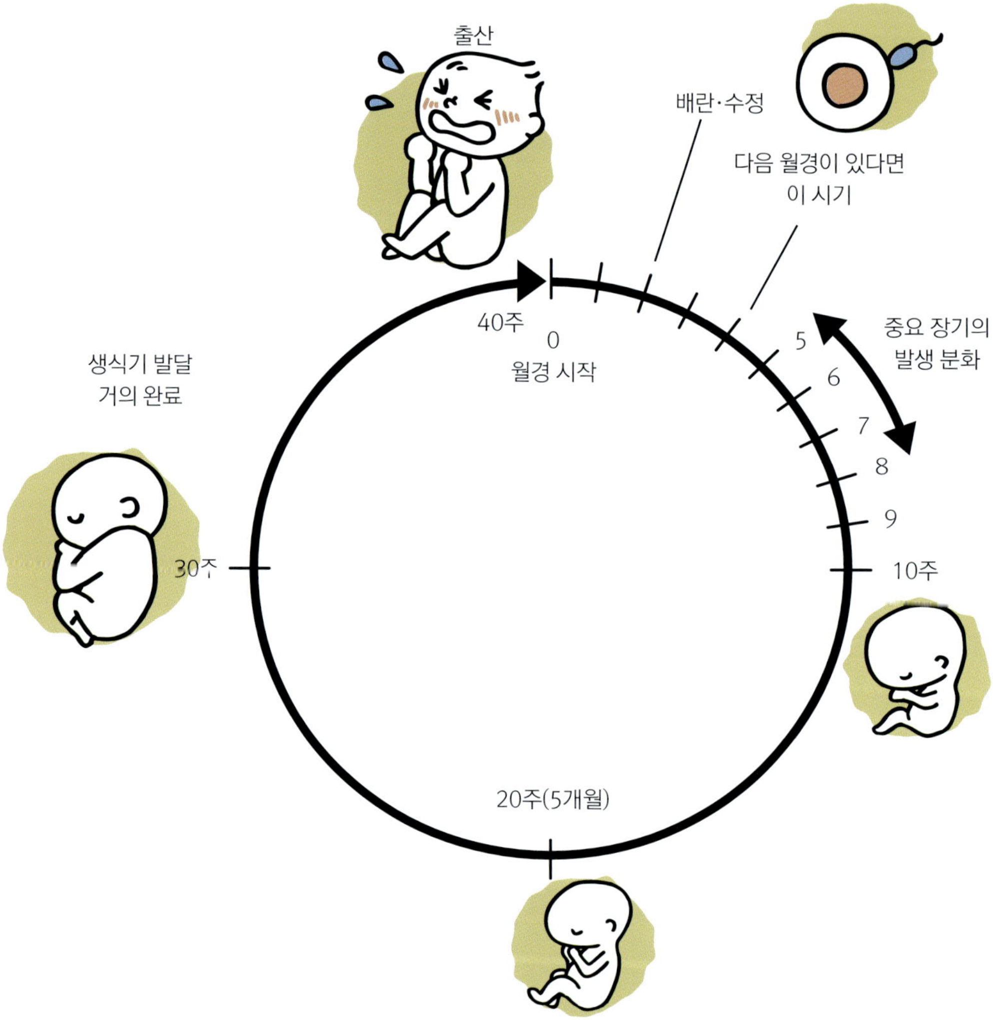

임신 중 시간 경과

최종 월경 시작일이 시작. 배란·수정·착상이 2주째. 태아의 중요 장기의 발생 분화는 5~8주째 일어나며, 이때가 가장 약의 영향을 많이 받는다. 이 시기는 임신 초기다.

약과 기형 형성

약의 기형유발성(teratogenicity)을 사람에서 증명하기는 매우 어렵다. 동물에서는 기형유발성을 보이는데 사람에서는 명확하지 않은 경우도 많고(아마 그 반대 경우도 있을 것), 게다가 구순열이나 구개열 등은 원래 발생빈도가 높고(약 1% 미만으로 존재), 이러한 기형과 약물과의 인과관계를 증명하기는 상당히 어렵다. 뉴퀴놀론계 항균제 같은 새로운 약물은 충분한 데이터가 갖추어져 있지 않고, 안전하다고도 위험하다고도 할 수 없으므로 만약을 위해 임신 중에는 금기시한다. 즉 임신 중 금기약에도 명백히 기형유발성이 있는 것부터, 잘 모르니 만약을 위해 금기로 하는 것까지 폭이 넓다.

임신 중의 약은 유익성이 위험성을 상회한다고 판단될 때만 투여한다.

임신 중에는 약의 유익성과 위험성 사이의 균형을 생각하는 것이 중요하다.

▶ 대부분 약은 태반을 통과하여 태아에게 전달된다.

산모에게 투여한 약 대부분은 태반을 통해 태아에게 전달되는 것으로 생각하면 된다.

태아에게 가장 영향을 미치는 시기는 임신 5-8주경이다.

▶ 태아의 뇌와 심장과 같은 원형이 만들어지는 것은 임신 5-8주경이다.

약 임신 2개월에 해당한다. 이 시기에 뇌·심장·소화기·팔다리 등 중요 장기가 발생 분화한다. 이 시기는 약물에 의해 기형이 발생할 위험이 가장 높다. 그러나 임산부 자신은 아직 임신을 인지하지 못하는 경우가 대부분이다.

▶ 태아의 생식기 발달은 임신 8개월 정도까지 지속된다.

정소(고환, testis)가 음낭 내로 내려오는 것은 임신 8개월 무렵이다. 이 시기까지 생식기 발달은 약물에 의한 영향을 받는다.

임신 5개월 이후에는 태아 독성이 중요하다.

▶ 임신 시기에 따라 태아에 영향을 미치는 내용은 다르다.

생식기를 제외하고 임신 5개월 이후에는 기형과 같은 형태이상보다도 태아 발육에 미치는 영향이 더 중요하다.

▶ 항경련제와 안지오텐신전환효소억제제는 기형유발성이 있는 약이다.

우선 이 두 가지를 기억해 두자. 항간질약은 특히 발프로산에 기형유발성이 강하다. 그 외에도 비타민A, 와파린, 호르몬 관련 약물, 향정신 의약품 등은 주의해야 한다.

테트라사이클린계와 아미노배당체계 항균제는 임신 중에는 금기

테트라사이클린계는 태아의 치아와 뼈에 침착된다. 아미노배당체계는 태아에 난청(Ⅷ 뇌신경 장애)을 유발한다. 클로람페니콜도 태아에게 이상을 일으킨다. 뉴퀴놀론계 약물은 충분한 데이터가 없어 임신 중에는 금기로 취급된다.

▶ 페니실린계, 세팔로스포린계, 마크로라이드계는 안전한 것으로 보인다.

수유 중에 사용한다면 페니실린계와 세팔로스포린계일 것이다.

▶ 임신 중에는 생백신은 불가능하고, 불활성백신은 가능하다.

이것이 기본적인 사고방식이다.

▶ 임신 중에는 풍진의 생백신이 사용을 금지한다.

풍진바이러스에는 기형유발성이 있다. 임신 중에 풍진에 걸리면 태아에게 난청이나 백내장 등이 생긴다. 풍진의 생백신에는 기형유발성은 증명되지 않았지만, 만약을 위해 임신 중에는 사용을 금지한다.

▶ 수유 중에는 항경련제, 항암제, 브로모크립틴은 주의해야 한다.

일반적인 약이라면 모유로의 이행량은 거의 무시할 수 있다. 계속 사용하는 약은 항경련제가 모유로의 이행률이 높다. 항암제는 아무리 소량이라도 유아에게는 주면 안 되므로, 인공수유를 사용한다. 브로모크립틴은 유즙 분비를 억제한다.

Coffee Break

월경과 생리

'생리적'이란 '정상적인'이라는 의미이다. 따라서 생리란 정상적인 월경을 말하는 것이며, 비정상적인 월경은 생리라고 하면 안 된다. 예를 들면 주기가 비정상적인 것은 '월경불순'이며, 통증은 '월경통'이다. 이것을 '생리불순', '생리통'이라고 하는 것은 의학적으로는 잘못된 표현이다.

위약(플라시보)

사람에 대한 약의 효과는 심리적인 영향도 크다. 원래는 약리 활성을 갖지 않은 물질에서도 효과를 나타낼 수 있다. 이러한 약을 위약이라고 한다. 치료의 한 부분으로 위약을 투여하기도 한다. 또한, 약의 효과를 조사할 때는 진짜 약과 외관을 동일하게 만든 위약을 만들어, 진짜 약과 위약을 투여하여 그 효과를 비교한다.

문제

유즙 분비에 대해 잘못된 것은?

1. 임신 중에 유선은 에스트로겐, 프로게스테론의 작용으로 발달한다.
2. 프로락틴은 뇌하수체 후엽에서 분비된다.
3. 프로락틴 분비는 신생아의 빨기자극에 의해 일시적으로 증가한다.
4. 옥시토신에 의한 젖분출반사는 신생아의 울음소리에 의해서도 일어난다.

해설 p.139 참조. 1. 맞다. 2. 프로락틴은 뇌하수체 전엽까지 분비된다. 3. 맞다. 4. 맞다. **정답** [2]

문제

잘못된 조합은?

1. 바소프레신 ___________ 혈압 저하
2. 카테콜라민 ___________ 혈압상승
3. 타이록신 _____________ 열량 생산
4. 부갑상선호르몬 _______ 혈장 칼슘 농도 상승
5. 프로락틴 _____________ 유즙 분비 자극

해설 1. 바소프레신은 혈압상승 작용. 2. 맞다(→p.11). 3. 맞다(→p.133). 4. 맞다(→p.128). 5. 맞다(→p.139). **정답** [1]

PART

12

중추신경계

1. 뇌의 신경세포
2. 파킨슨병
3. 파킨슨병 치료제
4. 항불안제
5. 수면제
6. 항정신병약
7. 항우울제
8. 항간질약

1 뇌의 신경세포

신경전달물질의 분해와 재흡수

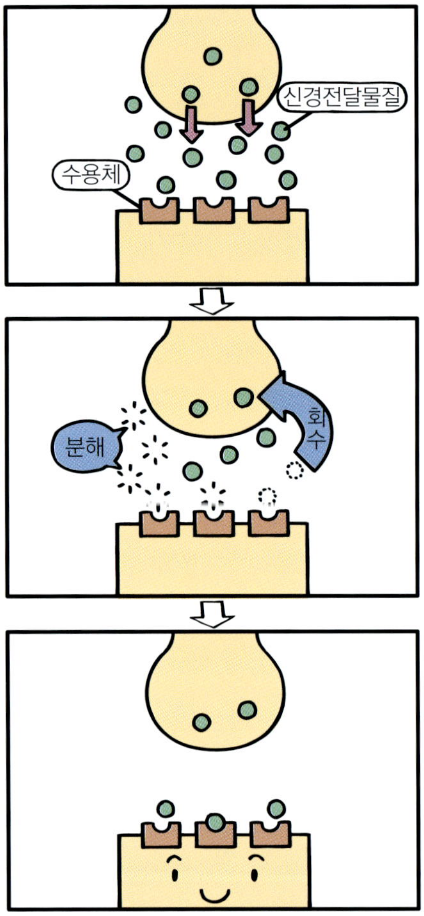

시냅스에서 방출된 신경전달물질은 분해되거나 회수되어 소멸한다. 회수란 다시 흡수되는 것, 즉 재흡수를 의미한다.

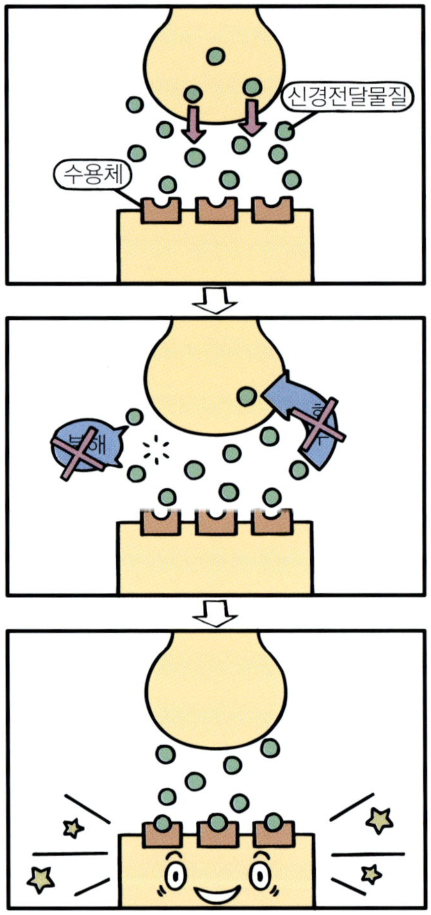

이 분해와 재흡수를 억제하면 방출된 신경전달물질은 다량으로 남고, 결과적으로 다량의 신경전달물질을 방출한 것과 같은 일이 일어난다. 즉 시냅스전달을 항진시키게 된다.

GABA(γ-aminobutyric acid)

감마아미노뷰티르산을 가리켜 'GABA'라고 한다. 글루탐산과 매우 유사한 구조로 되어 있는 아미노산의 일종으로, 뇌 신경세포의 대표적인 억제성 신경전달물질이다. 당연히 뇌에는 GABA에만 반응하는 GABA 수용체가 존재한다.

뇌는 수많은 신경세포로 이루어져 있다.

뇌와 척수를 중추신경이라고 한다. 중추신경에서는 수많은 신경세포가 서로 네트워크를 형성하고 있으며, 신경세포끼리 시냅스※를 통해 정보를 전달하고 있다.

▶ **일부 신경세포의 기능장애가 있어도 뇌는 제대로 작동하지 않는다.**

뇌의 기능은 수많은 신경세포의 공동 작업의 결과이다.

▶ **뇌의 신경세포 중에는 억제성인 것도 있다.**

억제성 신경세포는 다른 신경세포의 활동을 억제한다. 이 억제가 사라지면 지나치게 흥분하는 신경세포가 나타나고, 더욱이 지나치게 흥분한 신경세포는 각종 정신질환에 관여하는 것으로 알려져 있다.

'사고 기능'과 '운동 기능'은 뇌의 중요한 기능이다.

뇌에는 그 외에도 '감각 기능'도 있다.

▶ **'사고 기능'에 관여하는 뇌 신경세포의 흥분 정도에 이상이 생기면 불안해하거나, 잠을 못 자거나, 정신질환 등이 발생한다.**

여기서의 정신질환에는 조현병이나 조울증(양극성장애)뿐만 아니라 뇌전증(간질) 등도 포함된다.

▶ **정확한 '운동 기능'을 수행하기 위해서는 주연 외에 다수의 조연이 필요하다.**

근육을 단순히 수축시키는 담당과 여기저기서 근육 수축을 통솔·판단하는 담당이 필요하다.

뇌의 신경세포의 신경전달물질에는 도파민, 세로토닌, GABA, 아세틸콜린, 노르아드레날린 등이 있다.

일단 이 다섯 종류를 기억해 두자. 모두 아민류라는 큰 그룹에 속한다. 이 외에도 다양한 신경전달물질이 존재한다.

▶ **시냅스에는 각각의 신경전달물질에 대한 수용체가 존재한다.**

예를 들면 도파민용에는 도파민에만 반응하는 도파민수용체가 있다.

▶ **수용체를 차단하면 시냅스전달은 억제된다.**

수용체차단제는 시냅스전달을 억제한다. 반대로 수용체의 민감도를 높이면 시냅스전달이 항진된다.

▶ **신경전달물질의 생산을 증가시키면 시냅스전달이 항진된다.**

▶ **방출되는 신경전달물질의 분해나 재흡수를 억제하면 시냅스전달은 항진한다.**

방출되는 신경전달물질은 분해 또는 재흡수(방출한 원래 신경세포가 나시 흡수하는 것)되어 소멸한다. 이 분해나 재흡수를 억제하면 시냅스 부분의 신경전달물질 농도가 상승한다. 반대로 분해나 재흡수를 촉진시키면 농도는 낮아지고 시냅스전달이 억제된다.

▶ **중추신경 작용제는 수용체 및 신경전달물질의 생성·분해와 재흡수에 영향을 미침으로써 신경세포의 정보 전달에 영향을 미친다.**

이것이 중추신경 작용제의 기본적인 약리 작용이다.

역자주 ※시냅스: 뉴런과 뉴런 사이, 또는 뉴런과 다른 세포 사이에서 신경 신호가 전달되는 연결 부위.

2 파킨슨병

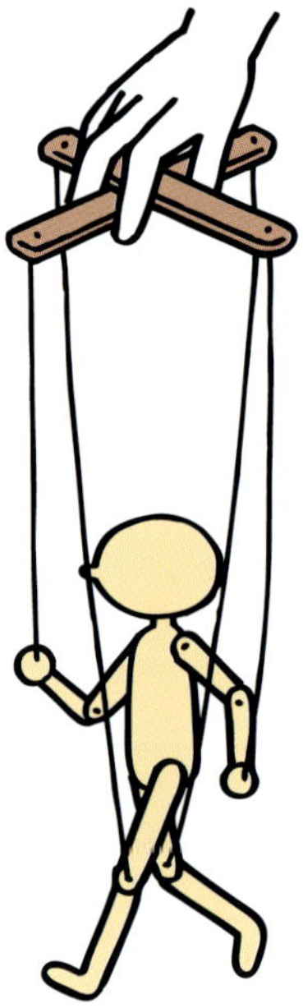

정상에서는 추체로와 추체외로가 서로 협력하여 원활한 운동을 한다.

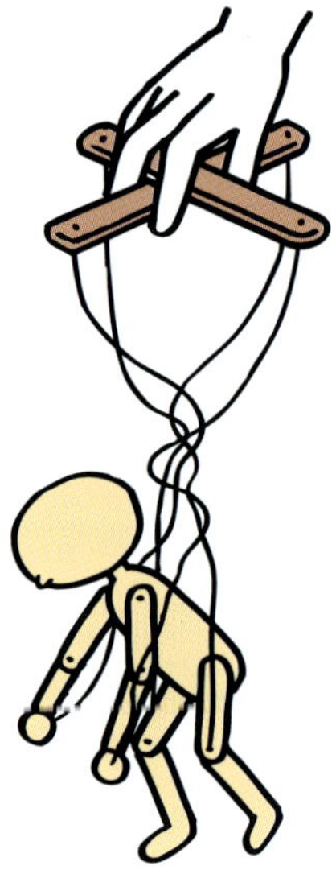

추체외로가 장애를 받으면 움직일 수는 있지만 제대로 된 운동은 할 수 없게 된다.

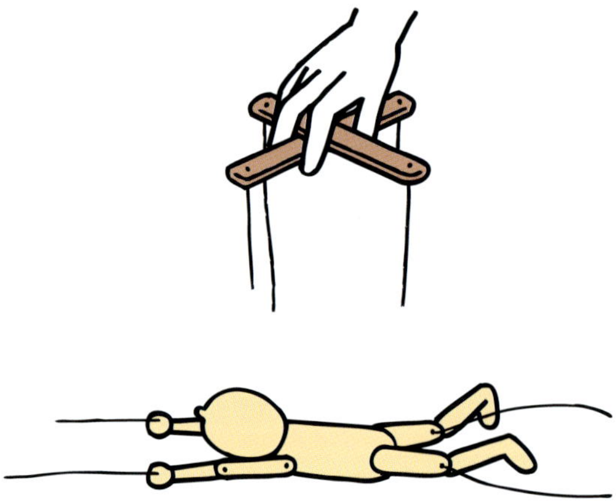

추체로가 장애를 받으면 움직일 수 없다.

추체로와 추체외로

골격근을 움직이는 신경경로에는 메인과 서브의 두 가지 경로가 있다. 전자를 추체로, 후자를 추체외로라고 한다. 파킨슨병에서는 이 추체외로가 손상되어 있기 때문에 근육에 힘은 들어가지만, 제대로 된 운동은 할 수 없게 된다.

중추신경계의 운동로에는 추체로와 추체외로가 있다.

뇌로부터의 운동 명령은 여러 경로를 통해 전신으로 전달된다. 이 경로에는 하나의 메인 경로와 여러 개의 서브 경로가 있다. 이 메인 경로를 추체로※1라고 한다.

▶ 추체로 이외의 운동로를 통틀어 추체외로라고 한다.

운동로에서는 추체로가 '주연', 추체외로는 '조연'에 해당한다. 추체외로란 하나의 경로가 아닌 여러 경로의 총칭이다.

▶ '운동'은 추체로와 추체외로의 공동 작용이다.

예를 들어 의자에서 문까지 걷는 경우, 다리의 골격근을 수축시키는 것이 일의 중심이다. 그러나 그것만으로는 충분하지 않고, 어떤 근육을 수축시키는 동시에 다른 근육을 풀어주고, 방향과 보폭을 결정하고, 넘어지지 않도록 균형을 잡고, 출발과 정지 등 많은 일이 필요하다.

▶ 추체외로 이상이 있으면 제대로 된 운동을 할 수 없게 된다.

추체외로에 이상이 있으면 골격근을 수축시킬 수는 있지만, 목적에 맞는 세밀한 운동의 조정을 할 수 없게 된다. 이에 반해, 추체로의 이상은 근수축 자체를 할 수 없게 된다.

▶ 흑질과 선조체는 추체외로의 중요한 부분이다.

중뇌(대뇌와 척수 사이에 있는 부분)에 멜라닌을 많이 함유한 신경세포체가 모여서 검게 보이는 곳이 있는데, 이것이 흑질이다. 선조체는 대뇌의 중심부(대뇌피질이 아닌 척수에 가까운 부분)에 존재하는 대뇌 바닥핵의 일부이다.

파킨슨병에 걸리면 운동과 자세를 잘 조절하지 못하게 된다.

파킨슨병은 50대 이후에 많이 발생하는 질병이다.

▶ 파킨슨병에서는 추체외로에 이상이 생긴다.

정확한 '운동 기능'을 영위하기 위한 '조연들'에 이상이 생긴 질환이다.

▶ 파킨슨병에서는 추체외로 증상이 특징적이다.

골격근의 긴장이 증가하고, 동작이 느려지고, 손가락 떨림(진전), 몸을 앞으로 숙이고 넘어지기 쉬운 등의 증상이 특징적이다. 파킨슨병에 국한되지 않고 추체외로의 이상이 있으면 비슷한 증상이 나타난다.

파킨슨병은 뇌의 도파민 부족이 원인이다.

▶ 뇌가 도파민 부족이 되면 추체외로가 잘 작동하지 않는다.

흑질의 신경세포는 선조체로 축삭※2을 뻗어 선소제에서 신경전달물질인 도파민을 분비한다. 이 신경세포의 도파민 생성 장애가 파킨슨병의 원인으로 여겨진다. 선조체가 도파민이 부족해지면 추체외로가 제대로 작동하지 않는다.

파킨슨병 치료는 뇌의 도파민을 늘리는 것이다.

▶ 도파민 자체는 뇌 안으로 이동할 수 없다.

뇌에는 혈액뇌장벽이라는 장벽이 있는데, 도파민은 혈액에서 뇌로 통과할 수 없기 때문에 도파민 자체를 투여해도 효과가 없다.

역자주 ※1 추체로(Pyramidal tract): 신경 경로 중 하나. 주로 대뇌피질에서 시작하여 척수로 이어지는 경로이다.
※2 축삭(Axon): 뉴런의 주요 구성 요소 중 하나. 신경세포의 몸체에서 뻗어나가는 긴 섬유 모양의 구조.

3 파킨슨병 치료제

혈액뇌장벽에 대한 도파와 도파민

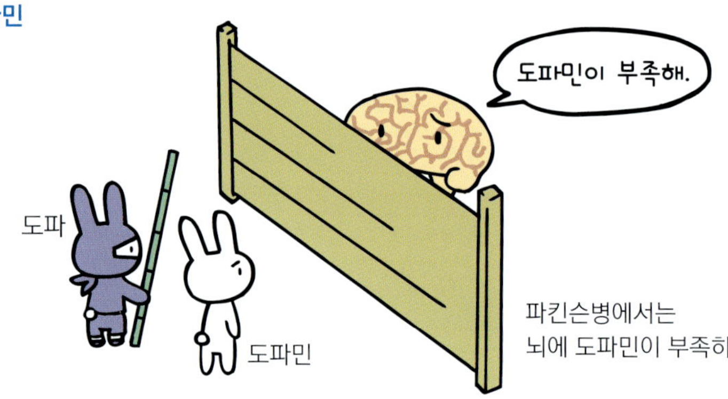

도파는 대사를 받아
도파민이 된다.

파킨슨병에서는
뇌에 도파민이 부족하다.

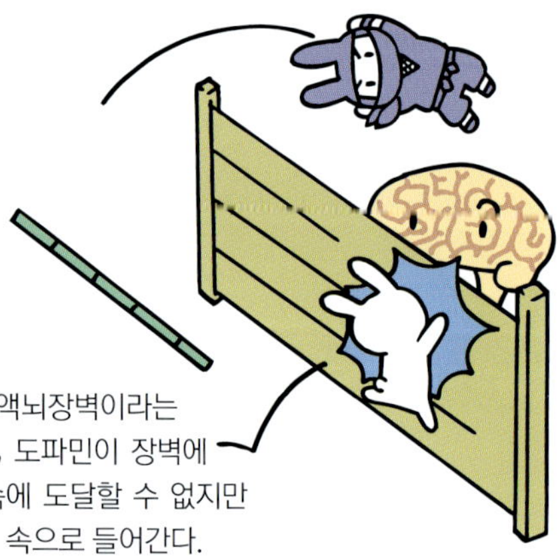

뇌에는 혈액뇌장벽이라는
것이 있어, 도파민이 장벽에
걸려 뇌 속에 도달할 수 없지만
도파는 뇌 속으로 들어간다.

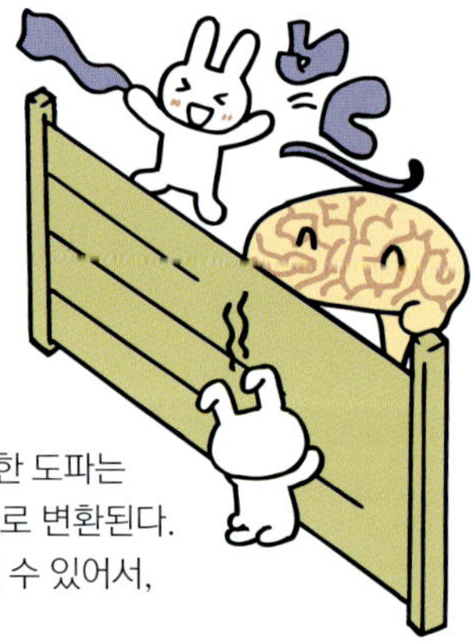

혈액뇌장벽을 통과한 도파는
뇌 안에서 도파민으로 변환된다.
뇌는 도파민을 얻을 수 있어서,
기뻐한다.

> **카르비도파, 벤세라지드**
>
> 도파를 분해하는 도파 탈탄산효소의 억제제이다. 이것을 레보도파와 함께 투여(MENESIT®, 마도파®)하면 레보도파의 혈중농도가 상승하므로 레보도파 자체의 용량을 줄일 수 있다. 카르비도파는 뇌 안으로 이동하지 않기 때문에 뇌에서의 레보도파 대사는 영향을 미치지 않는다.

파킨슨병 치료제

- **L-도파:** 레보도파(DOPASTON®)
- **레보도파와 분해억제제와의 합성제:** MENESIT®, 마도파®
- **레보도파 활성화제:** 조니사미드(TRERIEF®)
- **도파민 수용체 자극제:** 브로모크립틴(팔로델®), 로피니롤(리큅®)
- **도파민 방출 촉진제:** 아만타딘(Symmetrel®)
- **도파민 분해 억제제:** MAO-B억제제(FP®), COMT억제제(콤탄®)
- **중추성 항콜린제:** ARTANE®, AKINETON®
- **노르아드레날린 보충제:** 드록시도파(DOPS®)

레보도파 투여는 뇌의 도파민을 증가시킨다.

생각해 보면 레보도파 투여가 파킨슨병의 가장 기본적인 치료법이다.

▸ 도파는 혈액에서 뇌로 이동할 수 있다.

경구투여도 가능하다.

▸ 도파파는 뇌에서 대사되어 도파민이 된다.

정상적인 대사 경로는 **티로신→도파→도파민**이다. 도파는 도파민의 전구물질이다. 도파처럼 체내에서 대사되어 작용하는 약으로 변하는 것이 **전구약물**(→p.45)이다.

도파의 약품명은 레보도파이다.

레보도파는 L-도파라고도 한다. 도파에는 L형과 D형의 두 가지 광학 이성질체가 있는데, L형만 효과가 있다. 레보도파는 L형 도파를 말한다.

▸ 레보도파는 분해효소억제제와 함께 투여하면 효과가 증가한다.

분해효소억제제는 뇌 속으로 이동하지 않는 점이 특이하다. 효과 강화 구조는 왼쪽 참조.

▸ 도파민 방출 촉진제나 도파민 분해 억제제도 뇌의 도파민 농도를 상승시킨다.

▸ 도파민 수용체 자극제 역시 뇌의 도파민 효과를 증강시킨다.

수용체의 감수성을 높여 적은 양의 도파민으로도 효율적으로 효과를 발현시킨다.

항콜린제도 파킨슨병 치료제가 된다.

▸ 선조체[※1]에서는 도파민과 아세틸콜린이 균형을 이룬다.

파킨슨병에서는 도파민이 감소하기 때문에 상대적으로 아세틸콜린이 증가한 상태가 된다. 따라서 아세틸콜린의 효과를 감소시키는 것은 양자의 균형을 되돌리므로, 효과적인 치료법이 될 수 있다.

▸ 항콜린제는 중추신경의 아세틸콜린 수용체를 차단한다.

소화기 질환 등에 사용하는 항콜린제는 뇌까지 도달할 수 없어서 파킨슨병에는 중추성 항콜린제를 사용한다.

▸ 파킨슨병에서는 뇌 안의 노르아드레날린도 줄어든다.

뇌 안의 노르아드레날린을 보충하는 약물도 효과적이다. 노르아드레날린의 전구약물인 드록시도파를 사용한다.

레보도파를 장기간 사용하면 효과가 약화된다.

약의 효과 지속시간도 짧아지고, 갑자기 증상이 나타났다가 사라지기도 한다.

▸ 레보도파의 장기간 사용으로 인한 부작용은 불수의운동[※2]이다.

디스키네시아(운동이상증)[※3]라고 하는 증상이다.

▸ 레보도파 사용 시작 시기를 일부러 늦출 때도 있다.

레보도파는 매우 효과적인 약이지만, 병의 초기에는 레보도파 이외의 약물을 가급적 사용하여 레보도파의 사용을 늦추는 경우가 많다.

역자주 ※1 선조체(Striatum): 대뇌기저핵의 일부분, 운동 제어와 관련된 중요한 뇌 구조.

※2 불수의운동: 개인이 의식적으로 조절할 수 없는 비정상적이고 무의식적인 움직임.

※3 디스키네시아(Dyskinesia): 불수의적이고 비정상적인 움직임을 특징으로 하는 증상.

4 항불안제

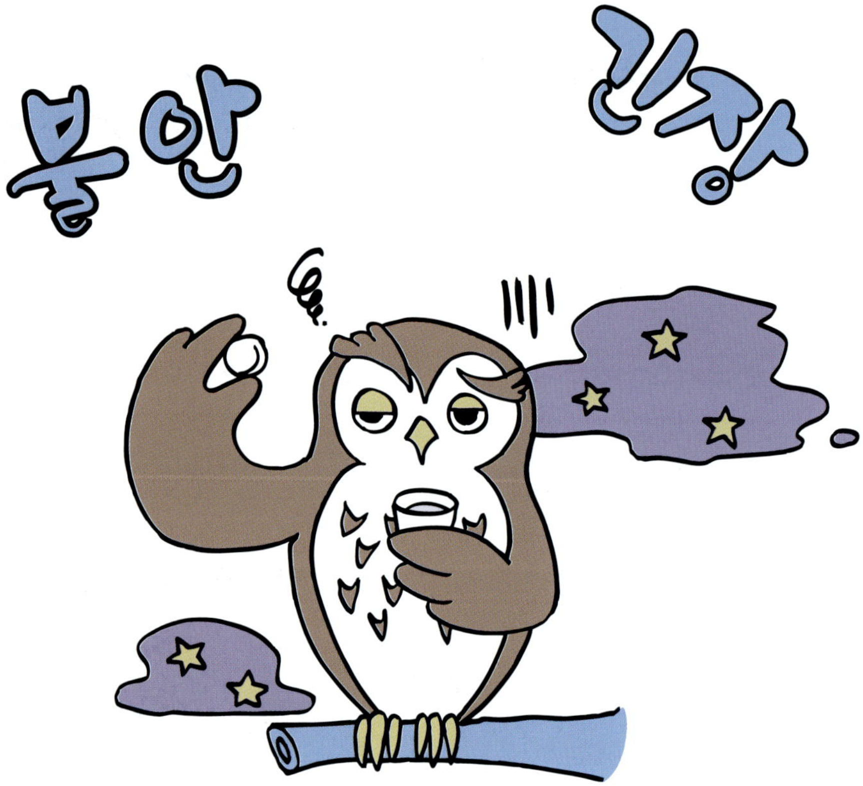

항불안제

항불안제는 머리를 멍하게 만들어 정신의 긴장과 불안감을 줄여준다. 수면 작용도 있다.
그러나 조현병이나 조울증과 같은 정신질환을 치료하는 힘은 없다.

신경병증

정신과 영역에서는 현재 이 용어를 거의 사용하지 않는다. 고전적 정의에서 신경증은 심리적 원인으로 생기는 심신의 기능장애를 의미하며, 종합실조증이나 양극성장애와는 별개의 질환이다. 주요 증상으로 불안, 히스테리, 공포, 강박, 강박증, 우울증 등이 있으며, 자율신경실조증이나 공황장애도 포함된다. 치료로는 항불안제(벤조디아제핀계 약물 등)와 항우울제(SSRI 등) 등이 사용된다.

항불안제

- **벤조디아제핀계 약물:** 다이아제팜(CERCINE®, Horizon®), 클로르디아제폭시드(Balance®), 에티졸람(데파스®), 로라제팜(WYPAX®)
- **벤조디아제핀계 길항제:** 플루마제닐(아넥세이트®)
- **세로토닌 수용체 작용제:** 탄도스피론(Sediel®)

항불안제는 정신의 긴장이나 불안감을 줄여주는 약이다.

이른바 신경병증이나 노이로제 같은 경우에 효과적이다.

▸ **뇌의 활동을 억제하면 불안감도 억제할 수 있다.**

뇌가 작동하지 않으면 '불안감'도 생기지 않는다.

▸ **항불안제는 뇌의 활동을 억제함으로써 불안감을 줄여준다.**

뇌의 활동을 전반적으로 억제하면 불안감도 줄어들기 때문이다. 이 표현은 엄밀히 따지면 틀린 부분도 있지만, 초보자는 이 정도로 이해하면 된다.

▸ **항불안제를 사용하면 머리가 멍해진다.**

뇌의 활동이 저하되기 때문이다. 이것이 항불안제의 기본적인 효과이다. 머리가 멍해지는 것은 주작용이라고도, 부작용이라고도 할 수 있다.

항불안제는 정신질환을 치료하는 힘은 없다.

여기서 말하는 정신질환은 조현병이나 조울증 등이다.

▸ **항불안제는 정신질환 치료에 병용될 수는 있다.**

그러나 정신질환 치료의 주된 역할을 할 수는 없다.

▸ **항불안제는 진정작용이 있다.**

항불안제는 항불안 외에도 진정 · 최면, 심지어 경련발작 해제 등에도 사용된다.

▸ **항불안제는 minor tranquilizer라고도 한다.**

이에 반해 정신질환 치료제는 major tranquilizer라고 한다. Tranquilizer는 정신안정제를 말한다.

대표적인 항불안제는 벤조디아제핀계 약물이다.

벤조디아제핀이라는 그룹명을 기억하자.

▸ **벤조디아제핀계 약물은 뇌의 GABA 작용을 강화한다.**

GABA 수용체에 작용하여 GABA(→ p.144)의 효과를 증강한다. GABA는 중요한 뇌의 신경전달물질로 뇌의 활동을 억제하는 방향으로 작용한다.

▸ **부작용은 졸음, 어지러움, 무기력, 피로감 등이다.**

한마디로 머리가 멍해진 결과이다. 또한, 양이 많아지면 혈압 저하, 호흡 억제 등도 발생한다.

▸ **길항제로 플루마제닐이 있다.**

마취 등에 벤조디아제핀계 약물을 사용했을 때 그 해제에 사용한다.

▸ **장기 투여 시 내성이나 의존성이 생긴다.**

오래 사용하면 점점 효과가 없어지고, 정신의존이나 신체 의손노 발생한다. 의존성이 생겼을 때 갑자기 중단하면 불안이나 흥분 등 반동현상(리바운드)이 생기기도 한다.

대표적인 벤조디아제핀계 약물은 다이아제팜이다.

다이아제팜이라는 이름은 기억해 두자. 효과적이고 매우 역사가 깊은 약이다. 벤조디아제핀계 약물에는 △△제팜이나 △△졸람이라는 명칭의 약물이 많다.

5 수면제

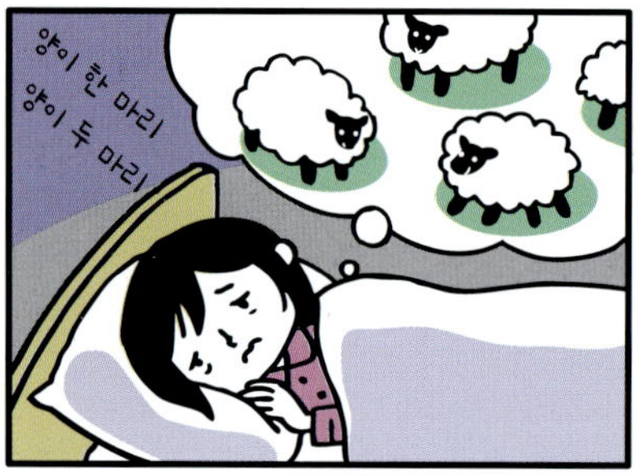

입면장애

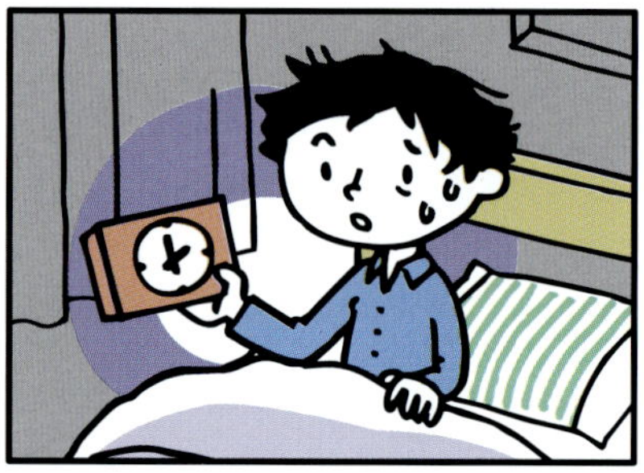

중도각성

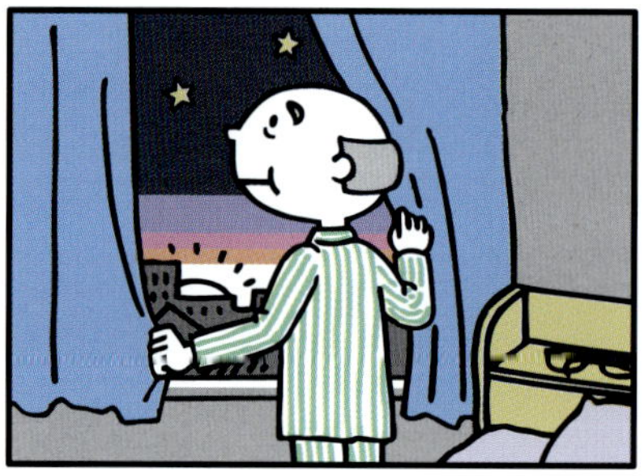

조조각성

수면장애와 수면제

수면장애에는 입면장애, 중도각성, 조조각성이 있다. 수면제에는 작용 지속시간이 짧은 것부터 긴 것까지 다양한 종류가 있으므로, 환자의 증상과 개성 · 성격 등에 따라 그 환자에게 가장 적합한 약을 사용한다.

렘수면과 논렘수면

정상적인 수면에서는 렘수면과 논렘수면(비렘수면, NREM sleep)이 적절히 조화되어 있다. 렘은 안구가 빠르게 움직이는 것을 의미한다. 렘수면에서는 안구운동과 심장박동 · 호흡의 변동을 동반한다. 수면제로 얻은 수면은 자연스런 수면과는 조금 다를 수밖에 없다.

벤조디아제핀계 수면제 및 비벤조디아제핀계 수면제
- **초단시간형:** 트리아졸람(할시온®), 조피콜론(Amoban®), 졸비뎀(Myslee®), Lunesta®
- **단시간형:** 브로티졸람(렌돌민®), 릴마조폰(Rhythmy®)
- **중간형:** 니트라제팜(NELBON®, Benzalin®), 플루니트라제팜(Silece®), 에스타졸람(EURODIN®)
- **장시간형:** 쿠아제팜(DORAL®), 할록사졸람(SOMELIN®)

바르비튜르산계 수면제
- **단시간형:** 펜토바비탈(RAVONA®)
- **중간형:** 아모바비탈(Isomytal®)
- **장시간형:** 페노바르비탈(페노바르비탈®)

멜라토닌 수용체 작용제: 라멜테온(Rozerem®)
올렉신 수용체 길항제: 수보렉산트(Belsomra®), 렘보렉산트(Dayvigo®)

항불안제 중 최면 작용이 강한 것은 수면제다

▶ **항불안제에는 최면 작용이 강한 것과 항불안 작용이 강한 것이 있다.**

최면 작용이 강한 것은 수면제, 항불안 작용이 강한 것은 항불안제로 사용된다.

▶ **불면증은 입면장애, 중도각성, 조조각성으로 나뉜다.**

입면장애는 잠들지 못하는 것, 중도각성은 한밤중에 깨어나는 것, 조조각성은 아침 일찍 깨어나는 것을 말한다. 각각 적합한 약을 사용하면 된다.

▶ **수면제는 보통 취침 전에 복용한다.**

중도 각성 시에는 한밤중에 복용하는 경우도 있다.

▶ **수술 전날 밤에도 수면제는 사용된다.**

이를 마취 전 투약이라고 한다.

▶ **수면제로 얻은 수면은 자연적인 수면과는 조금 다르다.**

수면제로 장시간 잠을 자도 숙면을 취하지 못하는 경우가 있다.

수면제는 벤조디아제핀계 약물이 메인이다.

바르비튜르산계 약물도 최면 작용이 있다. 둘 다 뇌의 GABA 작용을 강화한다. 뇌의 멜라토닌은 수면과 각성 리듬을 조절한다.

▶ **바르비튜르산계 약물은 작용 지속시간이 짧은 것부터 긴 것까지 다양하다.**

짧은 것은 마취제로 사용되고, 긴 것은 항간질약 등으로도 사용된다.

▶ **벤조디아제핀계 약물은 작용 지속시간이 짧은 것부터 긴 것까지 다양하다.**

▶ **수면제는 작용 지속시간에 따라 초단시간형, 단시간형, 중간형, 장시간형으로 나뉜다.**

작용 지속시간과 혈중농도 반감기는 비례한다.

▶ **입면장애에는 초단시간형, 중도각성에는 단시간형, 조조각성에는 중간형 수면제를 사용한다.**

이것은 어디까지나 일반론이다. 결국 환자의 증상과 개성·성격 등에 따라 그 환자에게 가장 잘 맞는 약을 사용하는 것이 좋다.

▶ **우울증이나 조현병 등에 따른 불면에는 항우울제나 항정신병약을 병행한다.**

이 경우에는 단순히 수면제만으로는 해결할 수 없다.

▶ **수면 · 각성에는 올렉신이 관여한다.**

올렉신은 펩타이드의 신경전달물질이다.

수면제의 가장 큰 부작용은 다음 날 아침까지 지속되는 효과이다.

다음 날 아침이 되어도 졸음을 느끼고, 여전히 멍하다. 다음 날 아침까지 약의 효과가 남아 있기 때문이다.

▶ **수면제의 효과는 고령자에게는 더 강하게 나타난다.**

고령자는 약물의 대사 속도가 느리기 때문에, 작용도 부작용도 강하고 오래 지속된다.

▶ **수면제는 양과 종류를 잘 선택한다.**

적절한 종류의 약을 적당량 사용하는 것이 중요하다. 현시점의 효과뿐만 아니라 긴 안목으로 보았을 때 미래의 중단도 고려에 넣어 둘 필요가 있다.

▶ **환자에게는 수면 및 수면제에 대한 올바른 지식과 교육이 필요하다.**

규칙적인 생활을 하는 것이 기본이다.

6 항정신병약

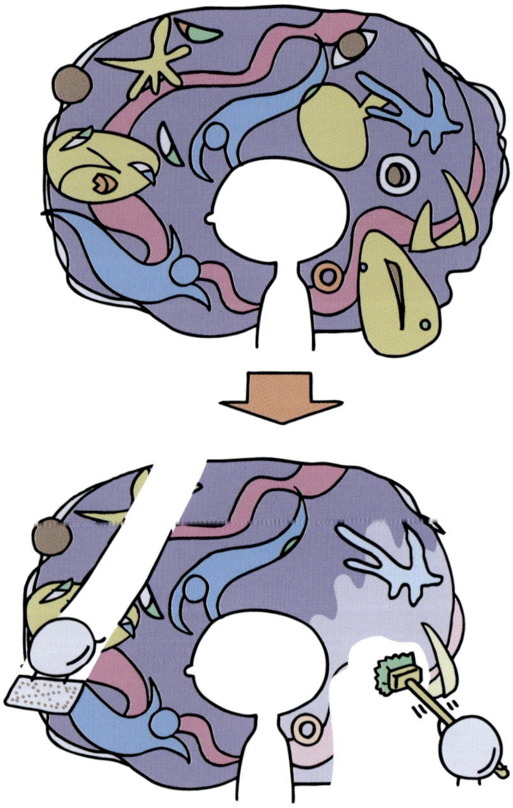

조현병과 항정신병약

항정신병약은 조현병의 환각·망상·흥분 등을 억제한다. 그 작용 메카니즘은 뇌의 도파민수용체와 세로토닌 수용체를 차단하기 때문으로 알려져 있다.

알츠하이머치매 치료제

치매는 크게 뇌혈관 질환에 의한 것과 알츠하이머형이 있다. 알츠하이머치매의 원인에는 뇌에서의 신경전달물질인 아세틸콜린의 부족과 글루탐산염 수용체의 일종인 NMDA 수용체의 과도한 활성화가 관여하는 것으로 알려져 있다. 따라서 전자는 콜린에스테라아제 억제제로 뇌 안 아세틸콜린 양을 증가시키는 것이고, 후자는 NMDA 수용체 억제제를 사용하는 것이 치료법이다.

항정신병약
- **페노티아딘계:** 클로르프로마진(Wintermin®, CONTOMIN®), 레보메프로마진(Hirnamin®)
- **부티로페논계:** 할로페디롤(Serenace®)
- **벤즈아미드계:** 설피리드(Dogmatyl®)
- **비전형적인 항정신병약:** 리스페리돈(리스페달®), 올란자핀(자이프렉사®), 아리피프라졸(ABILIFY®), 클로자핀(클로자릴®)

항치매약
- **콜린에스터레이즈억제제:** 도네페질(아리셉트®), 갈란타민(레미닐®), 리바스티그민(EXELON®)
- **NMDA 수용체 억제제:** 메만틴(MEMARY®)
- **기타:** 티아프리드(Gramalil®), 억간산※1

역자주 ※1 한방 약제로, 주로 정신적 불안정, 신경과민, 불면증 등의 증상을 완화하는 데 사용. 치매 증상의 진행을 늦추고 환자의 삶의 질을 향상시키기 위해 처방된다.

조현병에 효과적인 약을 항정신병약이라고 한다.

▸ **조현병의 전형적인 예는 환각 · 망상 · 흥분 등으로 시작되어 결국 인격이 붕괴된다.**

조현병의 원인은 아직 잘 알려져 있지 않지만, 환각·망상·흥분 등에는 뇌 속의 도파민을 비롯해 세로토닌과 노르아드레날린 등이 관여하는 것으로 알려져 있다.

▸ **향정신 의약품은 정신 기능에 관여하는 모든 약물의 총칭으로 항정신병약을 포함한다.**

▸ **항정신병약은 환각 · 망상 · 흥분 등의 증상을 억제한다.**

항불안제에는 이러한 증상을 억제하는 작용은 없다.

전형적인 항정신병약은 페노티아딘계 약물과 부티로페논계 약물이다.

여기에 벤즈아미드계 약물을 더한 세 종류가 오래전부터 사용되어 온 대표적인 전형적인 항정신병약이다. 현재는 새로운 비전형적인 항정신병약물이 치료의 중심이 되고 있다.

▸ **클로르프로마진이 페노티아딘계 약물의 대표적이다.**

클로르프로마진은 역사적으로 유명한 약이다. 마찬가지로 부티로페논계 약물로는 할로페리돌이 역사적으로 유명한 약물이다.

▸ **전형적인 항정신병약은 뇌의 도파민 수용체를 차단하는 작용을 한다.**

▸ **뇌의 도파민은 뇌의 활동성을 촉진하는 신경전달물질이다.**

아마도 조현병에서는 뇌가 어떤 면에서 너무 활발하게 작용하는 것일 수 있다. 다만 도파민만으로 모든 것을 설명할 수 있는 것은 아니며, 세로토닌이나 노르아드레날린 등도 관련되어 있다.

▸ **비전형적인 항정신병약은 도파민뿐만 아니라 세로토닌 등의 차단 작용도 있다.**

전형적인 항정신병약은 도파민의 차단 작용이 중심이다. 최근 치료의 주류를 이루는 비전형적인 항정신병약은 도파민 외에도 세로토닌 등 다른 신경전달물질의 차단 작용도 있다.

항정신병약의 부작용은 추체외로 증상, 변비, 간 장애이다.

▸ **졸음이 생기는 것은 당연하다.**

항정신병약에 국한되지 않고 진정제 전반에 해당한다. 자동차 운전은 삼간다.

▸ **뇌의 도파민 작용을 차단하면 파킨슨과 같은 증상이 나타난다.**

파킨슨병은 도파민 부족이 원인이다. 파킨슨병과 유사한 증상을 추체외로 증상이라고 한다(→p.147).

▸ **항정신병약에는 항파킨슨약을 병용한다.**

부작용으로 나타나는 추체외로 증상을 억제하기 위해서이다.

▸ **항정신병약에는 소화기 억제 작용도 있다.**

항콜린 작용에 의한 것이다. 말초의 아세틸콜린 작용을 억제하여 장관운동이 저하되어 변비가 된다. 타액 분비도 저하되어 구강건조증도 발생한다. 메스꺼움도 억제한다. 이것을 이용하여 구토억제제으로도 사용된다.

▸ **항정신병약은 간 장애를 일으킨다.**

항정신병약은 장기간 복용하는 경우가 많아서 약물의 대사를 하는 간의 부담이 크다.

7 항우울제

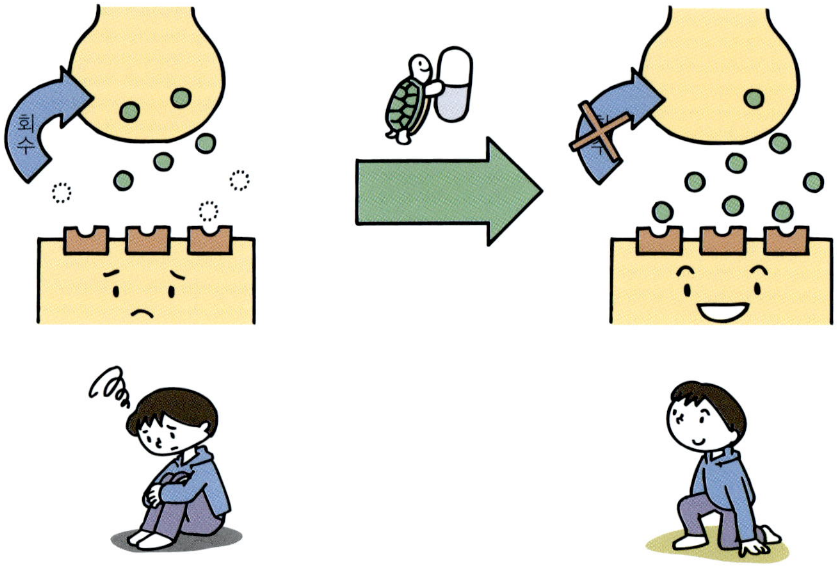

항우울제
항우울제는 세로토닌과 노르아드레날린의 재흡수를 억제한다.

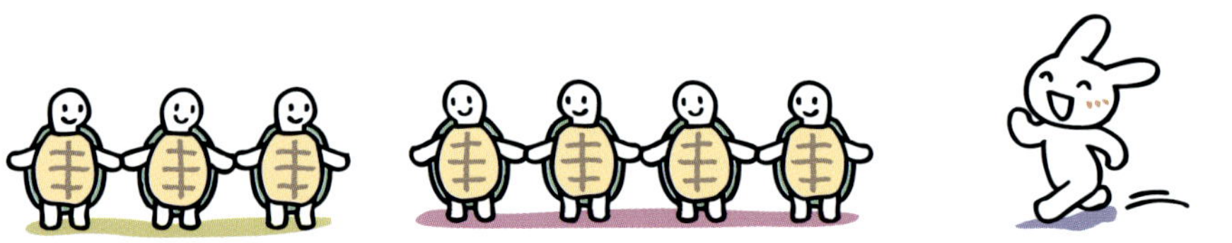

삼환계 항우울제 　 사환계 항우울제 　 SSRI, SNRI, NaSSA※

항우울제의 진화

우울증에서는 뇌 시냅스의 세로토닌과 노르아드레날린이 부족해지는 것으로 인해 발생한다. 재흡수를 억제하면 이들 신경전달물질의 시냅스에서의 농도가 높아진다. 처음 개발된 항우울제가 삼환계 항우울제로 부작용으로 입마름, 변비 등 항콜린 작용이 강했다. 그래서 다음으로 사환계 항우울제가 개발되어, 작용도 부작용도 약해졌다. 그리고 더 나아가 세로토닌과 노르아드레날린의 재흡수 억제에 특화된 SSRI, SNRI, NSA※가 개발되었다.

항우울제
- **삼환계 항우울제**: 이미프라민(TOFRANIL®), 클로미프라민(ANAFRANIL®), 노르트립틸린(NORITREN®)
- **사환계 항우울제**: 미안세린(Tetramide®)
- **SSRI**: 플루복사민(루복스®), 파록세틴(팍실®), 설트랄린(졸로푸트®), 에스시탈로프람(렉사프로®)
- **SNRI**: 밀나시프란(Toledomin®), 둘록세틴(심발타®)
- **NaSSA**: 미르타자핀(레메론®)
- **S-RIM**: 보티옥세틴(Trintellix®)
- **기타 항우울제**: 트라조돈(RESLIN®), 설피리드(Dogmatyl®)

항조증약
- **탄산리튬**(LIMAS®)

역자주 ※ SSRI(선택적 세로토닌 재흡수 억제제), SNRI(세로토닌-노르아드레날린 재흡수 억제제), NaSSA(노르아드레날린 및 특정 세로토닌성 항우울제)

우울증은 감정과 사고가 저하되는 병이다.

구체적으로는 우울감, 감수성 저하, 불안감, 생각하는 것이 귀찮아지거나 모든 것을 귀찮아하는 것 등이다. 또한, 신체 증상으로는 불면증, 특히 아침에 일어나지 못하는 경우가 많다.

▸ 우울증만 있을 수도 있고 조울증일 수도 있다.

조울증은 조증과 울증이 교대로 반복되는 질환으로 양극성장애라고도 한다.

▸ 우울증 환자는 자살하기 쉽다.

자살 시도라고 한다. 자살 예방에 주의를 기울여야 한다. 유발 요인이 되는 스트레스는 가능하면 줄인다. 또한, 꾸짖음은 오히려 역효과이다.

▸ 우울증은 뇌의 세로토닌과 노르아드레날린 부족이 관여하고 있는 듯하다.

우울증의 원인은 아직 잘 알려지지 않았다. 조현병에서의 도파민, 세로토닌, 노르아드레날린 과다와는 대조적이다.

삼환계 항우울제는 고전적 항우울제이다.

화학 구조에 탄소 고리(벤젠 고리 같은 것)가 3개가 있어 삼환계라고 한다. 이미프라민이 대표적인 삼환계 항우울제이다.

▸ 항우울제는 세로토닌과 노르아드레날린의 재흡수억제제이다.

뇌의 시냅스에서 방출된 세로토닌과 노르아드레날린의 재흡수를 억제하면 그 농도가 상승한다. 그 결과 세로토닌과 노르아드레날린의 효과가 증강된다.

▸ 항우울제는 삼환계→사환계→SSRI, SNRI, NaSSA, S-RIM으로 진화하고 있다.

삼환계 항우울제는 탄소 고리가 3개, 사환계 항우울제는 탄소 고리가 4개이다. SSRI는 선택적 세로토닌재흡수억제제이고, SNRI는 세로토닌 · 노르아드레날린재흡수억제제이며, NaSSA는 노르아드레날린 작용성 · 특이 세로토닌 작용성 항우울제, S-RIM은 세로토닌 재흡수/세로토닌 수용체 조절제를 의미한다. 삼환계 항우울제를 1세대, 사환계 항우울제를 2세대, SSRI, SNRI, NaSSA S-RIM을 제3세대라고 부른다. 진화하면서 부작용은 줄어들고 있다.

▸ 항우울제에는 항콜린 작용도 있다.

이것이 부작용으로 이어진다. 당연히 세로토닌 재흡수 억제 작용만 있는 약물의 부작용은 적다.

우울증의 반대가 조증이다.

조증 상태만 있는 경우는 드물고, 오랜 기간 소승 상태와 우울 상태를 반복하는 것이 일반적이다.

▸ 조증에서는 기분이 고양되어 있다.

조증에서는 사회적 일탈 행동을 하기 쉽다. 구체적으로는 활동적이고 말이 많고, 잠을 자지 않고도 기운이 넘친다. 다양한 아이디어가 떠오르고 자신감이 넘치고 쇼핑을 좋아하게 되고, 성욕이 증가하고 연애감정도 높아진다.

조증에는 탄산리튬을 사용한다.

탄산리튬은 신장독성이 있으므로 정기적으로 혈중농도를 측정한다. 조증-탄산리튬-탄산리튬-혈중농도 측정, 기억해 두자.

8 항간질약

경련발작과 항간질약

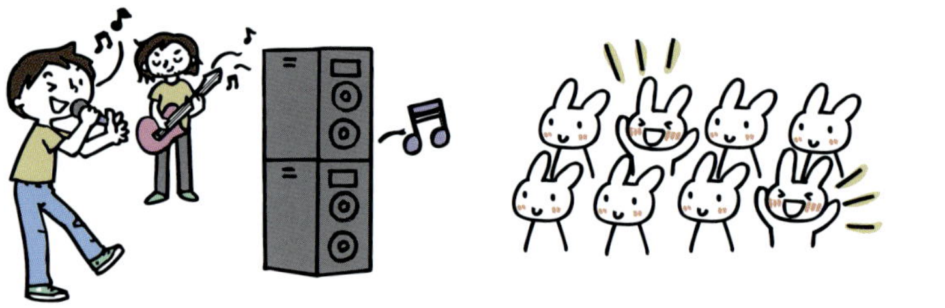

정상에서는 뇌의 신경세포는
질서 있게 흥분하고 있다.

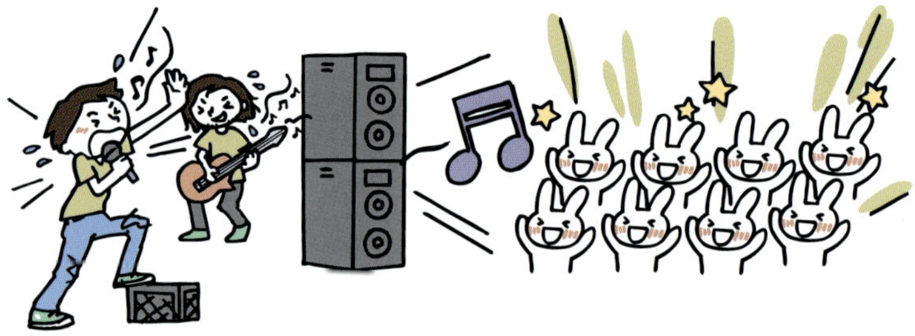

경련발작에서는 뇌의 많은 신경세포가
동시에 과도하게 흥분하고 있다.

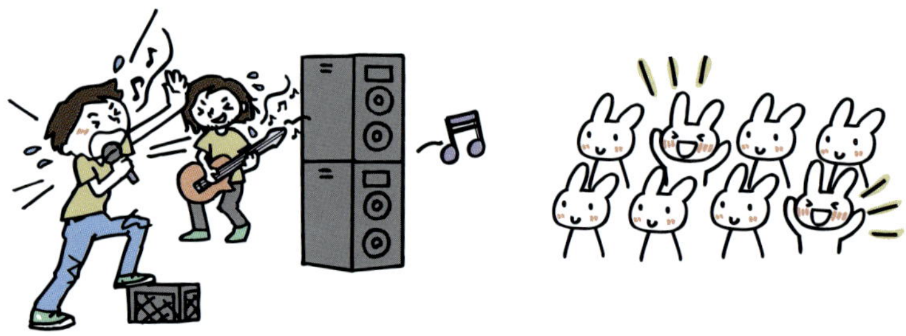

항간질약은 대뇌 신경세포의 흥분을
억제함으로써 동시에 과도한 흥분을
막아준다.

강직-간대발작

대발작이라고도 하며, 먼저 의식 상실과 동시에 전신 경련을 일으킨다. 경련은 전신 근육의 강직이 일어나고, 수초~수십초 후에는 전신 근육의 강직과 약화가 반복된다. 이것을 간대기라고 한다. 그 후에는 잠이 드는 경우가 많다. 뇌파는 큰 뾰족한 파동이 특징적이다.

항간질약

- 페니토인(PHT; 디페닐히단토인; ALEVIATIN®, HYDANTOL®), 페노바르비탈(PB; 페노바르비탈®), 카르바마제핀(CBZ; 테그레톨®), 발프로산(VPA; Depakene®), 조니사미드(ZNS; 엑세그란®), 클로나제팜(CZP; Landsen®, 리보트릴®), 클로바잠(CLB; MYSTAN®), 가바펜틴(GBP; GABAPEN®), 토피라메이트(TPM; Topina®), 라모트리진(LTG; 라믹탈®), 레비티라세탐(LEV; E Keppra®)

간질 중첩 경련 억제

- 다이아제팜(CERCINE®, Horizon®), 포스페니토인(Fostoin®), 페노바르비탈(NOBELBAR®)

간질(뇌전증, epilepsy)은 뇌의 수많은 신경세포가 동시에 과도하게 흥분하는 것을 말한다.

따라서 경련이나 의식소실을 동반하는 경우가 많지만, 동반하지 않는 경우도 있다.

▶ **대표적인 간질 발작은 강직-간대발작이다.**

간질에는 다양한 종류가 있으며, 대뇌의 어느 위치의 신경세포 집단이 흥분했는지에 따라 증상이 달라진다. 강직-간대발작에 대한 자세한 내용은 왼쪽 참조.

▶ **항간질약에는 발작 시 사용하는 약과 비발작 시 사용하는 약이 있다.**

전자는 현재 일어나고 있는 발작을 일단 멈추게 하는 약, 후자는 발작을 일으키지 않게 하는 약이다. 좁은 의미의 항간질약은 후자를 말한다.

▶ **항간질약은 장기간 꾸준히 복용해야 한다.**

대부분의 간질은 소아기부터 청소년기에 걸쳐 발병하는 만성질환이다. 항간질약은 성인이 될 때까지 계속 복용해야 한다. 따라서 학업 · 진학, 직업 선택, 결혼과 출산 등과도 큰 관련이 있다. 단 한 번의 발작이 환자의 인생을 바꿀 수도 있다.

항간질약은 대뇌 신경세포의 흥분을 억제한다.

항간질약의 작용 메카니즘은 GABA(→ p.144)의 작용 증강, 글루탐산의 작용억제, 이온 채널의 억제로 알려져 있다.

▶ **항간질약을 대표하는 네 가지 약물이 페니토인, 페노바르비탈, 카르바마제핀, 발프로산이다.**

그 외 조니사미드나 벤조디아제핀계 약물도 사용된다. 신세대의 약물도 개발되고 있다. 이들 약 중에서 연령 · 성별 등을 고려하여 그 환자에게 가장 적합한 약물을 사용한다.

▶ **항간질약은 혈중농도를 측정할 수 있다.**

그러나 발작을 억제하는 농도는 개인마다 완전히 다르기 때문에 이 농도가 효과적이라는 일반적인 수치를 내기 어렵다.

간질 발작 시에는 다이아제팜을 정맥주사한다.

일단 먼저 서둘러 발작을 멈추게 하는 것이 중요하다. 주사를 맞아야만 제때 멈출 수 있다.

▶ **발작이 계속되는 상태를 간질중첩이라고 한다.**

중첩 상태가 지속되면 호흡 억제나 뇌의 산소 결핍 등을 초래할 수 있다.

※아래에 항간질약의 특징을 나열하지만, 이것들은 기억하지 않아도 된다.

▶ **페니토인은 잇몸증식을 일으킨다.**

얼굴의 외관이 나빠져 소아와 여성에게는 사용하기 어렵다. 일명 디페닐히단토인이다.

▶ **임신을 원하는 성인 여성에게 사용한다면 페노바르비탈이다.**

바르비튜르산계 약물(→ p.153)로 태아에 미치는 영향은 적다. 소아에서는 뇌의 발육을 저해할 우려가 있다.

▶ **발프로산은 소아 간질에 많이 사용한다.**

기형유발성이 있으므로 임신을 원하는 성인 여성에게는 사용을 금지한다.

▶ **카르바마제핀은 초점 간질에 자주 사용한다.**

Coffee Break

페니토인의 혈중농도

페니토인은 흡수에 개인차가 크고, 제형에 따라서도 달라진다. 또한, 일정 농도를 초과하면 간에서의 대사가 포화상태가 되어 혈중농도가 급상승한다. 이러한 이유로 페니토인은 혈중농도를 측정하면서 사용하는 경우가 많다. 또한, 페니토인은 항부정맥제(→p.87)이기도 하다.

문제

조증 치료제는?

1. 페니토인
2. 염산 아미트립틸린
3. 염산 프로메타진
4. 탄산리튬

해설 1. 이 약은 항간질약. 2. 이 약은 삼환계 항우울제. 3. 이 약은 항히스타민제. 4. 맞다. **정답** [4]

문제

신경증에 관한 기술 중 올바른 설명은?

a. 불안신경증의 원인은 대인관계 등에 근거한 심리적 갈등이 많다.
b. 다이아제팜은 대뇌피질의 벤조디아제핀 수용체에 작용하여 저용량에서는 진통 · 최면 작용을, 고용량에서는 항불안 작용을 나타낸다.
c. 구연산탄도스피론은 세로토닌 5-HT_1수용체에 작용하여 항불안 작용을 나타낸다.
d. 히스테리는 심적 원인이 신체 증상으로 나타나는 질환이다.
e. 할로페디롤은 신경증의 일차선택약이다.

1 (a, b, c) 2 (a, b, d) 3 (a, c, d) 4 (b, d, e) 5 (b, c, e)

해설 p.151 참조. a. 맞다. b. 저용량에서는 항불안 작용, 고용량에서는 최면 작용을 나타낸다. c. 맞다(→p.29). d. 맞다. e. 할로페리돌은 항정신병약물이다. 신경증에는 항불안제를 사용한다. **정답** [3]

PART

13

마취

1. 마약성 진통제
2. 비합법 마약
3. 전신마취(1) 흡입마취제
4. 전신마취(2) 정맥마취제
5. 국소마취제
6. 경막외마취와 척추마취
7. 특수한 진통제

1 마약성 진통제

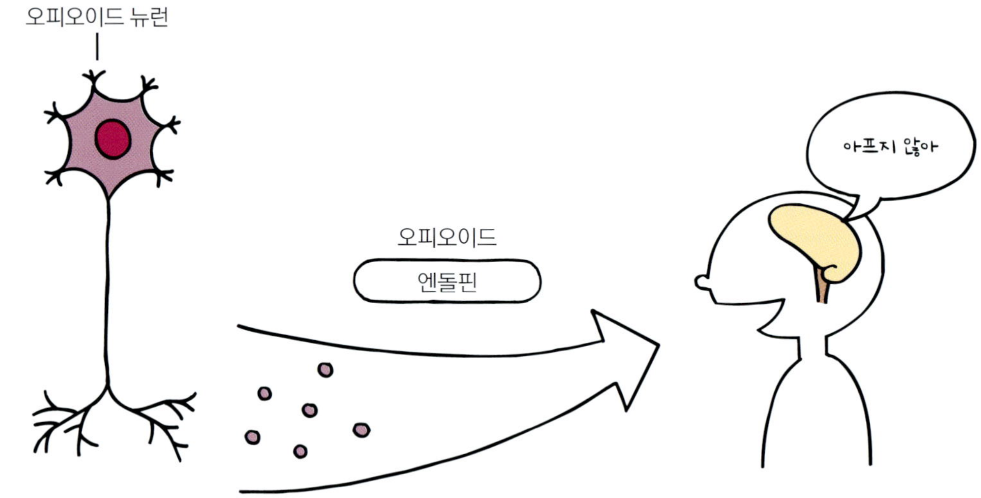

뇌에는 오피오이드라는 물질을 분비하는 뉴런이 있다. 오피오이드는 통증을 완화하고 쾌감을 준다. 대표적인 오피오이드는 엔돌핀이다.

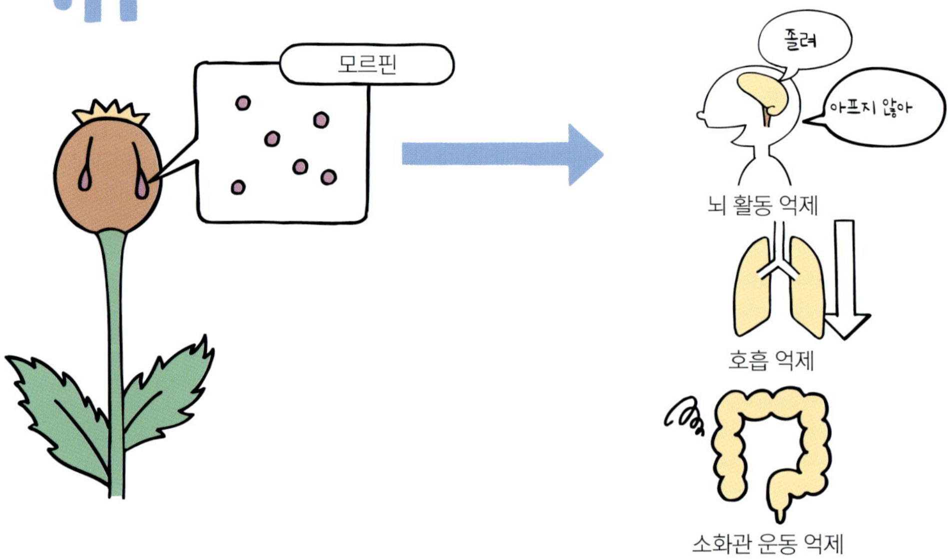

모르핀은 오피오이드와 같은 작용을 한다. 뇌에 대해서는 진통, 진정, 쾌감 등을 가져오지만, 동시에 호흡 억제와 소화관의 운동저하(즉 변비) 등도 가져온다.

마약성 진통제

- **모르핀**: 모르핀염산염, ANPEC®, MS CONTIN®
- **모르핀 이외의 마약**: 옥시코돈, 펜타닐, 레미펜타닐(울티바®), 페치딘, 메타돈(METHAPAIN®), 코데인, 아편, 패치(펜타닐, Durotep®)
- **비마약성 진통제**: 펜타조신(Sosegon®), 부프레노르핀(Lepetan®, 노스판®), 트라마돌(Tramal®)
- **마약길항제**: 날록손; 마취성 변비 치료제(Symproic®)

체내에는 마약과 같은 작용을 하는 물질이 존재한다.

체내의 물질은 짧은 펩타이드로, **오피오이드**(아편유사제, opioid)라고 한다. '오피오이드와 유사한 작용을 하는 물질이 식물에도 존재한다'는 표현이 더 정확하다.

▸ **오피오이드와 마약은 오피오이드수용체를 통해 그 작용을 발현한다.**

▸ **대표적인 오피오이드는 엔돌핀, 대표적인 마약은 모르핀이다.**

오피오이드수용체는 여러 종류가 있으며 전신에 존재한다. 따라서 마약은 다양한 작용을 한다.

마약에는 매우 강력한 진통 작용이 있다.

▸ **중추신경계에 대한 작용은 진통, 쾌감, 진정, 졸음, 호흡 억제, 진해, 구토 등이 있다.**

▸ **말초신경계에 대한 작용으로 소화관의 운동저하, 요폐 등이 있다.**

이는 부교감신경에서의 아세틸콜린 분비억제 작용에 의한 것이다. 즉 항콜린제와 유사한 작용이 나타난다.

▸ **마약에는 의존성이 존재한다.**

모르핀을 비롯한 마약류가 법률로 엄격하게 규제되는 이유이다.

▸ **의존성에는 신체적 의존성과 정신적 의존성이 있다.**

대표적 진통제는 모르핀이다.

▸ **서방성(서서히 성분을 방출) 경구약도 있다. 주사제, 패치, 좌약도 있다.**

암의 통증 등에 사용한다. 펜타닐, 페치딘 등에도 진통 작용이 있다.

▸ **부작용은 의존성, 호흡 억제, 착란, 메스꺼움 · 구토, 변비, 구갈, 배뇨장애 등이 있다.**

▸ **코데인은 기침과 설사에 사용된다.**

코데인에도 진통 작용은 있지만 모르핀보다 훨씬 약하다. 코데인에는 강한 진해 작용과 지사 작용이 있다. 기침약으로 사용할 때 지사 작용은 부작용이며, 완하제의 병용이 필요하다.

▸ **코데인은 마약이지만 100배 희석한 코데인산은 비마약으로 취급된다.**

유당 분말 속에 1%만 코데인 분말이 섞여 있다.

펜타조신은 비마약성의 강력한 진통제이다.

펜타조신도 상당히 강력한 진통 작용을 한다.

▸ **펜타조신도 의존성이 있다.**

모르핀만큼은 아니지만 역시 의존성이 있다. 법적으로는 마약은 아니지만 병원 내에서는 마약으로 간주하여 거의 동등하게 취급하는 곳이 많다.

▸ **모르핀과 동종의 약으로 펜타닐이 있다.**

펜타닐은 모르핀의 약 80배의 진통 작용을 하고 있어 마취에 사용된다.

▸ **코카인은 표면 마취에 사용되는 국소마취제이다.**

코카인은 중남미에서 자라는 코카라는 나무의 잎에서 추출한 것으로 프로카인 등과 화학구조가 비슷하다. 실제 임상에서는 거의 사용하지 않는다.

▸ **모르핀의 길항제는 날록손이다.**

날록손은 마약에 의한 호흡 억제나 마약을 이용한 마취에서 깨어나게 할 때 사용한다. 마약에 의한 변비에도 선택적 길항제가 있다.

2 비합법 마약

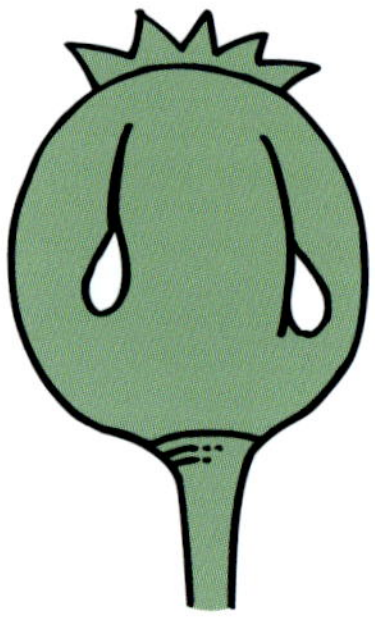

아편
양귀비 꼬투리(열매나 씨앗주머니)에 얕게 상처를 내어 거기서 흘러나오는 유액을 굳힌 것. 모르핀, 코데인 등을 함유하고 있다.

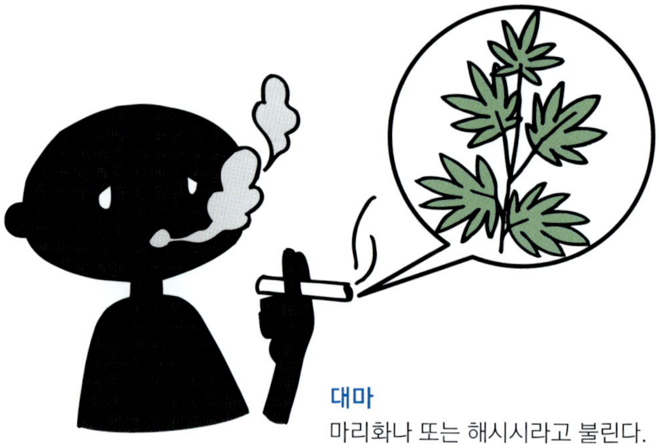

대마
마리화나 또는 해시시라고 불린다.

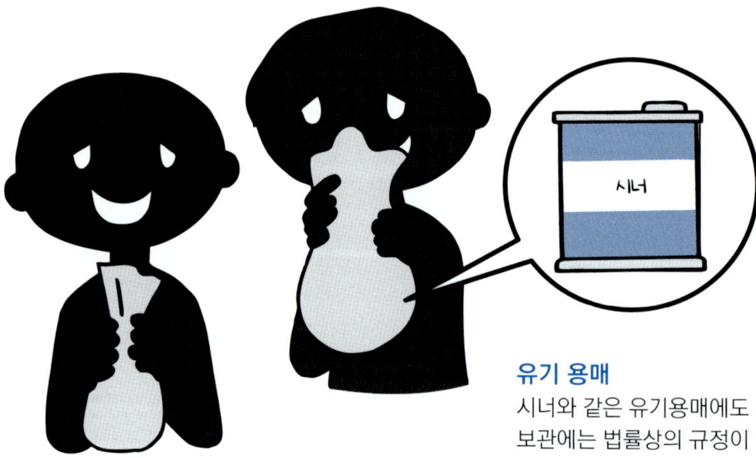

유기 용매
시너와 같은 유기용매에도 환각 작용을 하며, 보관에는 법률상의 규정이 있다.

> **마약의 정맥주사**
>
> 마약은 경구투여로도 효과를 볼 수 있지만 중독자는 정맥주사를 선호한다. 그 이유는 소량으로, 즉 적은 양으로 강한 효과를 얻을 수 있기 때문이다. 초진 환자에서 다수의 주사 자국이 발견했을 때에는 마약류 중독을 일단 염두에 두어야 한다.

마약류는 법률로써 그 취급이 엄격하게 제한되어 있다.

그럼에도 불법 사용이 큰 사회 문제가 되고 있다.

▶ 마약류의 밀조·밀매·부정 사용은 개인과 사회에 해를 끼친다.

마약류는 통증을 억제하는 매우 우수한 약물이지만, 중독성이 강해서 남용되기 쉽다.

모르핀은 양귀비라는 식물에서 정제한다.

크고 성숙한 양귀비의 꼬투리(열매 부분)에 얕게 상처를 내면 거기서 유액이 흘러나온다. 이 유액을 굳힌 것이 아편이다.

▶ 모르핀은 아편에서 정제한다.

어떤 종류의 양귀비 유액은 모르핀이나 코데인 등 20여 종의 성분을 함유하고 있다. 아편은 연기를 흡입하여 사용한다. 양귀비처럼 일반 꽃집에서 파는 양귀비류에는 아편이 들어 있지 않다.

▶ 헤로인은 모르핀을 재료로 해서 만든 반합성 마약이다.

헤로인은 모르핀의 몇 배의 진통 효과가 있지만, 부작용은 그 몇 배나 더 강하다. 그래서 의료용으로 전혀 쓰이지 않고 모두 밀조품이다.

▶ 코카인은 국소마취제의 일종이다.

프로카인과 화학 구조가 매우 유사하다. 각막 마취 등에 사용할 수 있지만 실제로는 거의 사용하지 않는다. 강한 중추신경 흥분 작용이 있다.

각성제는 아드레날린의 일종이다.

▶ 각성제는 암페타민과 메스암페타민을 말한다.

화학 구조는 아드레날린과 매우 유사하다. 히로뽕이라는 상품명으로 실제로 시판되고 있다고 한다.

▶ 각성제에는 플래시백(flashback)이 있다.

각성제는 약의 사용을 중단하더라도 그 후 갑자기 환각 등이 나타나서 착란 상태에 빠지는 일이 여러 번 일어난다. 이 현상을 플래시백이라고 하며, 평생 따라다니기 때문에 각성제 경험자의 사회 복귀를 방해하는 큰 원인이 된다.

▶ LSD는 매우 강력한 환각을 일으킨다.

LSD의 정식 명칭은 lysergic acid diethylamide(LSD-25)라는 화학물질이다. 항정신병 약물의 연구 과정에서 맥각에서 인공 합성되었다. LSD에도 플래시백이 나타난다. 약리학적으로는 세로토닌 억제 작용이 있다.

▶ 대마 잎이나 꽃봉오리를 말린 것을 '마리화나'라고 한다.

대마 수지를 굳힌 것을 '해시시'라고 한다. 모두 연기를 흡입하여 사용한다. 야생 대마초는 일본에서도 볼 수 있지만, 대마초의 불법 재배는 밀매나 소지보다 형량이 더 무겁다.

▶ 향정신성 약이나 유기 용매에도 환각작용이 있다.

향정신성 약이나 시너, 톨루엔 등의 보관에는 법률 규정이 있다. 마약류 중독자에게는 과거에 유기 용매 활용 경험이 있는 사람도 많다.

3 전신마취(1) 흡입마취제

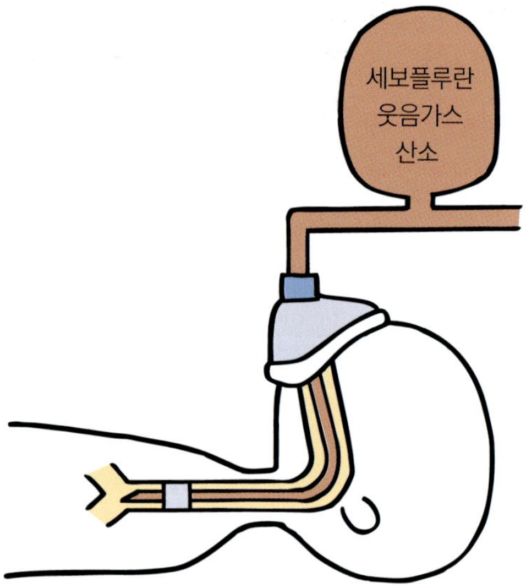

흡입마취

기관 내에 삽관하여 세보플루란(과 공기)을 폐로 주입한다. 마취 중에는 스스로 호흡할 수 없으므로 인공호흡을 한다. 세보플루란에 아산화질소와 산소를 추가하기도 한다.

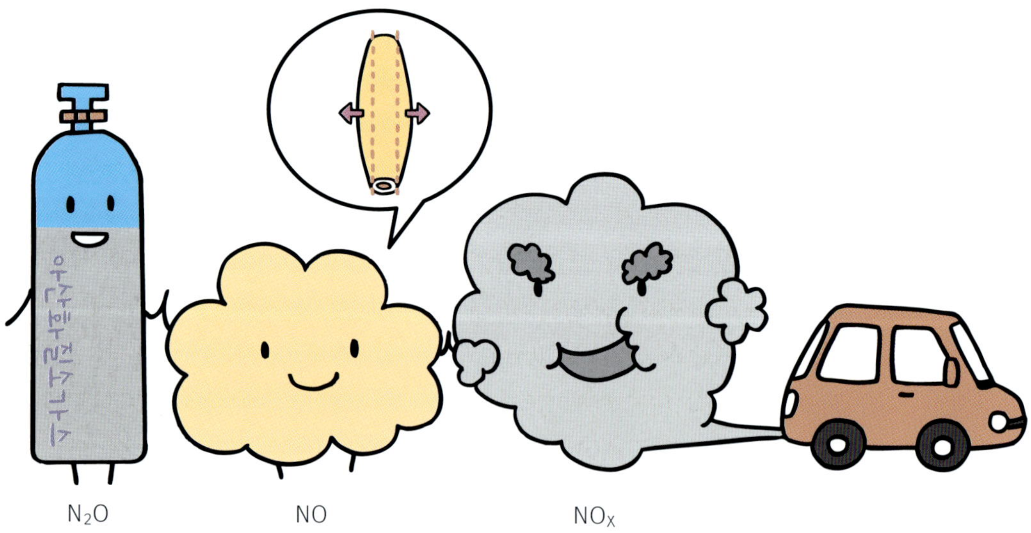

질소산화물

아산화질소(N_2O)와 일산화질소(NO)는 대기오염의 원인물질인 NOx와 화학적 유사물질이다. 참고로 NOx는 NO_2, NO_3, NO_4,…의 총칭이다.

흡입마취제

- 웃음가스, 이소플루란, 세보플루란(세보프레인®), 데스플루란(슈프레인®)

마취제에는 전신마취제와 국소마취제가 있다.

둘은 전혀 다른 약이다. 둘의 방법도 완전히 다르다.

전신마취는 의식소실, 진통, 골격근 이완, 유해반사 억제의 네 가지 작용이 필요하다.

전신마취를 하기 위해서는 최소 네 가지 이상 약효의 조합이 필요하다.

▸ 잠을 자는 것과 통증이 줄어드는 것은 별개다.

잠만 재우는 약도 있고 통증만 가라앉히는 약도 있으므로 잘 조합해야 한다.

▸ 위에 기술한 것과 함께 호흡 관리와 순환관리도 필요하다.

깊은 잠을 재우면 호흡이 멈춘다. 호흡 관리를 위해 기관내삽관하고 인공호흡을 시행한다.

▸ 기관내삽관을 위해서는 의식 소실과 골격근 이완이 있는 것이 좋다.

의식이 있는 상태에서도 삽관이 불가능한 것은 아니다. 그러나 일반적인 수술에서는 의식과 근육의 긴장을 제거한 후(이 상태에서는 자력으로 호흡할 수 없음) 신속하게 삽관하여 인공호흡을 시작한다.

▸ 수술 중에도 골격근은 계속 이완되어 있는 것이 수술하기 쉽다.

예를 들어 골격근이 긴장된 상태에서 개복하면, 압력으로 장이 튀어나오기도 한다. 골격근 이완에 관해서는 p.22 참조.

▸ 유해 반사 억제를 위해 아트로핀 또는 스코폴라민을 사용한다.

수술 중 미주신경 긴장은 곤란하다. 마취 중에는 기도 분비나 위액 분비는 적은 것이 좋으며, 미주신경 반사에 의한 서맥이나 혈압 저하도 피해야 한다. 위궤양 예방을 위해 β차단제도 사용한다.

흡입마취제에서 세보플루란과 아산화질소에 대해 알아두자.

▸ 세보플루란은 강력한 마취작용을 가지고 있다.

세보플루란은 액체이며 기화시켜 사용한다. 세보플루란과 동등한 약으로 이소플루란이 있다. 세보플루란과 이소플루란은 같은 것으로 생각하면 된다. 예전에는 할로탄(Fluothane®)이 사용되었다.

▸ 웃음가스는 아산화질소라는 기체이다.

화학식은 N_2O이다. 안전성이 높고 진통 작용은 강하지만, 마취 작용은 그다지 강하지 않다. 50% 이상의 고농도로 사용한다. 최근에는 그다지 사용하지 않는다.

▸ 세보플루란에 아산화질소와 산소를 결합하기도 한다.

아산화질소를 병용하기도 한다. 아산화질소를 사용할 경우 호흡을 위해 산소의 투여도 필요하다. 아산화질소를 사용하지 않으면 공기(룸에어)로도 충분하다.

▸ 흡입마취와 정맥마약은 병용할 수 있다.

둘을 병용하는 경우도 많다.

4 전신마취(2) 정맥마취제

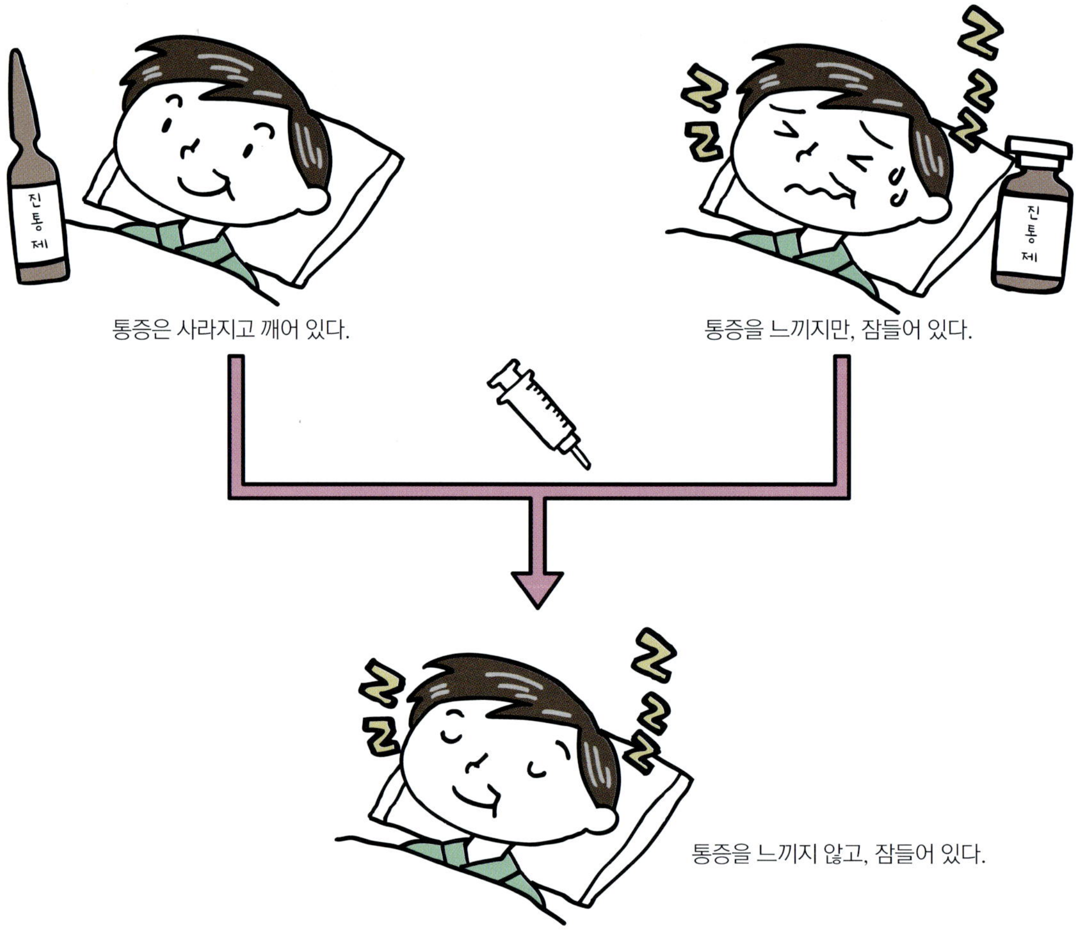

수술 시 마취

수술 시에는 통증을 완화하는 약과 수면을 취하게 하는 약이 필요하다. 한 가지 약으로 두 가지 효과를 모두 얻을 수 있는 경우는 드물기 때문에 수술 시 전신마취에는 여러 가지 약물을 병용한다.

마취 관련 길항제

- **항콜린에스테라아제 제제**: 네오스티그민(Vagostigmin®), 에드로포늄(Antirex®)
- **근이완제 길항제(항로쿠로늄, 항베쿠로늄)**: 슈가마덱스(브리디온®)
- **모르핀 길항제**: 날록손, 레바롤판(LORFAN®)
- **벤조디아제핀 길항제**: 플루마제닐(아넥세이트®)

정맥마취제

- 프로포폴(Diprivan®), 티오펜탈(RAVONAL®), 케타민(KETALAR®), 미다졸람(Dorumicum®)

진통제

- 펜타닐, 레미펜타닐(울티바®), 펜타조신(Sosegon®)

진정제

- 드로페리돌(DROLEPTAN®), 다이아제팜(CERCINE®, Horizon®), 덱스메데토미딘(프리세덱스®)

프로포폴은 대표적인 정맥마취제이다.

▶ 프로포폴은 투여하자마자 잠이 들고, 중단하자마자 깨어난다.

투여하는 동안만 잠을 자는 것은 프로포폴의 대사가 매우 빠르기 때문이다. 이렇게 반응이 빠른 약은 마취제로 매우 적합하다.

▶ 프로포폴은 지속 투여가 가능하다.

점적으로 투여하거나 간헐적으로 투여하기도 한다. 또한, 프로포폴은 지용성이므로 지방 유제로 되어 있다. 개봉 후 세균 오염에 주의.

▶ 프로포폴은 다른 마취제와 함께 자주 사용된다.

물론 단독으로도 사용할 수 있다. 그러나 이소플루란이나 경막외마취와 같은 다른 마취제와 함께 사용하면 마취제의 양을 줄일 수 있다. 아주 간단히 말해서 전신마취의 절반 이상에서 프로포폴이 사용(병용 포함)되고 있는 듯한 인상을 필자는 개인적으로 가지고 있다.

▶ 정맥마취제에는 바르비튜르산과 케타민도 있다.

바르비튜르산 그룹에서는 티오펜탈처럼 효과가 빠른 약물이 사용된다. 잠시만 잠들게 하고 싶을 때나 마취 도입에 사용한다.

▶ 케타민은 각성 시 착란에 주의한다.

케타민은 뇌의 진통에 관여하는 신경 활동을 촉진하여 통증을 억제한다. 따라서 뇌 전체가 흥분 상태에 있어서 악몽을 꾸거나 각성 시 난동을 부리거나 한다. 각성 시에는 조용히 내버려 둘 것.

강력한 진통제와 강력한 진정제를 병행하는 방법도 있다.

▶ 강력한 진통제로 통증을 멈추고, 강력한 진정제로 머리가 멍한 상태를 만든다.

이 상태에서 수술하면 멍한 상태에서 통증을 느끼지 않고 수술을 할 수 있다. 이것은 NLA [Neuroleptic (신경안정제) + Analgesic (진통제)]라는 방법으로 심장 수술 등에 많이 사용된다. 의식은 있지만 수술에 대한 기억은 남아 있지 않는다. 아산화질소를 넣어 잠들게 할 수도 있다.

▶ NLA에서는 진통제로는 펜타닐, 진정제로는 드로페리돌을 사용한다.

다른 약으로도 가능하다. 진통제에 펜타조신, 진정제에 다이아제팜을 조합해서 쓰기도 한다. 이것은 펜타닐이 마약이고, 그 취급이 번거로운 것이 큰 이유이다.

전신마취에서는 마취 전 투약→마취 도입→마취 유지→각성으로 진행한다.

아래에 있는 전신마취 예에서의 각종 약제의 사용 예를 나타낸다. 전 투약은 하지 않는 경우도 많다.

▶ 수술 전날 밤에는 수면제를 사용하여 숙면을 취하게 한다.

▶ 마취 전에는 진통제와 항콜린제를 투여한다.

통증을 조금이라도 줄이고, 유해반사를 멈추기 위함이다. H_2자단제를 사용하기도 한다.

▶ 정맥마취제 정맥주사→근이완제 정맥주사→기관내삽관→흡입마취제 순으로 진행한다.

마취 도입의 예이다.

▶ 수술 종료 후에는 마취에서 각성시키고, 기관내 튜브를 발관한다.

근이완제의 효과는 길항제로 상쇄한다(마취통증의학과에서는 이것을 reverse라고 한다). 충분한 자발호흡이 가능할 때까지 눈을 떼어서는 안 된다.

5 국소마취제

신경전달과 국소마취제

국소마취제는 이온의 출입을 막음으로써 신경섬유의 흥분전도를 차단한다. 교감신경의 섬유는 무수초로 가늘고, 지각신경은 유수초로 중간 정도의 굵기, 운동신경은 유수초로 굵다. 유수초신경섬유는 수초 사이의 틈에서 이온이 드나들기 때문에 마취제가 수초 부분에만 작용해도 흥분은 전달된다.

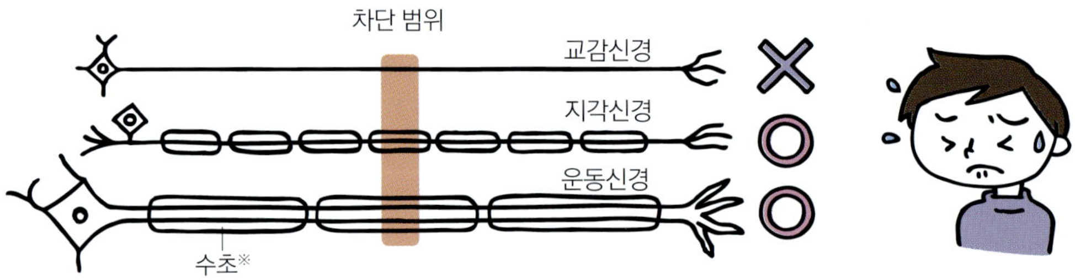

초기의 차단 범위가 좁고 교감신경만 차단되어 혈관 확장에 의해 혈압이 낮아진다.
통증은 아직 느껴진다.

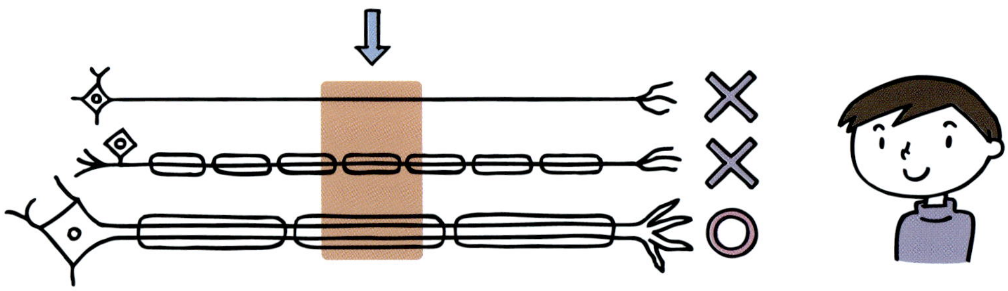

점차 교감신경에 더해 지각신경도 차단되어 통증을 느끼지 않게 된다.

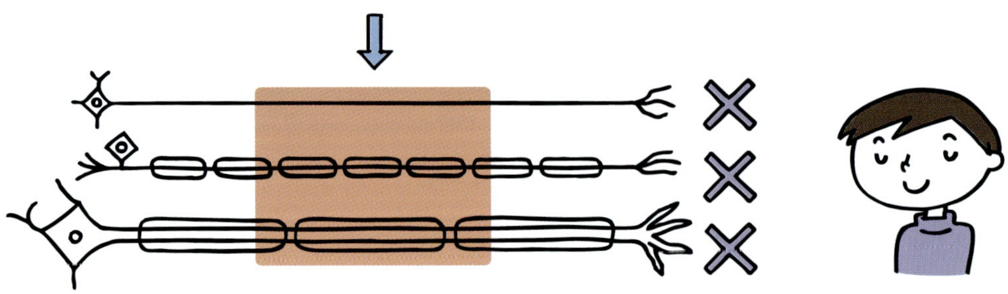

마지막에는 운동신경도 차단되어 혈관확장·지각소실과 더불어 근육이 움직이지 않게 된다.

국소마취제

- 프로카인, 메피바카인(Carbocain®), 부피바카인(마케인®), 리도카인(키실로카인®), 로피바카인(Anapeine®)

역자주 ※수초: 신경섬유를 둘러싸고 있는 지방질의 층으로 신경신호의 전달 속도를 빠르게 하는 역할

국소마취제는 신경전도를 차단한다.

국소마취제는 이온 채널의 작용을 막아 세포의 흥분을 억제한다. 그 결과 신경세포의 흥분 전도가 차단되어 통증 자극이 전달되지 않는다.

▶ **국소마취제에는 분해가 빠른 것부터 느린 것까지 다양하다.**

목적에 따라 구분하여 사용한다.

▶ **국소마취제는 아드레날린과 혼합하여 사용하면 효과가 오래 지속된다.**

혈관수축으로 혈류가 저하되어 국소마취제의 확산을 막을 수 있기 때문이다. 국소마취제 사용량을 줄일 수 있다.

▶ **손가락 · 음경 · 귓바퀴에는 아드레날린이 들어 있는 국소마취제를 신중하게 투여해야 한다.**

금기라고 생각해도 좋다. 손가락·음경·귓바퀴 뿌리에 아드레날린이 투여되면 혈류 부족으로 손가락·음경·귓바퀴가 괴사한다.

리도카인은 국소마취제이자 항부정맥제이기도 하다.

세포의 흥분을 억제하는 약이다. 말초신경의 흥분을 억제하여 마취 작용을 발휘하고, 심근의 흥분을 억제하여 부정맥을 예방한다.

프로카인과 프로카인아마이드는 화학구조가 매우 유사하다.

▶ **프로카인은 국소마취제, 프로카인아마이드는 항부정맥제이다.**

둘 다 국소마취 작용과 항부정맥 작용도 있다. 프로카인을 잘 분해되지 않고 오래 지속되도록 재구성한 것이 프로카인아미드이다.

국소마취제는 양이 너무 많으면 경련을 일으킨다.

국소마취가 뇌에 작용한 결과이다. 과잉량이 되지 않도록 주의해야 한다. 혈압 저하, 호흡정지 등도 일으킨다. 키실로카인(리도카인의 상품명)스프레이를 구강에 지나치게 많이 분사하면 과잉량이 될 수 있으므로 주의해야 한다.

국소마취제의 투여 부위는 피부점막, 신경의 통로, 경막외 및 척수강내가 있다.

다음 page도 참주할 것.

▶ **침윤마취는 피부(피내 또는 피하)에 투여하는 경우이다.**

표면마취는 점막이나 각막 표면에 투여하는 경우이다.

▶ **팔의 신경에 국소마취하면 팔 전체가 아프지 않다.**

팔 전체의 통각 통로를 차단하는 방법이다. 신경 통로 마취를 전달마취라고 한다.

리도카인

대표적인 국소마취제가 리도카인이다. 제형으로는 국소 주입용 주사액, 점막용에 젤리나 스프레이, 피부용에 크림이나 테이프 등이 있다. 주사액에는 아드레날린(에피네프린으로 표시)을 함유한 것도 있으며, 라벨에 크게 'E'라고 기재되어 있다. 전신마취 수술에서도 이 아드레날린의 혈관수축 작용을 주목적으로 아드레날린 함유 리도카인을 국소적으로 사용하기도 한다.

6 경막외마취와 척추마취

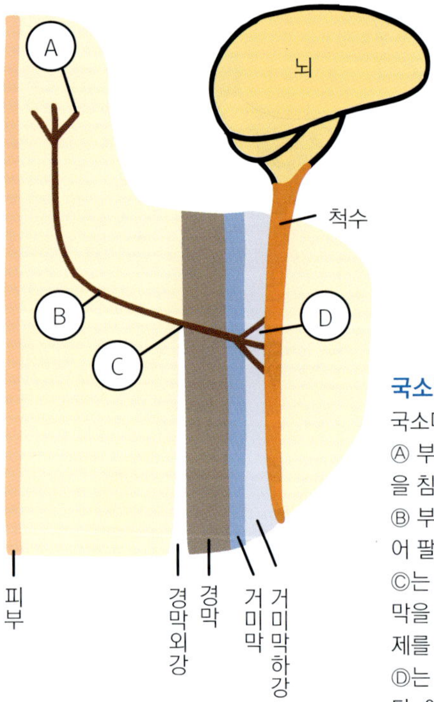

국소마취제의 투여 부위

국소마취제는 지각신경에서 통증의 전달을 차단한다.
Ⓐ 부위에 국소마취제를 투여하면 약이 도달한 범위 내에서 진통을 얻을 수 있다. 이것을 침윤마취라고 한다. 또한 점막 표면 등에 도포하는 경우를 표면마취라고 한다.
Ⓑ 부위에 국소마취제를 투여하면 Ⓑ보다 말초쪽 전체의 진통을 얻을 수 있다. 예를 들어 팔의 기부※를 마취하면 팔 전체의 진통을 얻을 수 있다. 이것을 전달마취라고 한다.
Ⓒ는 Ⓑ와 비슷하지만 경막외마취라고 한다. 경막이란 척수강 바깥쪽에 있는 두꺼운 막을 말한다. 신경이 척수강으로 들어가기 직전의 경막 바로 바깥쪽(경막외강)에 마취제를 투여한다. 그러면 이 지각신경 전체에 진통이 이루어진다.
Ⓓ는 척추마취라고 한다. 거미막하강, 즉 척수가 잠겨 있는 액체 속에 마취제를 주입한다. 이 경우 하반신 전체에 마취 효과가 나타난다.

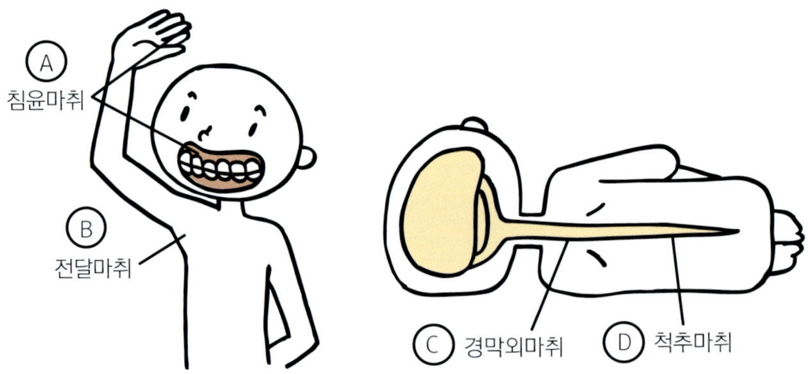

승압제

- 에피네프린(아드레날린, 보스민®), 도파민(Inovan®), 에틸레프린(Effortil®), 에페드린

역자주 ※팔의 기부: 팔과 몸통이 연결되는 어깨 부근

경막외마취는 경막외강(경막외공간, epidural space)에 국소마취제를 주입한다.

▶ **거미막하강 바로 바깥쪽이 경막외강이다.**

척수는 거미막하강 안에 존재한다. 거미막하강 바깥쪽의 틈새를 경막외강이라고 한다. 여기에 국소마취제를 주입하여 신경전달을 차단한다.

▶ **경막외마취는 원하는 부위만 마취가 가능하다.**

▶ **경막외마취는 장기간 마취의 지속이 가능하다.**

전신마취나 척추마취에 병행하기도 한다. 카테터를 경막외강에 삽입하여 지속적으로 추가 투여가 가능하며, 횟수 조절이 용이하다. 이론적으로는 마취를 반영구적으로 지속할 수 있다.

▶ **경막외마취는 수술 후 진통이나 암 통증 등에도 유용하다.**

주입하는 약제는 국소마취제(메피바카인, 부피바카인 등)뿐만 아니라 마약(모르핀, 펜타닐 등)도 사용한다.

▶ **경막외마취는 숙련된 기술이 필요하다.**

경막외강에 바늘을 잘 집어넣기 위해서는 기술이 필요하다. 바늘을 너무 깊게 찌르면 척추마취가 된다.

척추마취는 거미막하강(거미막밑공간, subarachnoid space)에 국소마취제를 투여한다.

▶ **척추마취는 하반신 마취에만 사용된다.**

기술적으로는 간단히 할 수 있는 방법이며, 의식을 잃지 않고 수술할 수 있다.

▶ **척추마취는 1회만 투여한다.**

만약 감염을 일으키면 뇌염으로 직결된다. 보통 주사 바늘은 1회만 꽂고 카테터 삽입은 하지 않는다. 따라서 투여 후 마취의 강도 조절이 어렵고, 수술 시간의 연장도 불가능하다.

▶ **척추마취용 국소마취제 용액은 포도당을 섞어서 무겁게 만든다.**

비중을 무겁게 하여 약물을 하반신에 집중시키기 위해서이다. 동등한 비중이나 가벼운 비중을 사용하기도 한다.

척추마취 시 혈압이 떨어진다

종종 발생하는 반응이며, 교감신경차단으로 인한 것이다.

▶ **마취로 인한 혈압 저하 시 수액이나 승압제로 대처한다.**

수액이나 승압제는 미리 준비해 두어야 한다.

▶ **출혈로 인한 혈압 저하 시 수액이나 수혈한다.**

▶ **카테콜아민은 대표적 승압제이다.**

카테콜아민과 같은 약은 심장의 수축을 강화하고 혈관을 수축시켜 혈압을 높인다.

▶ **알레르기성 혈압 저하에는 스테로이드제도 병용한다.**

아나필락시성 쇼크가 대표적이다(→ p.32). 스테로이드제는 효과 발현이 빠른 하이드로코티손 등을 사용한다.

7 특수한 진통제

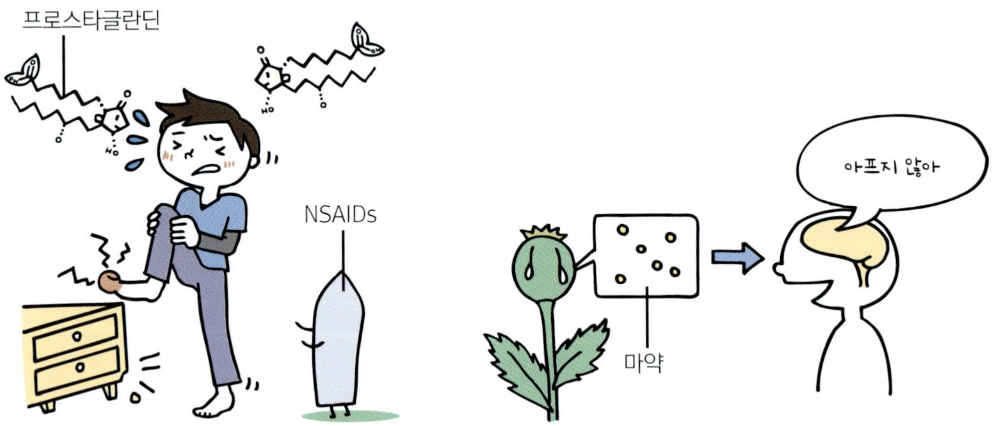

NSAIDs와 마약

통증이 발생하면 그 자극을 프로스타글란딘이 증강시킨다. NSAIDs는 이 프로스타글란딘 생성을 억제하여 통증을 억제한다. 또한, 마약은 통증을 느끼는 뇌의 신경세포를 억제하여 통증을 억제한다.

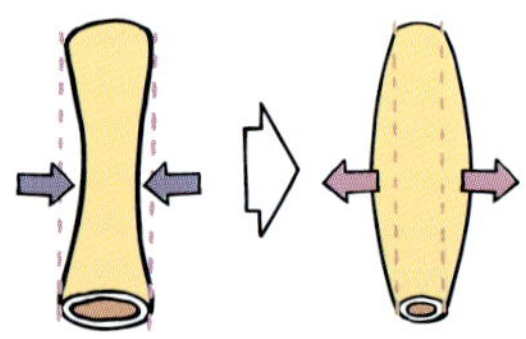

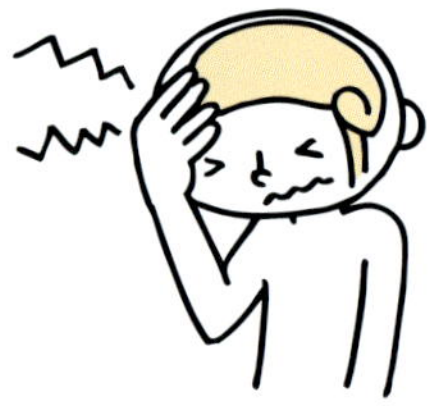

뇌혈관확장과 편두통

뇌혈관이 수축하면, 그 후 반동으로 뇌혈관이 확장된다. 이 확장할 때 통증이 발생한다. 이것이 편두통이다. 뇌혈관수축제는 편두통 약이 된다.

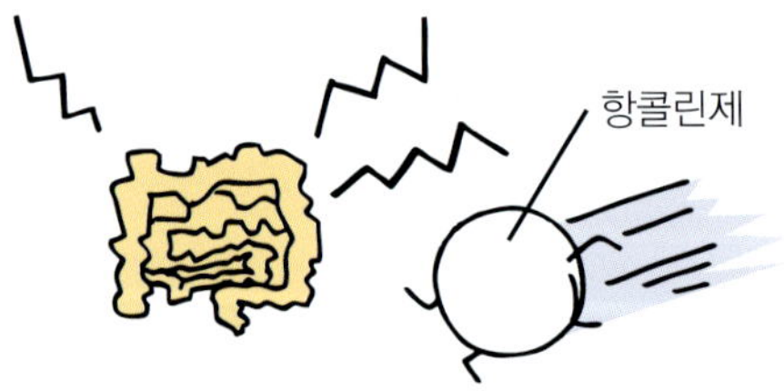

복통과 항콜린제

복부 장기의 평활근이 과도하게 수축하면 통증이 생긴다. 이 수축은 항콜린제로 해제할 수 있기 때문에 항콜린제는 이런 유형의 복통에 효과가 있다.

NSAIDs 아스피린, 인도메타신, 디클로페낙(볼타렌®), 록소닌®, 합성제(버퍼린®)
마약성 진통제 모르핀(모르핀염산염, ANPEC®, MS CONTIN®)
비마약성 진통제 펜타조신(Sosegon®), 트라마돌(Tramal®), 리리카®
맥각알칼로이드 에르고타민, 합성제(Cleamine®)
트립탄계 약물 IMIGRAN®, Zomig®, RELPAX®
칼슘길항제 로메리진(Migsis®)
항CGRP항체 갈카네주맙, 프리마네주맙, 에레누맙
항불안제 에티졸람(데파스®)
항콜린제 스코폴라민(부스코판®), 부트로피움(Coliopan®)

일반적인 통증에는 비스테로이드성 소염제를 사용하는 경우가 많다.

▸ **강한 통증에는 마약성 진통제를 사용한다.**

암 등으로 인한 심한 통증은 마약이 아니면 가라앉지 않는다. 마약도 비스테로이드성 소염제(NSAID)도 뇌에 작용하여 통증을 완화할 뿐, 통증의 발생원은 그대로 유지된다.

※아래에 NSAID 이외의 진통제를 사용하는 경우를 설명한다.

뇌의 혈관이 확장되면 두통이 생긴다.

▸ **두통은 뇌에 심각한 질환을 동반한 경우와 그렇지 않은 경우가 있다.**

뇌에 심각한 질환이 있어 발생하는 두통은 증후성 두통이며, 특별히 심각한 질환이 없이 발생하는 두통을 기능성 두통이라고 한다.

▸ **증후성 두통에서는 원 질환의 치료를 가장 우선으로 한다.**

뇌종양이나 출혈, 수막염으로 인한 두통이다. 지금까지 경험해 보지 못한 강한 두통은 증후성 두통인 경우가 많으며 신속하게 원 질환에 대한 검사와 치료를 한다.

▸ **대표적인 기능성 두통은 편두통과 긴장형 두통이다.**

이른바 만성적으로 두통을 앓고 있는 사람의 두통이다. 방치한다고 죽는 것은 아니지만, 통증은 상당히 심할 수 있다. 기능성 두통에는 군발 두통※이라는 것도 있다.

▸ **편두통은 뇌의 혈관확장이 직접적인 원인이다.**

편두통은 머리 한쪽이 욱신욱신 아프다. 양쪽이 아프거나 메스꺼움을 동반할 수도 있다. 어떤 계기로 뇌혈관이 수축하고 그 반동으로 확장될 때 통증이 발생한다.

▸ **편두통 발작 시 혈관수축제를 사용한다.**

발작 초기에 혈관확장을 멈추면 두통도 멈춘다. 이 목적에는 세로토닌 수용체 작용제를 자주 사용한다. 비발작 시에는 혈관확장제(칼슘길항제나 항CGRP항체) 등을 사용한다.

▸ **세로토닌 수용체 작용제는 뇌혈관을 수축시켜 편두통을 가라앉힌다.**

세로토닌(5-HT)은 뇌혈관을 수축시킨다. 5-HT_{1B}와 5-HT_{1D}수용체를 매개로 하지만, 거기까지는 기억하지 않아도 된다. 이들은 트립탄계 약물이라는 약이다.

▸ **긴장형 두통은 근육이나 정신의 긴장에서 일어난다.**

긴장형 두통에는 근육과 정신을 이완시키는 약을 사용한다.

복통에는 항콜린제를 자주 사용한다.

▸ **평활근이 과도하게 수축하면 통증이 발생한다.**

복부 장기에서 발생하는 통증은 평활근의 과도한 수축으로 생기는 경우가 많다. 평활근은 항콜린제로 이완되므로, 이런 유형의 복통에는 항콜린제가 유용하다.

▸ **위와 십이지장궤양 통증에 NSAID는 사용을 금지한다.**

NSAID로 인해 궤양이 악화한다. 궤양으로 인한 통증에는 항궤양제를 사용한다.

▸ **심근경색증으로 인한 심한 가슴통증에는 모르핀을 사용한다.**

▸ **진통을 완화하면 자궁수축도 약해진다.**

진통은 자궁 평활근 수축이 원인이다. 따라서 분만력을 유지한 채 진통만 제거하기는 상당히 어렵다.

역자주 ※군발 두통(Cluster Headache): 매우 심각하고 고통스러운 형태의 두통으로 주로 눈 주위나 관자놀이에 집중된 극심한 통증을 특징으로 한다. 특정 기간 동안 집중적으로 발작이 발생하며 그 기간을 지나면 잠시 사라지는 양상을 보인다.

Coffee Break

약물 의존

어떤 종류의 약물은 반복적으로 사용하면 그 약물을 끊을 수 없는 상태에 빠질 수 있다. 이것을 의존이라고 한다. 의존에는 정신적 의존과 신체적 의존이 있는데, 그 구분이 명확하지 않다. 전자는 단순히 갖고 싶어서 견딜 수 없을 뿐이지만, 후자는 무리하게 끊으면 신체적 금단증상이 나타난다. 신체적 의존을 일으키는 대표적인 약물로 모르핀, 향정신성 약물, 알코올 등이 있다. 또한, 습관성이란 정신적 의존만을 일으키는 경우를 말하고, 중독은 정신적 의존과 신체적 의존을 모두 일으키는 경우를 말한다.

실린더와 배관의 색상※

산소통의 색상은 검정색, 이산화탄소통의 색상은 녹색으로 고압가스안전법에 규정되어 있다. 산소 배관은 녹색으로 일본공업규격(JIS)으로 정해져 있다. 고압가스안전법과 JIS 규격과의 통일이 이루어지지 않아 이렇게 어긋난 상황이 발생한다. 병원 내에는 산소통도 이산화탄소통도 산소 배관도 모두 존재하며, 혼동으로 인한 사고도 일어나고 있다. 곤란한 일이다. 참고로 아산화질소의 배관은 파란색이다.

역자주 ※ 한국에서의 실린더(가스통)와 배관의 색상 규정은 산업안전보건법과 고압가스안전관리법에 따라 정해져 있다. 산소통은 파란색, 이산화질소통은 회색, 이산화탄소통은 검은색, 수소통은 빨간색, 헬륨통은 갈색, 아세틸렌통은 노란색이다. 또한 아산화질소통(실린더)은 청록색이다.

문제

약물 의존성이 없는 것은?

1. 모르핀
2. 아스피린
3. 암페타민
4. 코카인

해설 1. 의존성 있음. 이 약은 마약이다. 2. 이 약은 비스테로이드제항염증제이다. 진통 작용은 있으나 약물 의존성은 없다. 3. 의존성 있음. 이 약은 각성제이다. 4. 의존성 있음. 이 약은 마약이다. **정답** [2]

PART

14

항균제

1. 세균
2. 항균제의 종류
3. 항균제(1)
4. 항균제(2)
5. 항균제(3)
6. 항진균제 · 내성균(MRSA)
7. 항바이러스제 · 기회감염

1 세균

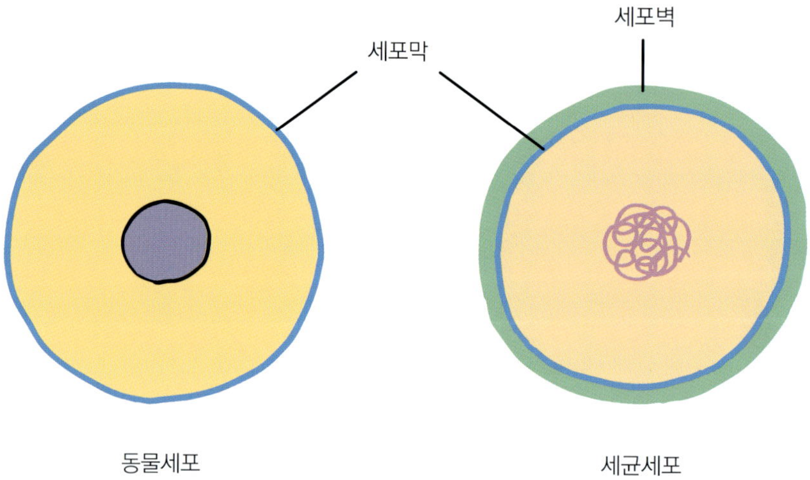

동물세포와 세균세포의 차이점

양자의 가장 큰 차이점은 외측 세포벽의 유무이다. 세균에는 세포벽이 있지만, 동물세포에는 없다. 또한, 세포 내부도 둘 사이에 상당한 차이가 있다.

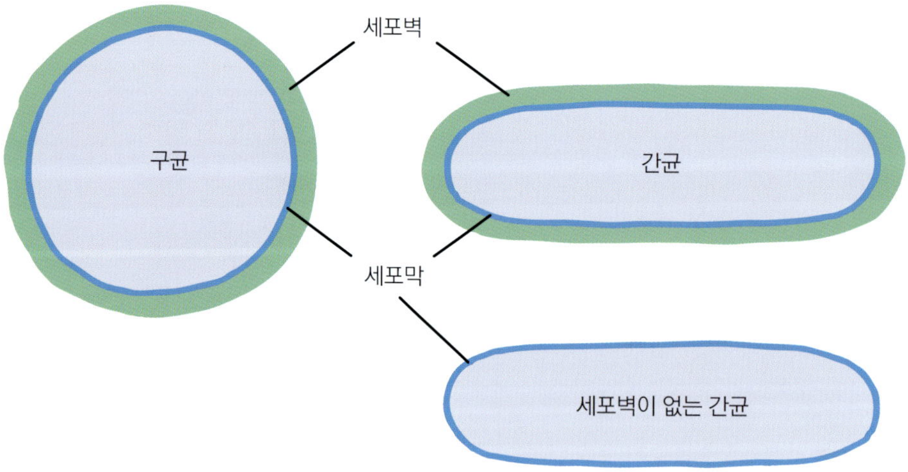

세균의 종류

세균에는 둥근 구균과 장방형의 간균이 있으며, 간균에는 세포벽이 없는 것도 있다. 또한, 그람 염색을 하면 염색되는 균(양성균, 보라색)과 염색되지 않는 균(음성균, 붉은색)으로 나뉜다.

병원체

세균은 대표적인 병원체이다. 세균에는 일반적인 세균 이외에도 마이코플라즈마, 리케차, 클라미디아, 항산균, 진균 등이 있다. 병원체에는 세균 이외에도 바이러스나 기생충(원충이나 선충 등) 등도 있다.

세균과 사람의 세포 사이에는 차이점이 있다.

항균제를 이해하기 위해서는 세균에 대한 지식이 필요하다.

▶ **세균은 세포막 바깥쪽에 세포벽을 가지고 있다.**

▶ **단백질 합성이나 핵산 합성의 구조 등도 동물세포와 세균은 미묘하게 다르다.**

동물세포와 세균의 차이를 능숙하게 공략한 것이 항균제이다.

그람양성 구균과 그람음성 간균은 대표적인 일반 세균이다.

▶ **일반 세균에는 구균**(알균, coccus)**과 간균**(막대균, bacillus)**이 있다.**

구균은 둥글고, 간균은 직사각형이다. 또 다른 분류법으로 모든 세균은 그람염색(하단 컬럼 참조)으로 양성균과 음성균으로 나뉜다.

▶ **구균에는 그람양성균, 간균에는 그람음성균이 많다.**

이 예외로 임균을 알아두자. 임균은 그람음성구균이며 임질을 일으킨다.

포도상구균은 대표적인 그람양성구균이다.

▶ **포도상구균에는 황색포도상구균과 표피포도상구균 등이 있다.**

황색포도상구균은 병원성이 강하고, 표피포도상구균은 피부나 코점막의 상재균이다. 포도상구균(포도알균, Staphylococcus)은 내성균으로 문제가 되고 있다.

▶ **다른 그람양성구균에는 사슬구균과 장구균 등이 있다.**

사슬구균은 인두염을 일으키기도 한다. 장구균도 내성균으로 문제가 되고 있다.

대장균은 대표적인 그람음성 간균이다.

▶ **대장균과 함께 녹농균과 세라티아(Serratia marcescens)를 알아두자.**

그 외에도 이질균, 살모넬라균, 콜레라균 등이 있다. 이들은 소화기 감염병을 일으킨다. 또한, 녹농균과 세라티아는 병원성이 낮다.

▶ **아포※를 만드는 일반 세균도 있다.**

아포란 포자와 같은 것이다. 물론 정상적으로 분열 증식도 한다. 이 균에 탄저균이나 파상풍균 등이 있다.

마이코플라즈마, 리케차, 클라미디아는 세포벽이 없는 세균이다.

모두 일반 세균과는 조금 다른 그룹에 속한다. 마이코플라즈마는 폐렴, 리케치아는 쯔쯔가무시병, 클라미디아는 요도염을 일으킨다. 또한, 클라미디아는 세포벽이 얇지만 일반 세균의 세포벽과는 상당히 다르다.

역자주 ※아포(spore): 일부 세균이 생존을 위해 형성하는 휴면 상태의 구조로, 극한의 환경 조건에서도 생존할 수 있도록 세균의 유전물질과 최소한의 세포 구조만을 보호하는 역할을 한다.

그람염색

그람씨가 개발한 세균의 기본적 염색법이다. 보라색과 빨간색 두 가지 색소를 사용한다. 그람염색으로 염색되는 균(보라색)을 그람양성균, 염색되지 않는 균(빨간색)을 그람음성균이라고 한다. 이 차이는 세포벽 구조의 차이에 기인한다. 세포벽이 없는 마이코플라즈마 등은 음성으로 염색된다.

2 항균제의 종류

항균제가 약효를 발휘하는 세균

	포도상구균	대장균	녹농균	마이코플라즈마, 클라미디아	리케차	결핵균
페니실린G	○	×	×	×	×	×
광범위 페니실린	○	◎	×	×	×	×
세팔로스포린(제1, 2세대)	○	○	×	×	×	×
세팔로스포린(제3세대)	○	○	◎	×	×	×
아미노배당체계	○	○	○	×	×	△
테트라사이클린	○	○	○	◎	◎	×
클로람페니콜	○	○	○	○	○	×
마크로라이드계	○	×	×	◎	×	×
뉴퀴놀론계	○	○	○	○	△	△
ST 합성제	○	○	×	×	×	×

◎나 ○에서도 내성균은 매우 많다.

항생물질의 발견

1928년 영국에서 플레밍이 푸른곰팡이(속명을 페니실리움이라고 한다)에서 포도상구균을 죽이는 물질을 발견했다. 그러나 곧바로 정제할 수 없었고, 페니실린이 의료 분야에서 치료제로 확립된 것은 2차세계대전 무렵이었다. 폐렴에 걸린 윈스턴 처칠 수상이 페니실린으로 목숨을 건졌다는 일화는 신빙성이 떨어진다는 설도 있다. 1944년 미국에서 왁스먼이 토양 세균에서 결핵균을 죽이는 스트렙토마이신을 발견했다. 이후 새로운 항생물질의 발견이 연이어 이어졌다. 플레밍은 1945년, 왁스먼은 1952년에 노벨생리의학상을 수상했다.

항균 스펙트럼

항균제의 병원체에 대한 유효성의 범위, 즉 작용의 거의 대부분을 수용하는 범위를 말한다. 항균제는 이 항균 스펙트럼의 차이에 따라 특정 균을 중심으로 작용하는 좁은 항균제와 다양한 균(예: 그람양성균, 그람음성균 등)에도 효과를 나타내는 넓은 스펙트럼 항균제로 분류된다. 목표로 하는 병원체가 분명하다면, 그 균에 유효한 좁은 의미의 항생제를 사용한다.

미생물은 다른 종류의 미생물을 물리치는 물질을 생성한다

자연계에는 치열한 생존경쟁이 있다. 미생물도 예외가 아니어서 미생물끼리 자신이 살아가기 위해 서로 싸우고 있다. 어떤 미생물은 자신이 살기 위해서 다른 종류의 미생물을 억제하거나 죽이는 물질을 생성하기도 한다. 그 물질이 **항생물질**이다.

▸ **미생물이 생산하는 항생물질을 항생제라고 한다.**

좁은 의미의 항생제는 미생물이 생산한 항미생물 물질이다. 넓은 의미의 항생제는 미생물이나 암세포에 유효한 미생물 생성물질이다.

▸ **인간이 화학적으로 합성한 항생물질까지 포함하여 항균제라고 한다. 이 책도 그에 따른다.**

임상에서는 인공 합성한 항균제까지 모두 포함하여 항생물질이라고 하는 것이 많다.

세균세포와 동물세포와의 차이점을 잘 이용한 것이 항균제이다.

둘 다 세포임은 틀림 없지만, 세균세포와 동물세포 사이에는 상당한 차이점이 있다. 그 차이를 교묘하게 이용한다.

▸ **세포벽의 유무는 그 차이의 대표적인 것이다.**

세포막·단백질·핵산의 합성 구조 등도 미묘하게 다르다.

▸ **항균제는 세균만 죽이고, 동물세포에는 별다른 해를 끼치지 않는다.**

동물세포에 대한 해가 부작용이다.

▸ **항균제에는 많은 종류가 있으며 각각 특징이 있다.**

한국에는 약 수백 종류의 항균제가 출시되어 있으며, 각각 나름의 특징이 있다. 약어로 표시하는 경우도 많다.

▸ **항균제는 균에 따라 효과가 다르다.**

균의 성질과 항균제의 작용 메카니즘에 따라 효과가 달라진다. 즉 목적 원인균에 대해 효과적인 약과 그렇지 않은 약이 있다.

▸ **항균스펙트럼이 넓은 것을 광범위 항균제라고 한다.**

얼마나 많은 종류의 세균에 효과가 있는지를 나타내는 것을 항균스펙트럼이라고 한다.

▸ **원인균을 알고 있다면 협역 항균제 쪽이 좋다.**

그 균만 죽이고, 다른 상재균에는 영향을 미치지 않기 때문이다. 원인균을 모른다면 광범위 항생물질을 사용할 수밖에 없다.

▸ **효과적인 항균제를 선택하려면 민감성 시험을 한다.**

원인균을 확인하고 민감성을 확인한 후 항균제를 투여하는 것이 이상적이다. 그러나 시간상 제약 등으로 인해 실행이 쉽지 않다.

흔히 사용되는 항균제로 페니실린계, 세팔로스포린계, 아미노배당체계, 테트라사이클린계, 마크로라이드계, 뉴퀴놀론계가 있다.

▸ **페니실린은 PC, 아미노글리코사이드는 AG, 테트라사이클린은 TC, 마크로라이드는 ML, 뉴퀴놀론은 NQ로 줄여서 표기하기도 한다.**

이 외에도 많은 종류가 있지만, 우선 이 여섯 종류를 기억하자.

3 항균제(1)

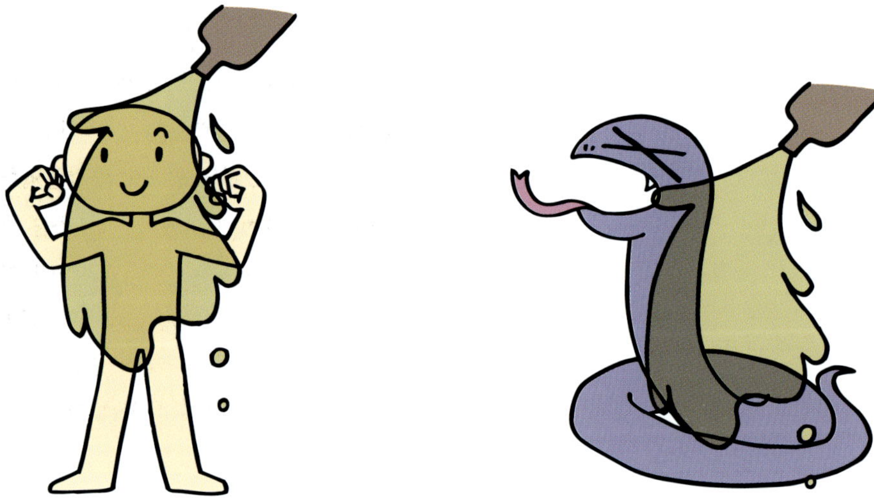

페니실린계 약물과 세팔로스포린계 약물의 작용 메카니즘

사람과 뱀에게 비늘을 녹이는 약을 뿌렸다고 가정해 보자. 사람은 비늘이 없으므로 괜찮지만, 뱀은 비늘이 녹아서 죽는다. 페니실린계 약물과 세팔로스포린계 약물은 이 원리를 이용하고 있다.

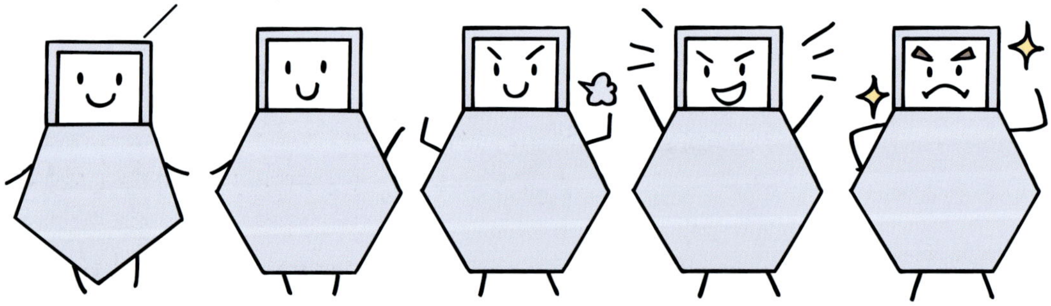

페니실린계 약물과 세팔로스포린계 약물

둘은 기본적으로 같은 것이다. 먼저 페니실린계 약물이, 그다음 세팔로스포린계 약물이 개발되었다. 모두 베타락탐이라는 화학 구조가 항균 작용 발현의 기본이다. 세팔로스포린계도 개발 순서에 따라 제1세대→제2세대→제3세대→제4세대로 진화했다. 이들 중에는 엄밀히는 세팔로스포린계의 정의에 포함되지 않는 것도 있기 때문에 모두 합쳐서 세펨계라고 한다.

항균제(1) (베타락탐제)

- **페니실린:** 벤질페니실린(PCG), 암피실린(ABPC; VICCILLIN®), 피페라실린(PIPC; PENTCILLIN®)
- **세펨계:** 세파졸린(CEZ; 세파메진®α), 세포티암(CTM; PANSPORIN®), 세프메타졸(CMZ; CEFMETAZON®), 모다신®(CAZ), ROCEPHIN®(CTRX), 맥스핌®(CFPM)
- **카바페넴계:** 메로페넴(MEPM; 메로펜®), 도리페넴(DRPM; FINIBAX®)

항균제에는 살균적인 것과 정균적인 것이 있다.

▶ **균을 죽이는 것이 살균적, 균 증식을 억제하는 것이 정균적이다.**

정균적 항균제는 세균을 죽이기보다는 그 증식을 억제하는데, 살균적 항균제가 더 날카롭다.

▶ **페니실린계, 세팔로스포린계, 아미노배당체계, 뉴퀴놀론계가 살균적 항균제이다.**

위에서 언급한 것 이외의 항균제는 정균적 항균제라고 생각할 수 있다.

▶ **정균적 항균제는 투여 간격을 두어서는 안 된다.**

항상 일정 이상의 농도를 유지해야 한다. 살균적 항균제는 혈중농도 유지에는 그다지 신경 쓰지 않는다.

페니실린계 약물과 세팔로스포린계 약물은 세포벽을 파괴한다.

둘을 합쳐서 베타락탐계라고 하는데, 세팔로스포린계 약물에도 여러 종류가 있기 때문에, 세펨계 약물이라고 표현하기도 한다.

▶ **세균은 세포벽이 없으면 죽는다.**

세균의 외부는 세포벽으로 이루어져 있지만, 동물세포에는 이 세포벽이 없다. 세균은 세포벽이 부서지면 죽지만, 동물세포에는 세포벽이 원래 존재하지 않으므로, 세포벽이 부서지든 부서지지 않든 상관없다.

페니실린계 약물을 개량하여 효과를 강화한 것이 세팔로스포린계 약물이다.

둘 다 기본적으로 동일하다고 생각하면 된다. 카바페넴계 약물도 같은 종류의 약이다.

▶ **베타락탐계 약물은 세포벽을 파괴하여 세균을 죽인다.**

동물세포에는 세포벽이 없기 때문에, 이 약의 부작용은 상당히 약하다. 즉 페니실린계 약물과 세펨계 약물은 가장 기본적이고, 동시에 가장 뛰어난 항균제라고 할 수 있다.

페니실린계 약물은 세포벽이 없는 균에는 전혀 효과가 없다.

세팔로스포린계 약물도 마찬가지로 효과가 없다.

▶ **페니실린계 약물은 마이코플라즈마, 리케차, 클라미디아에는 전혀 효과가 없다.**

동물세포나 이들 세균은 세포벽이 없기 때문이다. 페니실린계 약물이나 세팔로스포린계 약물이 전혀 효과가 없는 세균의 대표적인 것이 마이코플라즈마, 클라미디아, 리케차이다.

페니실린계 약물의 부작용은 알레르기이다.

항균제 중에서 베타락탐계 약물은 부작용이 적고 사용하기 쉬운 약이다. 그러나 드물게 알레르기가 있는 사람이 있다. 매우 드물지만, 아나필락시성 쇼크를 일으키는 사람도 있다. 세팔로스포린계 약물도 마찬가지이다.

5 항균제(3)

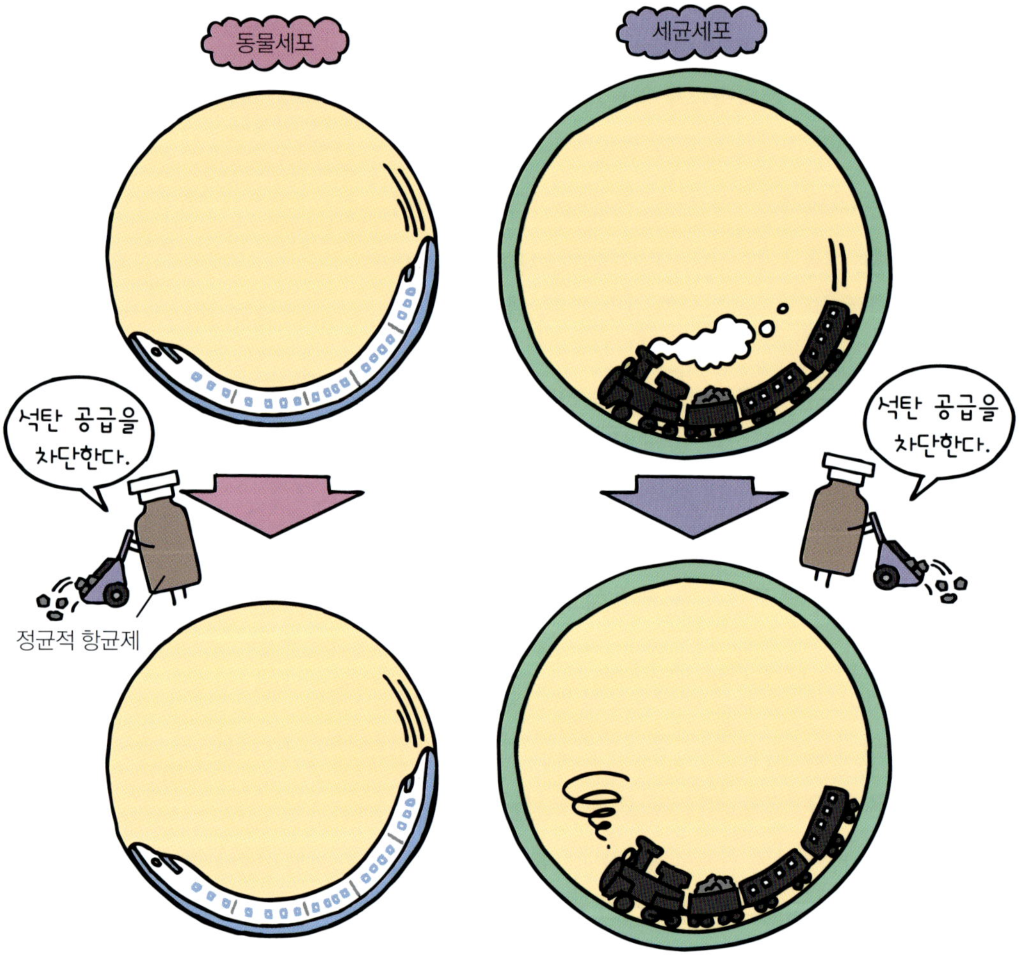

정균적 항균제의 작용 메카니즘

동물세포는 전기로 움직이는 지하철, 세균세포는 석탄으로 움직이는 기관차와 같다. 석탄 공급을 차단했다고 하자. 지하철은 석탄이 없어도 괜찮지만, 기관차는 석탄이 없으면 멈추게 된다. 하지만 죽지는 않는다. 이와 같이 세균의 성장을 억제하는 것이 정균적 항균제이다.

항균제(3)

- **마크로라이드계:** 에리트로마이신(EM), 아지트로마이신(AZM; ZITHROMAC®), 클라리스®
- **뉴퀴놀론계:** 시프로플록사신(CPF; Ciproxan®), 레보플록사신(LVFX; 크라비트®), 오젝스®
- **ST 합성제:** 술파메톡사졸·트라이메토프림(BAKTAR®, BACTRAMIN®)
- **기타:** 클로람페니콜(CP), 포스포마이신(FOM; FOSMICIN®), 린코마이신(LCM; Lincocin®), 클린다마이신(CLDM; Dalacin®), 폴리믹신 B(PL-B), 콜리스틴(CL)
- **결핵약:** 아이소나이아지드(INH; ISCOTIN®, Hydra®), 리팜피신(RFP; RIFADIN®), 스트렙토마이신(SM), 피라진아마이드(PZA; PYRAMIDE®), 에탐부톨(EB; Esanbutol®, EBUTOL®), 파라아미노살리실산(PAS), 에티오나미드(TH; TUBERMIN®), 시클로세린(CS)

에리트로마이신은 대표적인 마크로라이드계 항균제이다.

비교적 온화한 항균제이며 부작용이 적어 어린이에게도 사용하기 쉽다.

▶ 마크로라이드계 항균제는 항균스펙트럼이 넓은 항균제이다.

마이코플라즈마, 리케차, 클라미디아에 효과적이다. 레지오넬라균에도 잘 듣는다.

클로람페니콜은 재생불량성 빈혈을 일으킬 수 있다.

클로람페니콜은 항균스펙트럼이 넓은 우수한 항균제이지만, 드물게 치명적인 재생불량성 빈혈을 일으킬 수 있어서 이 부작용 때문에 현재는 거의 사용되지 않는다.

뉴퀴놀론계 약물은 인공 합성약이다.

일반 항생물질은 미생물 등에서 추출한 것이지만, 뉴퀴놀론은 완전 인공 합성약이다. 따라서 엄밀한 의미에서의 '항생제'는 아니다. 일본에서 개발된 것도 많다. 퀴놀론계 약물을 바탕으로 화학적으로 보다 강력한 약으로 만들어졌기 때문에 뉴퀴놀론이라고 한다.

▶ ST 합성제는 폐포자충(Pneumocystis) 폐렴 등에 사용된다.

ST 합성제는 2종 항균제의 합성제이다. 주폐포자충에 효과를 나타낸다.

▶ 기타 항균제로 린코마이신, 폴리믹신B, 콜리스틴 등이 있다.

린코마이신은 마크로라이드계 항균제와 유사한 약물이며 폴리믹신B와 콜리스틴은 펩타이드이다. 그 외에도 많은 종류의 항균제가 있다.

결핵균에는 일반 세균용 항생물질은 효과가 없다.

▶ 결핵균은 항산균이라는 그룹에 속한다.

결핵균은 일반 세균과는 성질이 다르다. 예를 들면 산에 대한 저항성이 강하고 발육이 느리다.

▶ 항산균에 사용하는 항균제는 일반 세균에 사용하는 항균제와는 다르다.

항산균은 일반 세균과는 조금 다른 생물이기 때문이다.

▶ 대표적인 항결핵약은 아이소나이아지드, 리팜피신, 스트렙토마이신, 피라진아마이드, 에탐부톨 5제이다.

이 5가지 약제를 알아두자. 이 외에도 파라아미노살리실산 등이 있다. 이 약들은 작용 메카니즘이 모두 다르다. 결핵은 'TB(Tuberculosis)'로도 부른다.

▶ 항결핵약은 여러 가지 약물을 조합하여 사용한다.

효과를 높이기 위해서와 내성균의 출현을 막기 위해서이다. 예방으로 아이소나이아지드만을 사용하는 경우도 있다.

ST 합성제(BAKTAR®)

설파메톡사졸과 트라이메토프림의 합성제이다. 작용 메카니즘은 엽산의 합성 억제 작용이며, 두 종류의 약을 조합함으로써 상승효과를 얻고 있다. 항균스펙트럼이 매우 넓어 일반 세균은 물론 일부 진균에도 효과가 있다. 특히 주폐포자충에 효과적이며, 면역 부전 시의 폐포자충폐렴에 대해 예방을 목적으로 투여된다.

6 항진균제·내성균(MRSA)

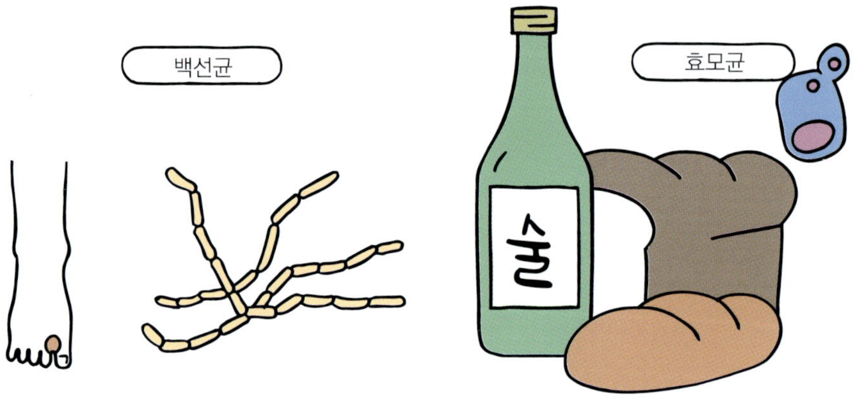

진균

진균은 일반 세균보다 훨씬 진화한 생물(진핵생물)이다. 크게 사상균과 효모균으로 나뉜다. 사상균은 곰팡이의 일종이다. 효모균은 술을 만드는 누룩균과 빵을 만드는 이스트균의 일종이다.

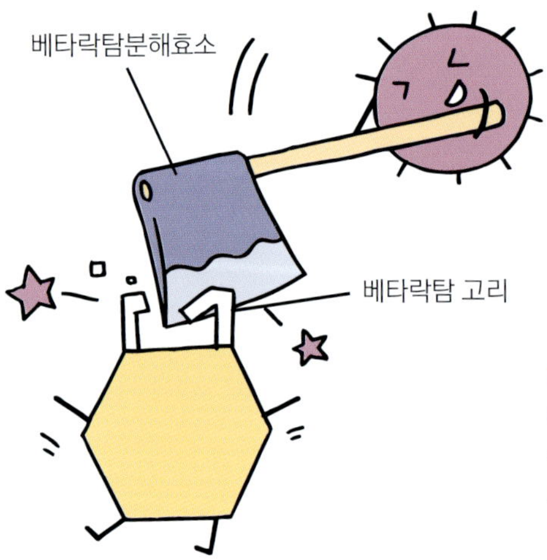

내성균

예를 들면 베타락탐분해효소를 생산할 수 있는 균은 베타락탐계 약물(페니실린이나 세팔로스포린)을 분해하기 때문에 이러한 균에는 베타락탐계 약물은 효과가 없다.

항진균제: 암포테리신B(AMPH; 훈기존®), 플루코나졸(FLCZ; 디푸루칸®), 이트라코나졸(ITCZ; ITRIZOLE®), 미코나졸(MCZ; FLORID®), 엠페시드(Empecid®), Astat®, CLENAFIN®
베타락탐계 약물과 분해효소억제제의 합성제: 유나신®, ZOSYN®, Sulperazon®
MRSA용 약물: 반코마이신(VCM), 테이코플라닌(TEIC; 타고시드®), 알베카신(ABK; 하베카신®)

백선균과 칸디다는 대표적인 진균이다.

진균은 일반 세균과 전혀 다른 생물이다.

▶ 곰팡이의 일종인 세균을 진균이라고 한다.

진균은 크게 사상균과 효모균으로 나뉘며, 대표적인 것이 백선균과 칸디다균이다. 곰팡이이므로 균사를 늘리거나 아포를 만들기도 한다. 주폐포자충도 진균의 일종이다(→ p.191).

진균은 독성은 낮지만, 잘 낫지 않는다.

▶ 진균에 사용하는 항생물질은 일반 세균에 사용하는 항생제와는 다르다.

진균은 일반 세균과는 전혀 다른 생물이므로, 진균용 약도 전혀 다르다.

▶ 진균 감염에는 피부 감염뿐만 아니라 내부 장기 감염도 있다.

무좀은 백선균에 의한 진균증이다. 진균은 빈도상으로는 몸의 표면에 감염되는 경우가 많지만, 내부 장기에도 감염되어 중증으로 발전할 수 있다.

▶ 항진균제에는 내복약과 주사제가 있다.

경미한 피부 증상에는 외용제로 충분하지만, 중증이나 난치성 증상은 전신 투여가 필요하다.

내성균은 항균제가 효과가 없는 균이다.

▶ 항균제를 사용하면 그 항균제가 효과가 없는 균이 나타난다.

이러한 균을 내성균이라고 한다. 내성균은 그 항균제의 효과를 없애는 구조를 획득한다. 다양한 내성 구조가 있지만, 그중 한 가지 예가 베타락탐분해효소이다.

▶ 베타락탐계 약물은 베타락탐분해효소에 의해 분해된다.

페니실린분해효소와 세팔로스포린분해효소는 베타락탐분해효소와 같은 성질을 가지고 있다.

▶ 베타락탐분해효소를 생성할 수 있게 된 균에는 더 이상 베타락탐계 약물은 효과가 없다.

세균은 원래 베타락탐분해효소라는 효소를 갖고 있지 않다.

▶ 베타락탐분해효소억제제를 병용하면 내성균에도 효과가 있다.

베타락탐계 약물과 베타락탐분해효소억제제와의 합성제는 베타락탐분해효소 활성이 있는 내성균에도 효과적이다. 베타락탐분해효소 생성균은 대표적인 내성균이다.

▶ 내성균에 효과가 있는 강력한 항균제를 사용해도 여전히 내성균이 출현한다.

그래서 더욱 강력한 항균제의 개발이 필요하게 되었다. 이러한 항균제와 내성균의 사투는 현재도 계속되고 있다.

MRSA는 메티실린 내성 황색포도상구균을 말한다.

▶ MRSA는 많은 항생물질에 내성을 가지고 있는 다제 내성균이다.

메티실린은 최초로 개발된 내성균용 페니실린으로 지금은 사용되지 않는다. MRSA로 대표되는 다제 내성균의 출현은 제3세대 세팔로스포린의 대량 사용과 가축 사료에의 항균제 첨가가 원인이라고 생각된다.

▶ MRSA 감염병에는 반코마이신을 사용한다.

MRSA 때문에 개발된 반코마이신이었지만, 이미 반코마이신 내성균(VRSA)균도 보고되었다. 또한, 반코마이신 내성의 장구균도 점차 증가하고 있다. 반코마이신은 펩타이드계의 항균제이다.

7 항바이러스제·기회감염

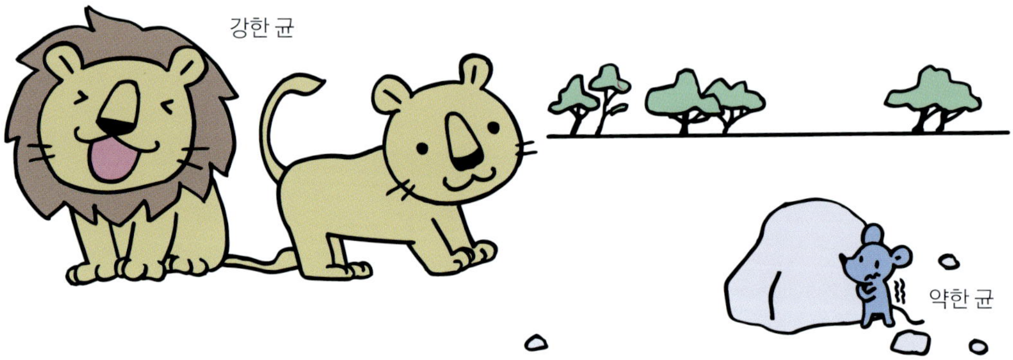

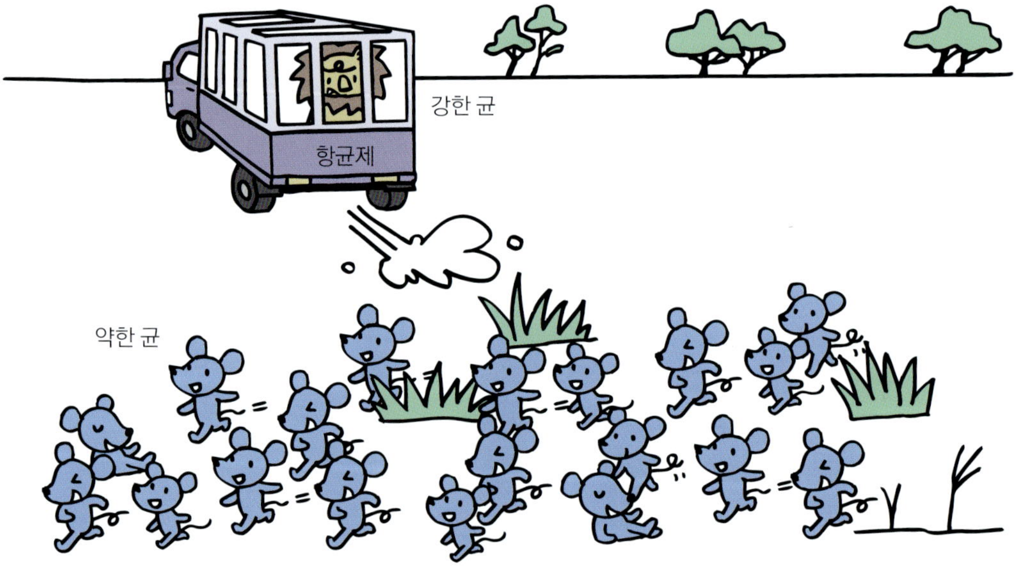

균교대현상

보통은 강한 균과 약한 균이 공존한다. 약한 균(약한 병원균)은 조용히 살아가고 있다. 그러나 항균제 등에 의해 강한 균이 사라지면, 지금까지 조용히 살던 약한 균이 번식하기 시작한다.

항헤르페스바이러스제 아시클로버(ACV; Zovirax®), 비다라빈(Ara-A; ARASENA-A®)
항사이토메갈로바이러스제 간시클로버(GCV; 데노신®)
항인플루엔자 바이러스제 타미플루®, 리렌자®, RAPIACTA®, INAVIR®
항코로나바이러스제 라게브리오®, 팍스로비드®, 조코바®
항기생충제

- **항선충제:** 디에틸카르바마진(SUPATONIN®), 이버멕틴(스트로멕톨®)
- **항원충제:** 메트로니다졸(후라질®)
- **항말라리아제:** 퀴닌, 메플로퀸(MEPHAQUIN®)

항바이러스제의 작용 메카니즘은 일반 항균제와는 전혀 다르다.

바이러스는 세균류와는 전혀 다른 생물이다. 바이러스만으로는 증식할 수 없다.

▸ **바이러스는 세포 안에서 증식한다.**

정상적인 세포 기능을 방해하지 않고 바이러스의 증식만 억제하는 것이 항바이러스제의 기본 전략이다. 그러나 그 개발이 어려워 항바이러스제의 수는 적다.

▸ **타미플루®는 인플루엔자 바이러스의 증식을 억제한다.**

인플루엔자 바이러스는 사람의 세포속에서 증식한 후, 그 세포에서 방출된다. 타미플루®는 이 방출을 억제한다.

▸ **헤르페스바이러스에는 아시클로버를 사용한다.**

그 외에도 사이토메갈로, 간염, HIV(AIDS) 등의 바이러스에 대한 약이 있다. 이 약들은 주로 바이러스 DML 핵산 합성을 억제한다.

면역력 저하는 기회감염을 일으킨다.

▸ **약한 병원균은 평소에는 조용히 살아가는 독성이 약한 균이다.**

약한 병원균은 병원성은 약하지만 튼튼하다. 약한 병원균은 건강한 신체에 대해서는 질환을 일으킬 정도의 힘은 갖고 있지 않다. 그러나 면역력이 떨어지면 약한 병원균 감염조차도 막을 수 없게 된다. 이처럼 면역력 저하로 인해 평소라면 감염되지 않는 약한 병원균에도 감염되는 것을 기회감염이라고 한다.

▸ **면역력이 저하되는 원인으로 부신피질 스테로이드제와 면역억제제가 있다.**

그 외에도 백혈병 등 악성종양 치료에 따른 골수억제나 AIDS 등이 있다. 당뇨병으로도 면역력은 저하된다. 일반적으로 어떤 질병이든 중증이 되면, 어느 정도의 면역력 저하가 발생한다.

▸ **녹농균은 기회감염을 일으키는 대표적인 균이다.**

그 외에도 세라티아균, 칸디다, 사이토메갈로 바이러스, 주폐포자충 등이 있다. 건강한 몸이라면 이러한 병원체에는 감염되지 않는다. 또한, 녹농균은 소독액 안에서도 번식할 수 있는 강인함이 있다.

광범위스펙트럼 항균제는 균교대현상이 발생하기 쉽다.

▸ **광범위스펙트럼 항균제를 사용하면 내성이 있는 약한 병원균이 증가한다.**

대량의 항균제(특히 광범위스펙트럼 항균제)를 사용하면, 약한 병원균의 번식을 막는 상재균이 도태되고, 대신 약한 병원균이 만연해 버린다. 게다가 이 약한 병원균은 내성을 가진 경우가 있다.

▸ **약한 병원균에는 원래 항균제가 효과가 없다.**

게다가 약한 병원균이 내성을 획득하면, 회복하기 매우 어려워진다.

▸ **새로운 항균제는 녹농균을 표적으로 개발된 것도 많다.**

대표적 약한 병원균이 녹농균이기 때문이다.

에버멕틴과 이버멕틴

에버멕틴은 오무라 사토시 박사가 일본 토양 속의 방선균에서 발견한 항생물질이다. 무척추동물의 신경근육세포의 작용을 억제한다. 이버멕틴은 에버멕틴을 기반으로 합성된 구충제이다. 필라리아증※ 등에 효과가 있기 때문에 전 세계적으로 사용되고 있다. 이 공로로 오무라 박사는 2015년 노벨 생리의학상을 수상했다.

역자주 ※ 필라리아증: 림프사상충증(코끼리 다리병)
피하 필라리아증

Coffee Break

항균제의 역사

19세기 말경부터 병원체에 효과적인 화학물질이 모색되어 왔다. 최초로 실용화된 것은 매독균 트레포네마에 효과적인 살바르산이다. 이것은 1907년 에를리히와 하타사부로가 공동으로 합성한 비소(As)를 함유한 화합물로, 현재는 부작용 때문에 사용되지 않는다. 또한, 유황(S)을 함유한 화합물도 개발되었는데, 이것을 설파제라고 한다. 스룰파메톡사졸(Sulfamethoxazole)은 지금도 사용되고 있다.1940년대에는 페니실린이 임상적으로 실용화되었고, 1945년에는 페니실린 G의 구조가 결정되었으며, 1950년 전후에는 항균제의 발견 열풍을 맞이하여 일본에서도 우메자와 하마오 박사가 1957년에 카나마이신을, 1979년에는 오무라 사토시가 이버멕틴을 발견하였다.

한편, 항균제 사용에 비례하여 내성균도 급격히 증가하고 있다. 페니실린을 사용하기 시작한 지 몇 년 만에 이미 런던의 병원에서 페니실린 내성 포도상구균이 출현했다. 현재 일본의 포도상구균에도 페니실린 내성균이 많다.

문제

잘못된 조합은?

1. 암포테리신B ―――― 진균의 세포막을 파괴한다.
2. 테트라사이클린 ―――― 엽산의 대사와 길항한다.
3. 페니실린 ―――― 세포벽의 합성을 억제한다.
4. 마이토마이신C ―――― 핵산의 합성을 억제한다.

해설 1. 맞다. 2. 테트라사이클린은 세균의 단백질 합성을 억제한다. 엽산의 대사와 길항하는 약물은 ST 합성제나 항암제인 메토트렉세이트이다. 3. 맞다. 4. 맞다. 마이토마이신C는 항균제가 아닌 항암제이다. **정답** [2]

문제

피부칸디다증 악화의 원인으로 생각되는 것은?

a. 면 속옷
b. 부신피질 스테로이드제 외용제
c. 전신의 쇠약
d. 피부 건조

1. a, b 2. a, d 3. b, c 4. c, d

해설 p.189 참조. 피부칸디다증은 습한 피부에 발병하기 쉽다. a. 면은 땀을 빨아들여 칸디다증을 예방한다. b. 맞다. c. 맞다. d. 건조는 칸디다증을 예방한다. **정답** [3]

PART

15

항암제

1. 대사 길항제
2. DNA 복제 억제제
3. 미세관 억제제, 호르몬제제
4. 항암제의 부작용과 투여법

1 대사 길항제

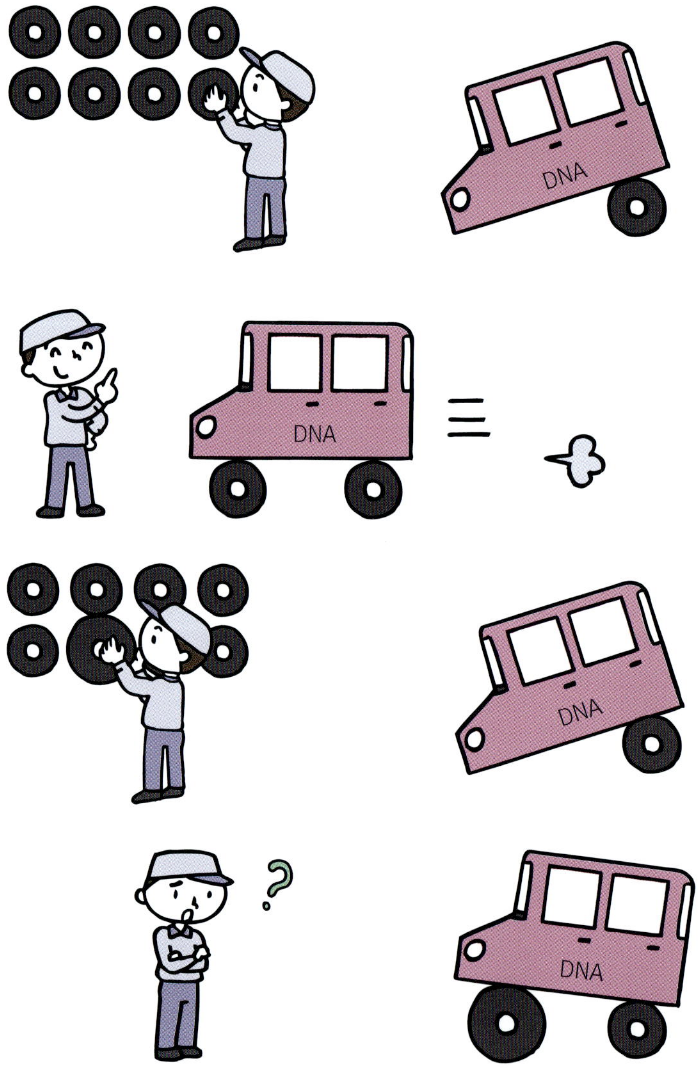

자동차를 조립할 때 사용하는 타이어의 크기는 일정하다.

타이어 창고에 큰 타이어를 섞어 둔다. 그 타이어를 사용하면 이상한 자동차가 만들어진다.

대사 길항제의 원리

세포가 DNA를 조립할 때 이상한 물질을 섞어 놓으면, 완성된 DNA는 변형된 상태로 만들어져서 그 세포는 정상적으로 분열 증식할 수 없게 된다.

항암제(대사 길항제)

- **엽산 길항제:** 메토트렉세이트(MTX; 메토트렉세이트®)
- **퓨린 길항제:** 메르캅토푸린(6-MP; LEUKERIN®), 플루다라빈(플루다라®)
- **피리미딘 길항제:** 사이타라빈(Ara-C; Cylocide®), 플루오로우라실(5-FU), 테가푸르(TGF; Futraful®)
- **메토트렉세이트 길항제:** 폴리네이트(류코보린®)

미세관 억제제는 세포분열을 멈추게 한다.

세포가 분열할 때 나타나는 방추체는 미세관이 주성분이다.

▶ **빈크리스틴은 대표적인 미세관 억제제이다.**

빈크리스틴 그룹을 빈카 알칼로이드라고 한다.

▶ **미세관 억제제의 또 다른 대표적인 약물은 파클리탁셀이다.**

탁산 또는 탁소이드계로 불리는 그룹에 속한다.

▶ **미세관 억제제의 부작용은 신경장애이다.**

미세관은 신경세포 축삭의 주성분이기도 하다. 즉 미세관 장애에서는 신경세포도 영향을 받기 때문에 마비나 감각장애 등이 나타난다.

항에스트로겐 제제는 유방암 치료제로, 항남성호르몬 제제는 전립선암 치료제로 사용된다.

▶ **호르몬이 관여하는 암도 있다.**

구체적으로는 유방암과 전립선암이다.

▶ **유방암은 여성호르몬, 전립선암은 남성호르몬이 있을 때 더 잘 자란다.**

유선은 여성호르몬(에스트로겐), 전립선은 남성호르몬에 의해 발달한다.

▶ **에스트로겐의 작용을 없애면 유방암의 발육이 멈춘다.**

마찬가지로 남성호르몬의 작용을 없애면 전립선암의 발육이 멈춘다. 또한, 전립선암에서는 거세(양측 정소 절제)를 시행하고, 여성호르몬을 투여하기도 한다.

▶ **뇌하수체에서의 생식샘자극호르몬 분비를 저하시키는 약물은 유방암과 전립선암에 모두 효과가 있다.**

유방암과 전립선암에는 호르몬의 영향을 많이 받는 암과 그다지 받지 않는 암이 있으며, 호르몬 반응도가 높거나 낮다고 한다. 당연히 전자에는 호르몬제제가 효과적이지만, 후자에는 효과가 없다.

▶ **부신피질 스테로이드제는 림프구의 발육을 억제한다.**

림프성 백혈병·다발골수종이나 악성 림프종 등의 림프구성 종양에 사용되고 있다. 또한, 일반 항암제로 인한 메스꺼움, 피부 이상, 감각장애 등의 부작용을 완화하는 데도 사용한다.

항암제는 보통 여러 가지 약을 조합하여 사용한다.

효과를 높이고 부작용을 줄이기 위해서이다.

▶ **기타 항암제로 인터페론과 분자표적치료제 등이 있다.**

인터페론은 다양한 작용 메카니즘으로 종양의 발육을 억제한다. 비타민A에도 항암 작용이 있다. 암에 특이적인 분자에만 작용하는 분자표적치료제도 있다(→ p.202).

▶ **종양을 키우는 혈관을 파괴하는 것도 항암 방법의 하나이다.**

암조직을 병량 공세로 압박하는 것이다(식량 공급을 차단하여 압박하는 것). 간암에서는 간동맥을 젤라틴 스펀지로 폐색한다. 또한, 암조직의 혈관을 파괴하는 약물도 분자표적치료제 중 하나로 사용되고 있다.

분자표적치료제
- **항체약:** 트라스투주맙(HERCEPTIN®), 베바시주맙(AVASTIN®), 니볼루맙(OPDIVO®), KEYTRUDA®
- **소분자 의약품** 게피티니브(IRESSA®), 이마티닙(Glivec®), 소라페니브(Nexavar®), 보르테조미브(VELCADE®), 레티노인(VESANOID®), 탈리도마이드(THALED®)

젤라틴 스펀지
- Spongel®, Gelfoam®

4 항암제의 부작용과 투여법

항암제의 일반적인 부작용

항암제의 작용은 분열 증식이 활발한 조직에 강하게 나타난다. 암 조직 외에는 골수, 장, 모근, 정소이다. 항암제의 부작용은 대사, 배설, 섬세한 조직에 강하게 나타난다. 즉, 간, 신장, 신경, 난소이다.

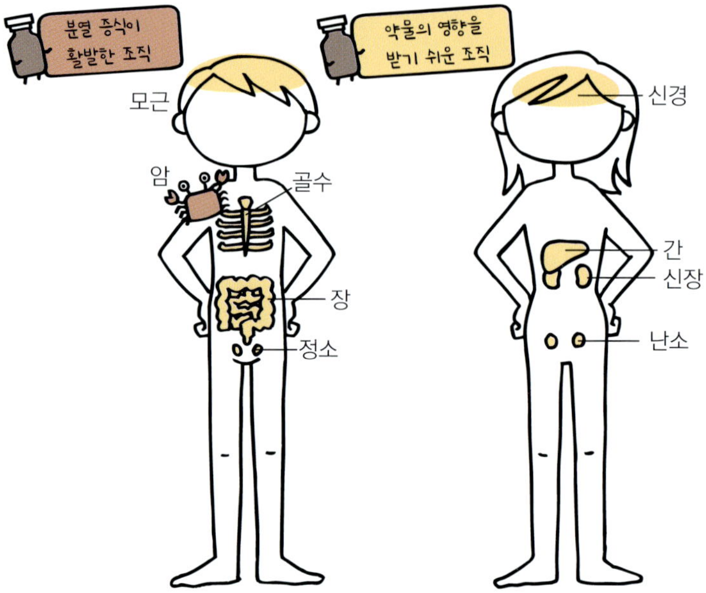

항암제 투여법

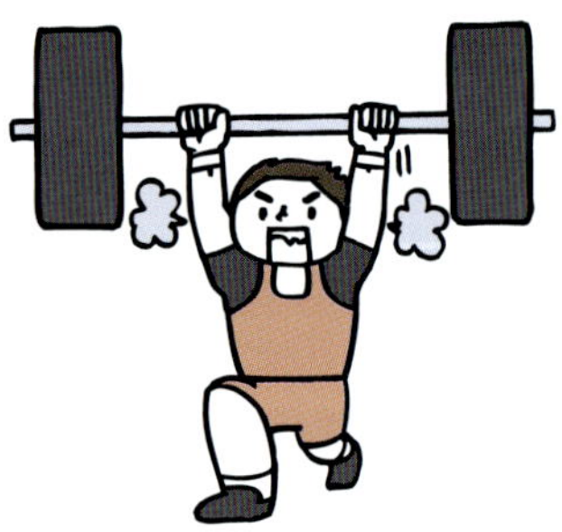

농도의존형 항암제는 한 번에 대량으로 투여한다. 횟수는 적으면 좋다.

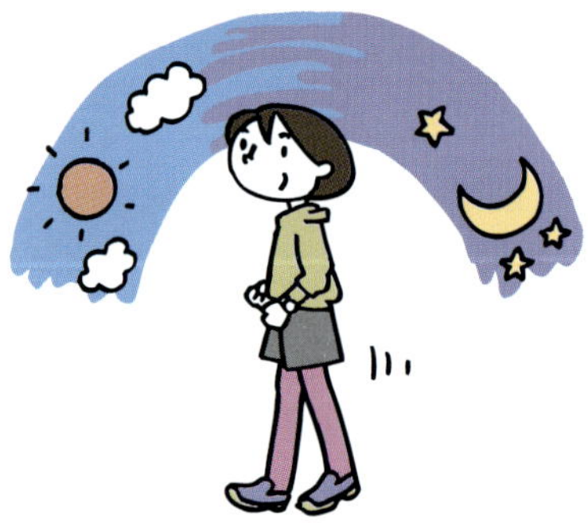

시간의존형 항암제는 소량을 쉬지 않고 지속적으로 투여한다.

항암제의 정맥내주사

항암제는 세포독이 있고, 주사제는 매우 고농도이다. 이 고농도의 세포독이 한 곳에 집중적으로 투여되면 그곳의 세포는 죽게 된다. 항암제의 정맥내 주사를 혈관 밖으로 빼내면 조직 괴사가 일어나기 때문에 주사액이 새지 않도록 주의가 필요하다. 항암제 정맥주사는 끝날 때까지 주의를 기울여야 한다.

항암제에 의한 출혈성 질방광염 치료제

- 메스나(유로미텍산®)

항암제의 부작용은 매우 강하다.

세포를 죽이는 약물이기 때문이다.

▶ **항암제의 부작용을 이해할 때는 먼저 모든 약에 공통적인 보편적인 부작용을 기억하고, 그다음으로 각각의 약물에 특징적인 부작용을 기억하는 것이 좋다.**

분열 증식의 활발한 조직은 골수, 장, 모근, 정소와 암조직이다.

항암제는 어쨌든 세포의 분열 증식을 억제하기 때문에 그 영향은 분열 증식이 활발한 조직일수록 강하게 나타난다. 즉, 골수, 장, 모근, 정소에 강하게 나타난다.

▶ **항암제의 첫 번째 부작용은 골수억제, 설사 · 하혈, 탈모, 불임이다.**

이것은 모든 항암제에 공통적인 부작용이다. 메스꺼움과 구토도 빈번하게 발생한다.

▶ **골수억제는 가장 심각한 부작용이다.**

적혈구, 백혈구, 혈소판 감소로 인해 빈혈, 감염, 출혈이 생긴다. 감염과 출혈은 급사로 이어질 수 있다. 골수억제 정도에 따라 항암제 투여량의 상한선이 결정된다.

▶ **골수억제에는 G-CSF 등을 사용한다.**

골수이식이라는 방법도 있다.

▶ **항암제의 두 번째 부작용은 간 장애와 신장 장애이다.**

약은 간에서 대사되어 신장에서 배설되는 경우가 많다.

▶ **항암제의 세 번째 부작용은 신경장애와 불임이다.**

신체에서 가장 섬세한 조직은 신경과 난소이며, 약물의 영향을 받기 쉽다.

▶ **특수한 부작용으로는 다음 네 가지 약에 대해 기억해 두자.**

사이클로포스파마이드	출혈성 방광염
블레오마이신	간질성 폐렴이나 폐섬유증
시스플라틴	메스꺼움·구토와 신장 장애
빈크리스틴	신경장애

그 외에도 메토트렉세이트의 소화관 장애(구내염, 위염, 설사 등), 아드리아마이신의 심근장애, 이리노테칸의 설사 등을 알아두면 좋을 것이다.

항암제 투여법에는 대량 1회 투여와 소량 지속 투여가 있다.

▶ **항암제에는 농도의존형과 시간의존형이 있다.**

농도의존형 약물은 투여 횟수는 적어도 되므로, 한 번에 대량 투여하는 것이 효과가 좋은 약물이며, 시간의존형 약물은 장시간 연속으로 투여하는 것이 효과적인 약물을 말한다.

▶ **알킬화제와 항생물질 항암제는 대표적인 농도의존형 약물이다.**

특히 알킬화제는 이러한 성질이 강해서 횟수는 적게 투여해도 되므로 가능한 한 한 번에 많은 양을 투여한다.

▶ **대사 길항제는 대표적인 시간의존형 약물이다.**

대사 길항제는 가능한 한 장시간 혈중농도를 유지한다. 경구용은 1일 3회 매일 투여한다. 백금 제제와 미세관 억제제는 그 중간으로 농도 의존성과 시간 의존성 모두 가지고 있다.

Coffee Break

항암제의 투여 예

암의 화학요법에서는 백금 제제와 항생물질 항암제는 1회 대량 투여하고 대사 길항제는 지속해서 투여하는 것이 기본 투여법이다. 다음은 식도암에 대한 7일간 치료제의 투여 조합의 한 예이다.

시스플라틴	1일째만	1~수시간에 걸쳐 점적정맥주사
아드리아마이신	1일째만	1~수시간에 걸쳐 점적정맥주사
플루오로우라실	7일	24시간 지속 점적

독가스와 알킬화제

1차 세계대전 당시 사용된 독가스로 머스터드 가스(일명 Yperite)가 있다. 그 후 머스터드 가스의 화학 구조를 조금 바꾼 나이트로겐 머스터드라는 화합물에 항암 작용이 있는 것으로 밝혀졌고, 이 나이트로겐 머스터드를 바탕으로 다양한 약품이 개발되었다. 이들은 알킬화제이다.

분자표적치료제

일반 항암제는 전신의 세포에 거의 균등하게 작용한다. 분자표적치료제는 종양에 특이적인 분자(수용체, 효소 등)를 표적으로 삼아 종양에 강하게 작용한다. 이론적으로는 항종양 효과는 강하고 부작용은 약한 것을 기대할 수 있으므로 수술이 불가능한 종양이나 재발 종양 등에도 사용되고 있다. 항체약(대분자 의약품)과 소분자 의약품으로 나뉜다. 항체약은 '~맙', 소분자약은 '~닙'이라는 명칭이 많다. 고가의 약이 많으며, 특히 대분자 의약품은 1병에 수십만 엔에 달하는 것도 있다.

탈리도마이드(Thalidomide)

최면제인 탈리도마이드에는 혈관의 증식을 억제하는 작용도 있다. 이 때문에 태아의 심각한 기형을 유발하여 판매가 중단되었다. 최근 이 혈관증식 억제 작용을 이용하여, 암 치료제로서의 유효성이 주목받으면서 항암제로 재판매(THALED®)되었다. 암의 발육에는 혈관의 발육이 필수적이기 때문이다.

문제

항암제와 부작용의 조합으로 잘못된 것은?

1. 사이클로포스파마이드 ___ 출혈성 방광염
2. 다우노루비신 __________ 간질성 폐렴
3. 시스플라틴 __________ 요세관괴사
4. 빈크리스틴 __________ 말초신경장애

해설 1. 맞다. 2. 다우노루비신과 아드리아마이신은 심장독성이 특징. 간질성 폐렴과 폐섬유증은 블레오마이신. 3. 맞다. 시스플라틴은 신독성과 메스꺼움이 특징. 4. 맞다. 빈크리스틴은 골수억제와 신경장애가 특징. **정답** [2]

PART

16

특수한 약

1. 동공확대제 · 동공수축제
2. 녹내장 치료제
3. 피부과 용약
4. 해독제
5. 예방접종
6. 한방약
7. X선 조영제
8. 소독약

1 동공확대제·동공수축제

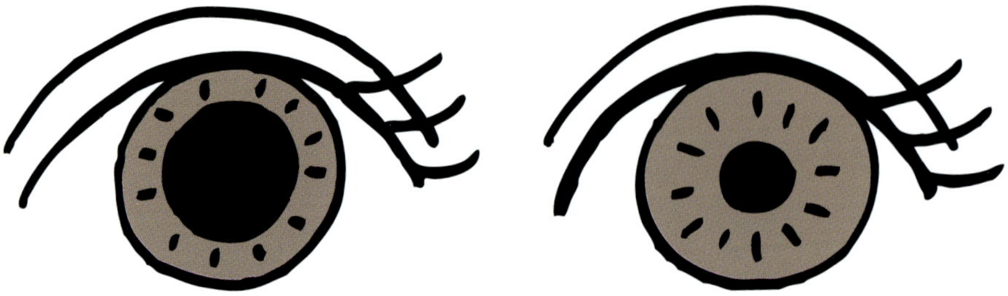

동공확대(산동)	동공수축(축동)
아드레날린성 (교감신경) α작용제 항콜린제	콜린성 (부교감신경) 콜린작용제 콜린에스터레이즈억제제

홍채에는 동공확대근과 동공괄약근이라는 상반된 작용을 하는 2개의 평활근이 있다. 동공확대근은 교감신경 지배를 받아 α수용체를 통해 수축하여 동공을 확대시킨다(이완하면 동공이 수축하지만, 그 작용은 약하다). 즉, α작용제는 동공확대를 일으킨다. 반면, 동공괄약근은 반대로, 부교감신경 지배로 수축에 의해 동공이 수축, 이완에 의해 동공이 확대된다. 즉, 아세틸콜린은 동공수축, 항콜린제는 동공확대, 콜린에스터레이즈억제제는 동공수축을 일으킨다.

동공확대제로 인해 초점이 맞지 않는다

안구 안에는 동공괄약근 외에 섬모체근이라는 평활근도 있다. 섬모체근의 수축으로 렌즈(수정체)가 두꺼워져 가까운 곳에 초점이 맞춰진다. 섬모체근이 이완되면, 먼 곳에 초점이 맞춰진다. 섬모체근은 부교감신경의 흥분으로 인해 수축한다. 동공괄약근으로 가는 신경과 같은 신경이다. 항콜린제는 동공확대제이며, 섬모체근도 이완시키기 때문에 초점이 먼 곳에 맞춰진 상태로 고정되어 버린다. 안저검사 후 초점이 맞지 않는 것은 이 때문이다.

동공확대제
- **α작용제:** 페닐레프린(Neo-Synesin®)
- **항콜린제:** 트로픽아미드(미드린® M), 아트로핀
- **합성제:** 미드린® P(트로픽아미드+페닐레프린)

동공수축제
- **아세틸콜린작용제:** 필로칼핀(Sanpilo®)
- **콜린에스터레이즈억제제:** 디스티그민(UBRETID®)

홍채에는 동공확대근과 동공괄약근이 있다.

▶ **동공이 커지는 것을 동공확대, 작아지는 것을 동공수축이라고 한다.**

동공을 크게 하는 근육을 동공확대근, 동공을 작게 하는 근육을 동공괄약근이라고 하며, 모두 평활근(민무늬근육, smooth muscle)이다.

▶ **동공확대근이 수축하면 동공이 확대되고, 동공괄약근(동공조임근, iris sphincter)이 수축하면 동공이 수축한다.**

동공괄약근의 이완으로도 확대된다.

▶ **동공확대근은 교감신경의 지배를 받고, 동공괄약근은 부교감신경 지배를 받는다.**

자율신경 장 참조(→p.9).

교감신경의 흥분으로 동공확대근이 수축하여 동공확대된다.

교감신경 말단에서는 노르아드레날린이 분비된다.

▶ **교감신경작용제는 동공확대를 일으킨다.**

동공확대근의 α수용체에 작용하여 수축시킨다.

부교감신경의 흥분으로 동공괄약근이 수축하여 동공수축한다.

부교감신경 말단에서는 아세틸콜린이 분비되고, 그 아세틸콜린은 콜린에스터레이즈(콜린에스터분해효소, cholinesterase)라는 효소에 의해 분해된다.

▶ **콜린작용제는 동공수축을 일으킨다.**

▶ **항콜린제는 동공확대를 일으킨다.**

▶ **콜린에스터레이즈억제제는 동공수축을 일으킨다.**

콜린에스터레이즈억제제는 아세틸콜린의 분해를 막아 아세틸콜린 농도를 높인다.

안저검사는 동공을 확대하여 시행한다.

동공이 클수록 안저가 잘 보이기 때문이다.

▶ **동공을 확대하기 위해서는 항콜린제를 사용한다.**

동공 확대의 지속시간은 트로피카미드 점안으로는 수 시간이지만, 아트로핀 점안으로는 7-10일 정도 지속된다. 전자는 검사에, 후자는 치료에 사용한다.

▶ **홍채염에는 동공확대제를 사용한다.**

홍채의 유착을 막기 위해서이다. 홍채염의 원인으로는 베체트병 등의 자가면역질환, 감염, 외상이 있다. 동공수축제는 동공유착 등을 일으키므로 홍채염에는 사용을 금지한다.

▶ **동공을 수축하기 위해서는 아세틸콜린작용제를 사용한다.**

동시에 안압을 낮추기 때문에 녹내장에 사용된다.

▶ **콜린에스터레이즈억제제도 동공수축을 일으킨다.**

콜린에스터레이즈억제제는 아세틸콜린작용제와 기본적으로 비슷한 작용을 한다. 따라서 녹내장에 사용되고 있다.

▶ **유기인 농약 중독은 강한 동공수축을 일으킨다.**

유기인계의 농약이나 sarin 등의 독가스도 그 본체는 콜린에스터레이즈억제제이며, 이것들의 급성 중독에서는 매우 강한 동공수축이 나타난다.

2 녹내장 치료제

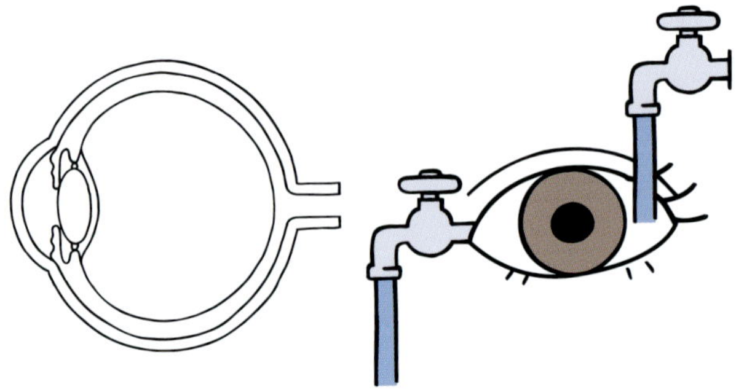

안압과 눈물

안구 안에는 물이 들어 있는데, 이 물을 눈물이라고 한다. 눈물의 양이 안압의 발생원이다. 눈물은 안구 내에서 1일 3-4 mL 정도 생성되며, 같은 양이 안구 밖으로 유출된다.

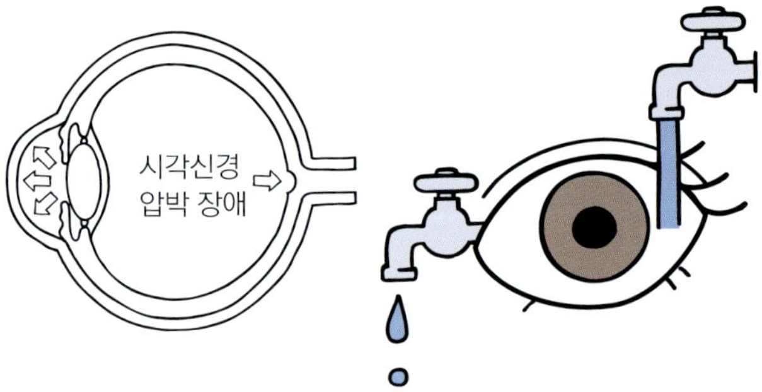

안압 상승

안압이 상승하는 것은 눈물이 너무 많기 때문이다. 눈물의 유출 장애가 원인인 경우가 많다.

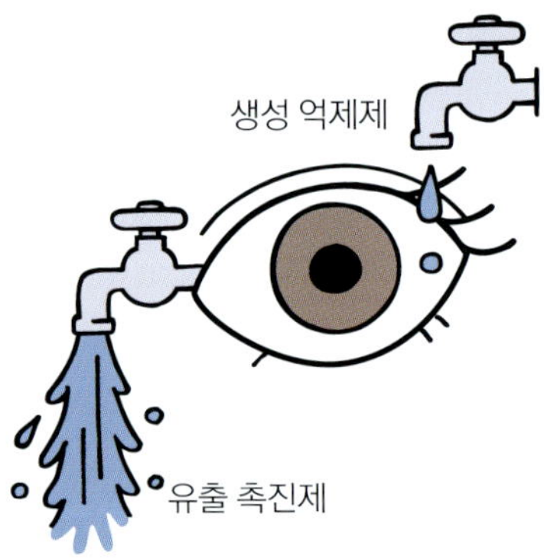

안압강하제

안압강하제에는 눈물의 유출 촉진제와 생성 억제제 두 종류가 있다.

녹내장 치료제

- **프로스타글란딘:** 라타노프로스트(잘라탄®), 우노프로스톤(Rescula®)
- **β차단제:** 티모롤(TIMOPTOL®), 카르테올롤(미케란®), 베탁솔롤(Betaxolol®)
- **α_1차단제:** 부나조신(Detantol®)
- **콜린작용제:** 필로칼핀(Sanpilo®)
- **콜린에스터레이즈억제제:** 디스티그민(UBRETID®)
- **교감신경작용제:** 디피베프린(Pivalyl epinephrine®)
- **탄산탈수효소 억제제:** 아세타졸아마이드(DIAMOX®), 도르졸라미드(트루솝®)

녹내장은 안압 상승이 원인이다.

▶ **안압은 안구 내의 압력을 말한다.**

녹내장은 안압이 높아져 시각 기능에 장애가 생기는 질환이다. 특히 시신경이 손상을 입는다. 선천적 녹내장은 안구가 커져 소눈으로 불리기도 한다.

▶ **녹내장은 실명으로 이어진다.**

중증은 하룻밤 사이에 실명하는 경우도 있어서, 안과 영역에서 매우 중요한 질환이다.

▶ **급성 녹내장에서는 급격한 안통, 두통, 메스꺼움 · 구토 증상이 있다.**

고도의 시력장애와 충혈 등이 동반된다. 이러한 증상이 나타나면 녹내장을 의심해야 한다. 녹내장의 경우 빠른 치료가 필요하다. 또한, 만성 녹내장에서는 자각증상을 동반하지 않는 경우도 있다.

항콜린제와 중추신경 작용제는 녹내장을 악화시킨다.

▶ **항콜린제의 부작용으로 녹내장이 있다.**

아트로핀이나 부스코판 등을 사용할 때는 반드시 녹내장 여부를 확인해야 한다.

▶ **중추신경 작용제에도 항콜린 작용이 있으므로 주의해야 한다.**

항정신병약, 항불안제, 항우울제, 항히스타민제 등도 부작용으로 항콜린 작용을 한다. 이러한 약물을 사용할 때는 녹내장을 항상 염두에 두어야 한다. 이 외에도 항콜린 작용을 하는 약은 많이 있다.

스테로이드제도 녹내장을 악화시킨다.

▶ **항콜린제와 스테로이드제는 안압을 높인다.**

이 두 가지를 잊지 말아야 한다. 안압을 높이는 약은 녹내장 환자에게는 사용을 금지한다.

▶ **스테로이드제는 정상적인 눈의 안압도 상승시킨다.**

스테로이드제는 점안이나 전신 투여 시에도 안압을 상승시킨다. 또한, 정상적인 눈에도 안압을 상승시킬 수 있다.

▶ **안압을 낮추는 약물로 프로스타글란딘, β차단제, 콜린작용제 등이 있다.**

프로스타글란딘과 콜린작용제는 눈물 유출을 촉진하고, β차단제는 눈물 생성을 억제한다. 그 외에 α_1차단제나 탄산탈수효소 억제제도 사용된다. 또한, 교감신경작용제(예: 디피베프린)도 안압을 낮추기 위해 사용되고 있다. 그러나 그 작용 메카니즘은 복잡하기 때문에 이해하지 않아도 된다.

▶ **탄산탈수효소 억제제는 원래는 이뇨제이다.**

약리학 교과서에는 이뇨제로 기재되어 있는 약이다. 그러나 현재는 훨씬 우수한 이뇨제가 많이 개발되어서 이뇨제로는 거의 사용되지 않는다. 실제 임상에서는 이뇨제로써는 거의 사용되지 않고 녹내장 치료제로 주로 사용되고 있다.

위궤양의 약을 안구건조증으로

레바미피드(무코스타®, p.104)는 위의 프로스타글란딘을 증가시킴으로써 위 점막 보호 작용이 있어, 항궤양제로 사용되고 있다. 눈에도 효과가 있어서, 그 점안약은 안구건조증 개선제로 쓰이고 있다.

3 피부과 용약

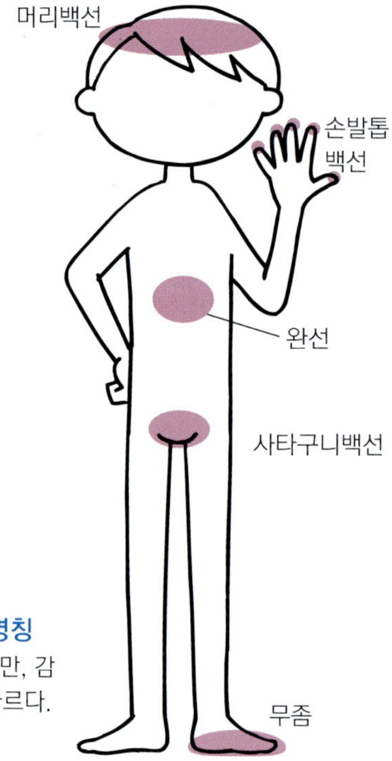

피부사상균 감염병의 명칭

같은 균에 의한 감염이지만, 감염 부위에 따라 명칭이 다르다.

발진과 스테로이드제

발진에 스테로이드제를 사용하면 습진이면 치유되지만, 감염인 경우 악화한다. 무좀에 스테로이드제는 사용을 금지한다.

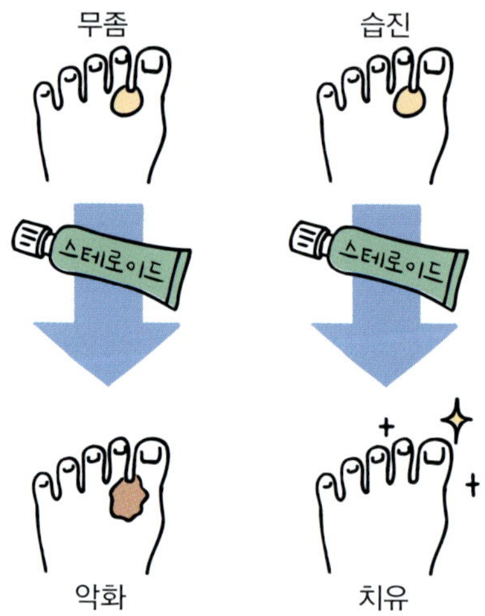

스테로이드제 공포증

스테로이드제 외용제에 대해서 극도의 공포감이 있어 사용을 거부하는 환자가 있다. 이 중에는 근거 없는 민간요법이나 일부 의사의 특수 치료로 인해 오히려 악화되는 경우도 많다. 전문의의 처방에 따라 적절한 약물을 올바르게 사용하는 것이 중요하다.

항진균제

- **항백선제(외용):** 비포나졸(Mycospor®), Astat®, Lulicon®, CLENAFIN®
- **항백선제(경구복용):** 테르비나핀(Lamisil®), 이트라코나졸(ITRIZOLE®)

부신피질 스테로이드제 외용제

- **최강:** 클로베타솔 프로피오네이트(Dermovate®)
- **매우 강력:** 베타메타손 디프로피오네이트(RINDERON®-DP), 뷰티르산프로피온산베타메타손(ANTEBATE®)
- **강력:** 발레르산베타메타손(RINDERON®-V, Betnovate®), 플루오시놀론 아세토나이드(Flucort®)
- **증등도** 뷰티르산클로베타손(Kindavate®)
- **약한:** 하이드로코티손, 프레드니솔론

부신피질 스테로이드제와 항균제의 합성제

- RINDERON®-VG(RINDERON®-V+젠타마이신)

탈모치료제

- 혈관확장제(미녹시딜), 남성호르몬 합성억제제(PROPECIA®)

역자주 ※ 피모두부: '피부와 모발, 두피'를 의미한다.

피부 외용제에는 연고, 크림, 로션 등이 있다.

위에 기술한 기제의 차이점에 따른 것이다. 그 외 형태도 있다. 목적에 따라 구분하여 사용한다.

▸ **연고는 바셀린에 약을 섞은 것이다.**

연고는 기름으로 만들어져 있으며, 어디에나 바를 수 있고 가장 많이 사용된다. 끈적끈적한 것이 단점이다.

▸ **크림은 물과 기름을 유화제로 섞은 것이다.**

끈적임이 적고 물로 씻어내기 쉽다. 젖은 부위에는 사용하지 않는다.

▸ **로션은 액체에 분말을 현탁시킨 것이다.**

피모두부※에 사용된다. 그 외 테이프제, 에어로졸, 파우더 등의 형태도 있다.

감염에는 항진균제를 사용한다.

▸ **백선은 피부의 진균 감염병이다.**

일반적으로 감염 부위가 손발이면 무좀, 체부는 완선, 사타구니는 사타구니백선, 머리는 머리완선, 손발톱은 손발톱완선이라고 한다. 원인균은 모두 **피부사상균**이라는 진균이다.

▸ **백선 치료의 기본은 항진균제의 외용이다.**

중증이나 난치성인 경우는 내복약도 사용한다.

▸ **스테로이드제는 감염에는 사용을 금지한다.**

스테로이드제는 병원균에 활력을 주고 사람의 면역력을 떨어뜨린다. 백선이나 화농 부위에 스테로이드제를 사용하면 오히려 악화한다.

스테로이드제 외용제는 강한 항염증 작용이 있다.

매우 효과적인 약으로 염증성 피부질환에 널리 사용된다.

▸ **스테로이드제 외용제에는 부작용이 있다.**

사용 피부 면에 대한 부작용으로 **피부위축**, **피부건조증**, **모세혈관확장**, **피부염**, **여드름(acne vulgaris)**, **다모**, **감염병의 악화**, **상처의 치유지연** 등이 있다. 장기간 광범위하게 사용할 경우에는 전신적인 부작용도 발생할 수 있다.

▸ **스테로이드제 외용제는 쉽게 사용해서는 안 된다.**

매우 효과적이지만 부작용도 동반한다.

▸ **스테로이드제 외용제는 사용해야 할 때는 사용해야 한다**(왼쪽 참조).

치료 방침으로 스테로이드제 외용제가 필요하면, 주저하지 말고 사용해야 한다.

스테로이드제 외용제는 효과가 약한 것부터 강한 것까지 다양한 종류가 있다.

크게 5단계로 나뉜다. 효과와 부작용은 거의 비례한다.

▸ **효과가 약한 것은 장기간 사용할 수 있다.**

▸ **효과가 강한 것은 단기적으로 사용한다.**

병의 상태에 따라 5단계의 스테로이드제 외용제를 적절히 사용하는 것이 피부과 전문의의 실력을 입증할 수 있는 부분이다.

▸ **스테로이드제와 항균제의 합성제도 있다.**

스테로이드제의 감염병 악화 작용을 억제하기 위해, 예를 들면 RINDERON®-VG는 RINDERON®-V에 젠타마이신(Gentamicin)을 첨가한 것이다(G는 젠타마이신).

4 해독제

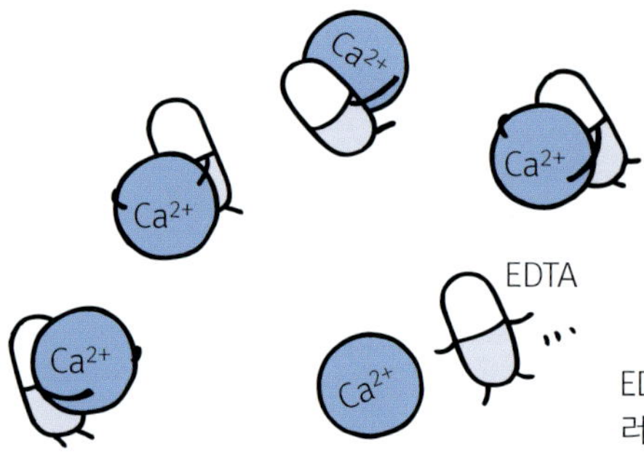

EDTA(edetic acid)는 2가의 금속 이온과 결합한다. 이러한 물질을 킬레이트제(chelating agent)라고 한다.

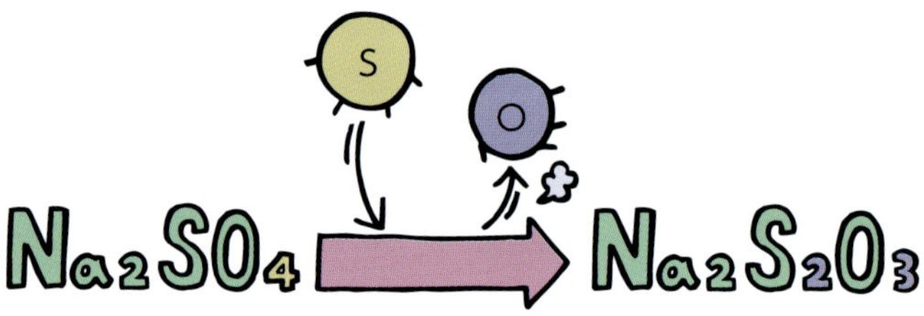

황산나트륨의 산소 1개(O)가 황(S)으로 대체된 것이 티오황산나트륨이다.

H_2SO_4: 황산
Na_2SO_4: 황산나트륨
$Na_2S_2O_3$: 티오황산나트륨
(Sodium Thiosulfate)
(티오는 황을 뜻한다)

중금속중독
- **킬레이트제(킬레이트화제):** 에데트산칼슘(EDTA; Bleian®), 페니실라민(METALCAPTASE®), 디메르카프롤(BAL®)

유기인제 중독
- **콜린에스터레이즈 활성화제:** 프랄리독심요오드화메틸(프랄리독심요오드화; PAM®)
- **항콜린제:** 아트로핀

마약 및 향정신 의약품 중독
- **마약길항제:** 날록손, 레바롤판(LORFAN®)
- **벤조디아제핀계 길항제:** 플루마제닐(아넥세이트®)

요독증
- **요독증 독소 흡착제:** 구형 흡착탄(크레메진®)

시안 중독
- 티오황산나트륨(디톡솔®)

중금속중독에는 킬레이트제를 사용한다.

킬레이트제는 금속 이온과 강하게 결합하는 물질이다. 결합함으로써 그 금속 이온의 작용을 없앤다.

▶ 에데트산은 2가 금속 이온과 강하게 결합한다.

에데트산의 약어는 EDTA이다. 납 이온(Pb^{2+})을 비롯해 구리 이온(Cu^{2+}), 아연 이온(Zn^{2+}), 마그네슘 이온(Mg^{2+}) 등과 결합한다.

▶ 에데트산 단독으로는 혈액의 항응고제로도 사용한다.

에데트산 단독은 칼슘 이온(Ca^{2+})과 강하게 결합한다. 검사용 혈액에는 채혈 후 항응고제로 에데트산을 첨가하기도 한다(→ p.59). 중금속중독 치료제로는 이미 Ca^{2+}과 결합하고 있는 에데트산을 사용한다.

페니실라민도 중금속 킬레이트제이다.

납, 수은, 구리 등의 중독에 사용한다.

▶ 페니실라민은 류마티스관절염에도 사용한다.

페니실라민의 원래 작용은 중금속 킬레이트제이지만, 어떤 이유에서인지 류마티스 관절염에도 효과가 있다. 항류마티스제로도 이해해 두자(→ p.48).

유기인제에는 콜린에스터레이즈 억제 작용이 있다.

유기인제는 살충 효과가 있어 농약으로 사용되었다. 살린도 이 계열에 속한다.

▶ 유기인제 해독에는 콜린에스터레이즈 활성화제를 사용한다.

콜린에스터레이즈억제제에 관해서는 p.22 참조.

▶ 부교감신경 흥분을 억제하기 위해서는 항콜린제를 사용한다.

콜린에스터레이즈가 억제되면 아세틸콜린이 과다하게 분비된다. 아세틸콜린은 부교감신경의 전달물질이다. 항콜린제에 관해서는 p.20 참조.

마약이나 향정신 의약품 급성 중독의 직접 사망 원인은 호흡 억제가 많다.

마약이나 향정신 의약품에는 호흡 억제 작용이 있어서 급성 중독을 방치하면 호흡부전으로 사망한다.

▶ 마약의 길항제는 날록손, 벤조디아제핀의 길항제는 플루마제닐이다.

모르핀에는 날록손, CERCINE®에는 아넥세이트®로 기억해두면 편리하다(→ p.168).

▶ 마약의 호흡 억제는 레바롤판으로도 길항할 수 있다.

날록손은 모르핀의 진통 작용도 억제하는 반면, 레바롤판은 모르핀의 진통 작용은 그대로 두고 호흡 억제 작용만 억제한다. 따라서 모르핀과 레바롤판을 동시 투여하면 호흡은 유지하면서 진통 효과를 얻을 수 있다.

요독증 독소에는 흡착탄을 사용한다.

신부전에서는 노폐물이 체내에 축적된다. 이 노폐물을 장관 내에서 탄분(= 탄소가루, 숯가루)에 흡착시키면 요독증 증상 개선과 투석 도입을 늦출 수 있다.

시안은 내인성 호흡을 멈추게 한다.

시안 화합물로는 청산가리(시안화칼륨)가 유명하다. 세포 속의 호흡효소(전자전달계)를 억제하기 때문에 내인성 호흡을 할 수 없어서 사망한다. 시안 중독에는 티오황산나트륨을 사용한다.

5 예방접종

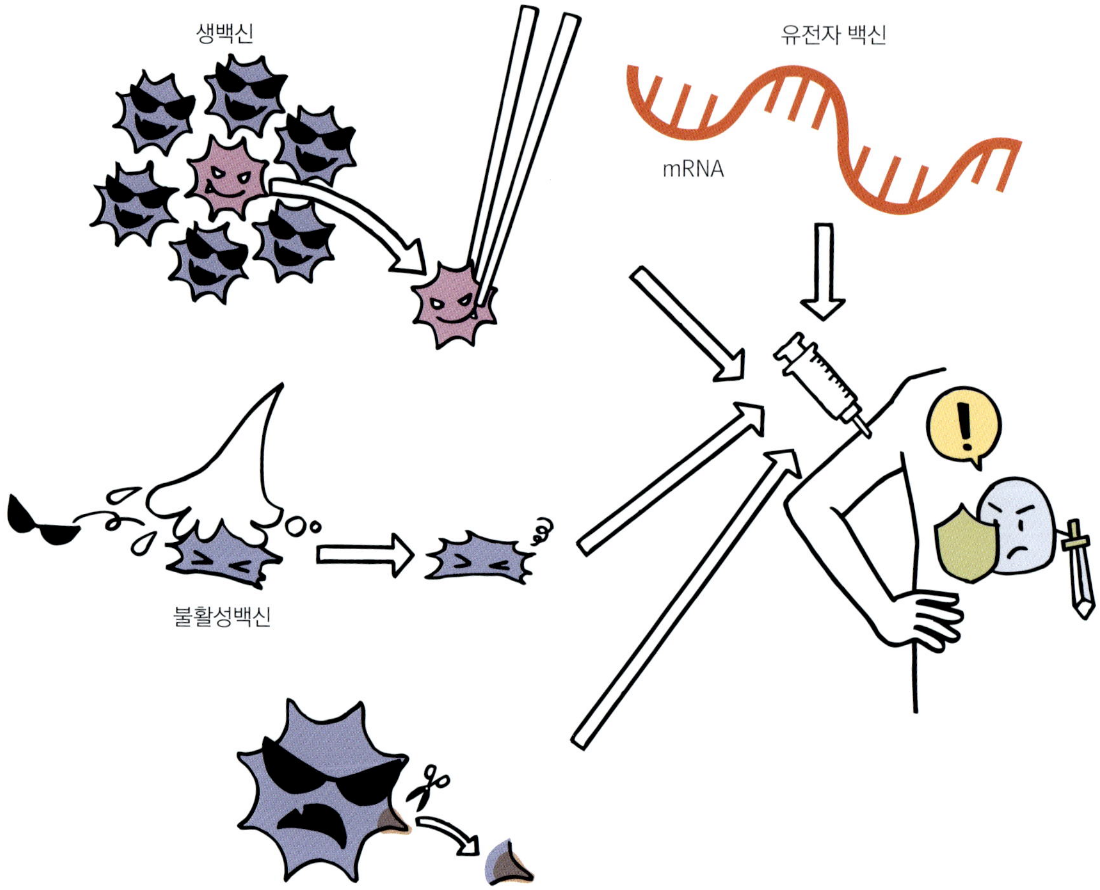

백신

생백신은 독성이 약화된 살아 있는 병원체를 투여한다. 불활성백신은 사멸된 병원체 전체 또는 병원체의 일부를 투여한다. 핵산 백신은 병원체의 유전자 일부를 인공적으로 합성하여, 그 유전자를 체내에 투여한다. 그러면 체내 세포가 그 유전자를 바탕으로 병원체의 단백질을 합성한다.

독소와 항독소

세균의 독소나 동물독이 직접 해를 끼치는 경우가 있다. 예를 들면 보툴리누스독소나 파상풍독소, 뱀독 등이다. 이들 독소에는 그 중화항체를 투여해 독소의 작용을 없애주는데, 이것을 항독소라고 한다. 항독소의 본체는 혈청 중의 항체이며, 말 등을 이용한다. 이 치료법은 키타사토 시바사부로가 개발했다.

예방접종약(백신) 대상 병원체

- **세균:** 결핵균(BCG), 디프테리아, 파상풍, 백일해, 폐렴구균, 인플루엔자균b형, 장티푸스, 뇌수막염, 콜레라
- **바이러스:** 홍역, 볼거리, 풍진, 수두, 인플루엔자, 폴리오, A형간염, B형간염, 인유두종바이러스(HPV), 로타바이러스, 일본뇌염, 광견병, 황열, 신종 코로나바이러스
- 4종혼합백신(DPT-IPV; 디프테리아+백일해+파상풍+폴리오 혼합), MR백신(홍역+풍진 혼합)
- **결핵 진단약**: 투베르쿨린(PPD)

예방접종은 감염병의 발생을 예방하기 위해 시행한다.

미리 특정 감염병에 대한 면역력을 높이기 위한 약이다. 면역력의 주된 역할을 하는 것은 항체이다. 항체의 표적(항원)은 병원체의 단백질이다.

▶ 예방접종의 목적은 병원체에 대한 항체를 만들어 놓는 것이다.

병원체란 세균이나 바이러스를 말한다. 반응은 항체뿐만 아니라 종합적인 면역력이 강화된다.

▶ 병원체를 투여하면 생체는 그 병원체에 대한 항체를 만든다.

미리 항체를 만들어 놓거나 항체를 만드는 훈련을 해두면, 실제로 병원체가 침입하더라도 이 항체로 신속하게 병원체를 물리칠 수 있다.

▶ 미리 투여하는 것에는 독성을 약화시킨 혹은 사멸시킨 병원체, 균 독소, 유전자가 있다.

병원체는 독성이 약화되거나 또는 사멸되어 있다. 병원체의 유전자를 투여하는 방법도 있다. 그것만으로는 병에 걸리지 않고 항체가 만들어진다.

독성이 약화된 병원체가 생백신이다.

병원체의 병원성을 약화한 것이다. 살아 있다.

▶ 병원성은 약하지만 항원성은 강한 바이러스나 세균을 투여한다.

바이러스나 세균을 장기간 배양하면 변이를 일으켜 점차 병원성이 약해진다. 그러나 항체를 만들게 하는 성질(항원성)은 크게 변하지 않는다. 이 독성이 약화된 바이러스나 세균을 소량 투여한다. 이것을 생백신이라고 한다.

▶ 풍진이나 홍역 등이 대표적인 생백신이다.

그 외에도 볼거리(유행성 이하선염), 수두 등이 있다. 이들은 모두 바이러스가 원인이다.

▶ BCG는 독성이 약화된 소 결핵균이다.

사용된 균주명의 머리글자가 B, C, G인 것에서 유래한 것이다. BCG에 대한 면역력은 사람의 결핵균에 대해서도 효과적이다.

▶ 생백신은 면역력이 극도로 저하된 사람에게는 사용을 금지한다.

독성을 약화시키긴 했지만 살아 있는 바이러스다. 면역력이 극도로 저하된 사람에게는 이 바이러스가 체내에서 증식할 가능성이 있다. 면역억제제를 사용하는 경우에는 주의가 필요하다.

죽은 병원체가 불활성백신이다.

죽은 세균이나 바이러스는 더 이상 증식 능력이 없어 안전성이 높다. 이것을 불활성백신이라고 한다.

▶ 죽은 병원체는 병원체 전체를 투여하는 경우와 병원체 일부만을 투여하는 경우가 있다.

일부만 투여하는 경우는 보통 병원체에서 잘라내지만, 인공 합성한 것도 있다.

▶ 유전자 백신은 병원체의 단백질 유전자를 투여한다.

체내의 세포가 투여된 유전자의 정보를 바탕으로 병원체의 단백질을 만들어낸다. 그러면 면역체계가 이 단백질에 대한 항체를 만든다. 유전자 백신은 응용 범위가 넓은 기술이며, 인간에게는 신종 코로나바이러스에 사용되었다.

▶ 파상풍과 디프테리아의 경우 균독소(톡소이드)를 투여하여 항체를 만들게 한다.

파상풍이나 디프테리아의 발병 메카니즘은 균체 그 자체에 의한 장애가 아니고, 박테리아가 생산하는 독소(톡신)에 원인이 있다. 톡소이드는 이 균독소를 포르말린 등으로 무독화한 것이다.

6 한방약

설명하거나 증명하기는 매우 복잡하지만 아주 간단히 해설하면, 아래와 같은 체질이나 병의 상태의 분류를 말한다.

음·양	병의 시기로, 병이라고 생각하고 있는 초기가 양, 병이 깊어지고 있는 후기가 음.
허·실	병에 대한 저항력의 유무. 저항력이 있으면 실, 없으면 허.
냉·열	환자가 열감을 호소하면 열, 한기를 호소하면 한.
표·리	질환의 위치가 신체의 표면(피부나 관절)은 표, 심부(내장관계)는 리.

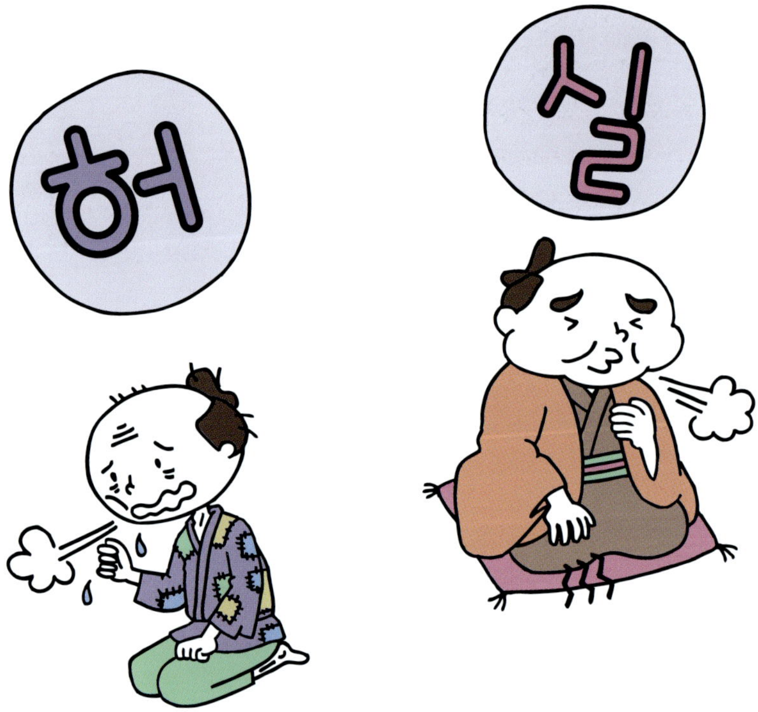

마황과 에페드린

한방약인 마황도 서양약인 에페드린도 기관지천식에 사용되며 기관지확장 작용을 한다. 사실 에페드린은 마황을 원료로 하여 만든다. 마황을 그대로 마시면 한방약이지만, 한 성분만을 정제한 것을 먹으면 서양약이 된다. 마황을 그대로 먹으면 에페드린 이외의 잡다한 성분도 함께 마시게 되어, 이것들이 한방약의 독특한 효과를 발휘하고 있는지도 모른다.

한방약의 예(아래 성분은 모두 식물 유래임)

- **갈근탕의 성분:** 갈근(칡뿌리), 대추, 마황, 계피, 감초, 생강, 작약
- **소시호탕의 성분:** 시호(미나리과의 어떤 여러해살이풀), 반하(천남성과(天南星科)의 여러해살이풀), 황금(꿀풀과의 여러해살이풀), 대추, 인삼, 감초, 생강

한방약은 생약의 조합으로 처방된다.

생약이란 자연의 식물, 동물, 광물 등을 간단히 처리한 것을 말한다.

▸ 한방약에는 여러 성분이 섞여 있다.

유효 성분을 정제하지 않았기 때문이다. 이에 반해 서양의학의 약은 순수한 화학물질이 많다.

▸ 한방 치료는 항상성유지에 주안점을 둔 치료법이다.

말하자면 자연치유력을 끌어내는 치료법이다. 이에 반해 서양의학의 치료법은 병명이나 증상에 대한 치료가 중심이다.

▸ 갈근탕과 소시호탕은 대표적 한방약이다.

이 두 가지를 알아두자. 둘 다 감기약이다. 소시호탕은 간염 치료제로 유명해졌지만, 원래 감기약이다.

▸ 건강보험으로 한방 치료를 받을 수 있다.

공식적으로 효능이 인정된 한방약은 건강보험으로 처방받을 수 있다.

▸ 한방약과 민간약은 전혀 다른 것이다.

민간요법이란 어성초를 달여 마시는 것 같은 할머니의 지혜로서 행해지는 경험이나 어떤 특별한 음식 등으로 암이나 알레르기가 금방 낫는다! 라고 하는 경험에 의한 치료법을 말한다. 이러한 약의 효능에 대해서는 공식적으로는 인정되지 않았다.

한방에서는 '증'이라는 사고방식을 사용한다.

증은 환자의 체질이나 병세를 의미한다.

▸ 한방약은 환자의 '증'에 맞춰 처방된다.

증은 일정하지 않고 환자의 병 상태에 따라 증도 변화한다. 왼쪽 페이지의 표를 참고할 것.

한방약은 식전 혹은 식간에 복용한다.

식간이란 식후 2시간을 말한다. 공복 시에 약물이 더 잘 흡수되기 때문이다.

▸ 한방약은 원래 달인 약이다.

달인 약이란 대량의 물에 유효 성분을 추출시킨 것이다. △△탕이라는 이름도 거기서 유래한다. 대량의 물은 식전이라면 먹을 수 있어도 식후에는 배가 불러서 마실 수 없는 경우가 많다. 이것도 공복 시 복용하는 이유 중 하나이다.

▸ 한방약은 따뜻한 물에 타서 먹는 것이 본래의 복용법이다.

현재의 한방약은 대부분 과립 형태로 가공되어 있지만, 원래는 달인 약, 즉 액체이다. 또한 환약은 생약을 갈아서 꿀로 반죽하여 둥글게 만든 것이다.

한방약에도 부작용은 있다.

예를 들면 마황에는 에페드린이 포함되어 있으며(왼쪽 페이지 참조), 에페드린의 부작용과 같은 부작용(예: 두근거림, 불면 등)이 나타난다.

▸ 소시호탕과 인터페론의 병용은 사용을 금지한다.

둘 다 만성간염에 사용하지만, 두 가지 약물의 병용은 간질성 폐렴을 일으켜 치사율이 높다.

7 X선 조영제

각 원소의 원자번호와 원자량

원소	H	C	O	Ca	I	Ba
원자번호	1	6	8	20	53	56
원자량	1	12	16	40	127	137

원자번호란 각 원소의 양성자 수를 말한다. 원자량은 각 원소의 양성자와 중성자의 합으로 상대적인 질량을 나타내는 값이다. 주요 원소를 위에 나타낸다.

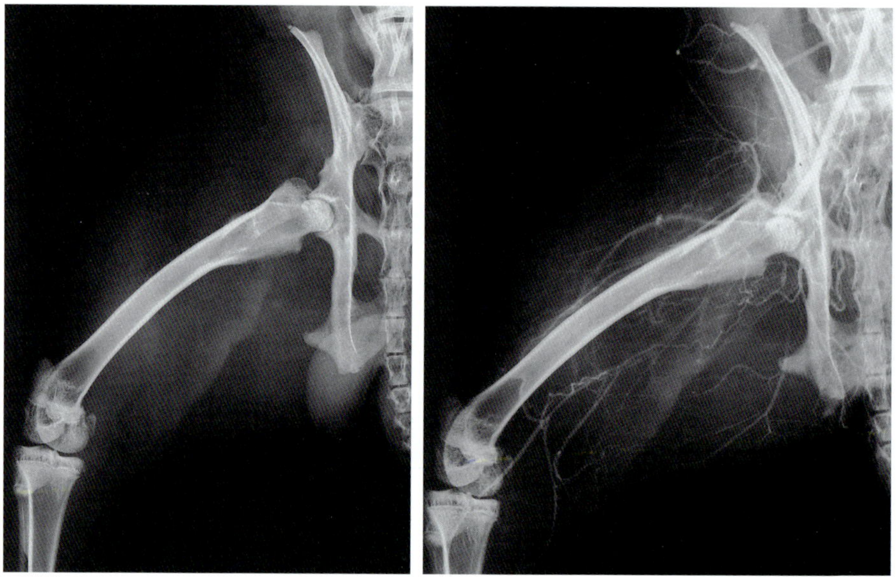

토끼 다리의 X선 사진

왼쪽은 조영 전, 오른쪽은 동맥에 조영제 주입 후의 사진이다. 왼쪽은 뼈만 보이지만 오른쪽은 동맥이 찍혀 있다. 컴퓨터에서 오른쪽 그림에서 왼쪽 그림을 빼면 혈관의 음영만 보이는 영상을 얻을 수 있다.

X선 조영제의 가격

바륨 조영제는 100 mL가 약 3~5만 원 정도이지만 요오드 조영제는 100 mL에 약 10~20만 원 정도이다. 장폐색증의 장 조영술에는 비싸더라도 요오드 조영제를 사용한다.

X선 조영제

- **바륨 조영제:** 황산바륨
- **요오드 조영제:** 이오파미돌(Iopamiron® 150-370), 이오메프롤(이오메론® 300-400)
  숫자는 요오드 함량을 나타낸다. Iopamiron 300은 요오드를 30% 함유하고 있다는 의미.
- **MRI용 조영제:** 가돌리늄계(OmniScan®, Magnevist®), 비가돌리늄계(레조비스트®)
- **초음파용 조영제:** Levovist®

X선은 원자량이 큰 물질은 투과하기 어렵다.

원자량은 탄소 12, 산소 16, 칼슘 40이다. 즉 칼슘이 주성분인 뼈는 X선을 통과하기 어렵다.

▶ X선은 공기를 잘 투과시킨다.

X선은 밀도가 작은 물질일수록 쉽게 투과할 수 있다. 흉부의 단순 X선 사진에서는 폐의 일부가 X선이 쉽게 투과되어 주변보다 폐의 모습이 잘 드러난다.

▶ 단순 X선 사진으로는 일반 장기를 촬영할 수 없다.

일반 장기의 주성분은 물(산소와 수소)이며, 밀도도 거의 균일하다.

▶ 단순 X선 사진에서는 공기와 일반 조직과 뼈 세 가지만 구별할 수 있다.

예를 들어 복부를 촬영하면, 뼈의 그림자 외에 위 안의 공기(트림의 원인)와 장내 가스(방귀의 원인)가 희미하게 보일 뿐이다. 췌장 등은 전혀 알 수 없다.

신체 조직의 모양을 그려내기 위해서는 조영제를 사용한다.

▶ 일반적으로 사용되는 X선 조영제는 바륨과 요오드가 주성분이다.

바륨과 요오드의 원자량은 산소나 탄소에 비해 매우 커서 X선을 통과하기 어렵다.

소화관을 그려내려면 바륨을 사용한다.

위의 조영에서는 발포제로 위를 부풀리고, 위 점막 위에 바륨 용액을 얇게 씌운 상태로 촬영한다. 그러면 위 점막의 모습을 상세하게 관찰할 수 있다.

▶ 바륨 조영제는 장내에 머물면 굳어 버린다.

바륨 조영제는 황산바륨의 분말을 물과 섞은 것이다. 황산바륨 자체는 물에 불용성이며, 장내에서 수분이 흡수되면 조영제의 고형 성분만 남겨져 굳어 버린다.

▶ 바륨 조영제는 완하제와 병용한다.

촬영이 끝나면 신속하게 배설시키기 위해서이다.

▶ 바륨 조영제는 장폐색증(ileus)에는 사용을 금지한다.

장폐색증이란 장 내용물이 더 이상 진행되지 않는 병태이다. 바륨 조영제가 장내에서 굳어 장폐색증을 악화시킨다.

혈관을 찍어내기 위해서는 요오드를 사용한다.

혈관 내 조영제는 복잡한 화학구조를 가진 요오드 화합물로 비중이 무겁다.

▶ 혈관 내로 투여하는 조영제는 수용성이다.

불용성 물질은 혈관을 막아버린다. 물론 독성이 없는 것도 필수 조건이다.

▶ 혈관조영제는 신장을 통해 배설된다.

혈관조영제 투여 후 얼마 후 신장과 요로가 그려진다.

▶ 혈관조영 검사 후의 요비중은 무거워진다.

소변으로 조영제가 섞여 있기 때문에 무거워진다. 그러나 삼투압은 높지 않다.

▶ 혈관조영제의 부작용은 알레르기이다.

드물게 쇼크를 일으킬 수 있다. 조영 후에는 이상이 없는지 주의 깊게 관찰해야 한다. 비록 사전에 소량을 주사해보더라도 알레르기 여부는 알 수 없다.

▶ MRI나 초음파검사에는 특수한 조영제를 사용한다.

왼쪽 참조.

8 소독약

소독약

약품명	상품명	약한 세균 약한 진균 약한 바이러스	강한 세균 강한 진균	결핵균 강한 바이러스	아포	상처 부위 점막	피부 수지	기구	비고
알코올·알데하이드류									
에탄올		○	○	○	×	×	○	○	효과 지속시간이 짧음
글루타르알데하이드(글루타랄)	STERIHYDE®	○	○	○	○	×	×	○	인체에 독성이 강함/내시경 등 기구 소독용
염소·요오드 화합물									
차아염소산 나트륨	Milton®	○	○	△	×	×	×	△	결핵균에는 효과 불확실
포비돈요오드	아이오딘®	○	○	○	×	○	○	△	희석하면 효과 없음
계면활성제									
양이온 계면활성제(역성 비누)	Osban® HYAMINE®	○	○	○	×	×	○	○	일반 석회질이나 유기물 존재로 효과 저하
양성 계면활성제	TEGO-51®	○	○	○	△	×	○	○	일반 석회질이나 유기물 존재로 효과 저하
클로르헥시딘									
클로르헥시딘	HIBITANE®	○	△	×	×	×	○	○	점막에는 사용 불가/일반 석회질이나 유기물 존재로 효과 저하
알코올과의 혼합약									
포비돈요오드+알코올	ISODINE PALM ISODINE FIELD	○	○	○	×	×	○		수지용/목 위쪽 피부 소독은 금기
벤잘코늄+알코올	welpath®	○	○	○	×	×	○		수지용
클로르헥시딘+알코올	Hibisoft® STERICLON®	○	○	○	×	×	○	○	수지용/목 위쪽 피부 소독은 금기

미생물의 예

	약한 미생물	강한 미생물
세균	일반 세균	녹농균, 세라티아균 결핵균은 매우 강하다.
바이러스	일반 바이러스, 코로나바이러스	간염바이러스
진균	효모 모양 진균(칸디다 등)	사상진균(백선균 등)

소독약 농도

에탄올은 휘발성이 높아 방치하면 점점 증발해 농도가 낮아져 살균 효과가 떨어지므로 alcohol swab(에탄올면)은 대량으로 만들어 두지 않는다. 또한, 희석한 아이오딘®도 살균효과는 없다.

역자주 ※ 방의 훈증: 방 전체를 밀폐한 상태에서 가스를 이용하여 해충이나 병원균을 제거하는 방법.

멸균은 물질 속에 있는 모든 미생물을 죽이는 것이다.

멸균과 소독은 그 의미가 미묘하게 다르다. 멸균으로 죽이는 균의 병원성 유무는 상관없다.

▸ **소독은 인간과 동물에 유해한 미생물만 죽이는 것이다.**

목적에 맞지 않는 미생물이나 무해한 미생물은 살아남아 있어도 괜찮다.

아포는 잘 죽지 않는다.

▸ **아포란 일부 세균(파상풍균이나 탄저균)이 생산하는 포자와 같은 것이다.**

▸ **청결의 기본은 손 씻기, 세정, 닦기이다.**

미생물을 죽이기 전에 먼저 물리적으로 제거한다. 예를 들어 손 씻기, 기구 세척, 방 청소 등이 있다. 소독 · 멸균은 그 뒤에 실시한다.

고압증기멸균법은 가장 일반적인 멸균법이다.

▸ **고온 고압의 수증기로 미생물을 죽인다.**

보통 121℃(2기압)에서 20분간 시행한다. 이 멸균기를 autoclave라고 하는데, 열에 강한 의료기기의 멸균에 적합하다. 증기가 없으면 170℃에서 4시간 동안 해야 한다.

▸ **끓임 소독으로는 아포를 죽일 수 없다.**

뜨거운 물은 아포 이외의 미생물을 거의 죽일 수 있다. 일반 세균을 죽이기 위한 열탕은 100℃는 필요 없고 80℃ 정도면 충분하다. 식기는 80℃의 뜨거운 물로 씻으면 된다.

▸ **가스 멸균은 열에 약한 의료기기의 멸균에 적합하다.**

Ethylene oxide를 사용한다. 미량이기 하지만 남아 있을 가능성이 있다.

▸ **방사선 멸균은 일회용 장비에 많이 사용되고 있다.**

감마선을 조사한다. 감마선은 투과력이 강하기 때문에 밀봉 포장한 상태에서도 멸균이 가능하다.

소독약의 효과 발현에는 농도, 시간, 온도, 불순물 존재 등이 관여한다.

소독약의 종류와 그 성질은 왼쪽 표 참조.

▸ **에탄올은 80% 정도의 농도에서 효과가 강하다.**

100%에서는 단백질 응고로 침투할 수 없기 때문에 오히려 효과가 떨어진다. 70% 이하에서는 멸균 효과가 없다.

▸ **혈액이나 고름이 있으면 소독약의 효과는 저하된다.**

유기물이나 단백질이 있으면 그쪽과 반응하여 미생물에 대한 효과가 그만큼 떨어진다. 먼저 먼지를 깨끗이 씻어낸 후 소독해야 한다.

▸ **클로르헥시딘은 점막(질, 방광, 입안 등)에 사용해서는 안 된다.**

점막에서 흡수되어 쇼크를 일으킬 수 있다.

▸ **계면활성제나 클로르헥시딘에는 내성균이 존재한다.**

녹농균이나 세라티아균 등에는 소독약에 내성을 보이는 균이 있다. 소독용 면구(솜뭉치)를 만들어 두면 소독용 면구에 이 내성균이 번식할 수 있다. 소독용 면구는 매일 새로 만들어야 한다.

▸ **손가락에 묻은 아포에 효과적인 소독액은 없다.**

손가락은 비누와 흐르는 물에 의한 손 씻기가 기본이다. 시간을 들여 꼼꼼히 씻어야 한다.

▸ **알데하이드는 효과는 강하지만, 독성도 강하다.**

글루타르알데하이드나 포르말린을 방의 훈증※이나 분무에 사용해서는 안 된다.

Coffee Break

프리온의 멸균

프리온이란 단백질성 병원체이며 크로이츠펠트-야코프병 등의 원인물질이다. 프리온은 소독액과 온도에 매우 저항성이 높다. 일반적인 autoclave 멸균으로는 불충분하며, 134℃ 1시간 고압증기 멸균이 필요하다. 이것이 불가능하다면 수산화나트륨(1N NaOH)에 1시간 침적하여야 한다.

문제

소독약과 병원체의 조합으로 소독 효과가 있는 것은?

a. 포르말린 ___________ HIV(사람면역결핍바이러스)
b. 소독용 에탄올 ___________ B형간염바이러스
c. 염화벤잘코늄 ___________ 로타바이러스
d. 포비돈 요오드 ___________ MRSA

1. a, b 2. a, d 3. b, c 4. c, d

해설 p.218 참조. a. 맞다 b. 장시간 작용하면 소독 효과는 있지만, alcohol swab으로 잠깐 닦아내는 정도로는 효과가 없다. c. 계면활성제는 바이러스에는 효과가 없는 경우가 많다. d. MRSA(→p.218)는 소독약에 대한 저항성이 없다. **정답** [2]

문제

소독약과 사용 목적의 올바른 조합은?

〈소독약〉
a. 3%글루타랄
b. 1%차아염소산나트륨
c. 0.2%글루콘산클로르헥시딘 함유 소독용 에탄올
d. 10%포비돈 요오드

〈사용 목적〉
① 손가락 소독
② 내시경 소독
③ 결막낭 소독
④ 수술 부위 피부·점막 소독
⑤ 배설물 소독

	a	b	c	d
1	①	⑤	③	④
2	②	⑤	①	④
3	②	①	③	⑤
4	③	②	①	⑤
5	④	③	⑤	②
6	④	③	②	①

해설 p.218 참조 **정답** [2]

문제

다음 중 백신이 개발되지 않은 것은?

1. 백일해 2. 폴리오 3. 인플루엔자 4. 유행성 이하선염 5. C형간염

해설 p.212 참조 1. 불활성백신 2. 생백신 3. 불활성백신 4. 유행성 이하선염에 대한 것. 생백신 5. A형과 B형 간염백신은 있지만 C형은 없다. **정답** [5]

PART

17

약의 처방과 관리

1. 처방전
2. 약의 정의
3. 약의 보관

1 처방전

[별지 제10호서식] (약국제출용)

처 방 전

명칭:
코드: 증: 피보험자:

V 의료보험 2 의료보호 3 산재보험 4 자동차보험 5 기타( ) 요양기관기호:

교부번호	2025 년 02 월 05 일 — 제 호	의료기관	명 칭	
환자	성 명	○○○	전화번호	02–○○○○–△△△△
			팩스번호	02–○○○○–△△△△
	주민등록번호	-	E-Mail주소	

질병분류기호		처방 의료인의 성명	(서명 또는 날인)	면허종별	의사 ○○○
				면허번호	제 호

*환자의 요구가 있는 때에는 질병분류기호를 기재하지 아니합니다

처방 의약품의 명칭	1회 투약량	1일 투여횟수	총 투약일수	용 법
655403620 일성클래리트로마이신정250/1정	1	2	3	매식(전,간,후) 시 분복용
642202200 타세놀8시간이알서방정/1정	2	3	3	
642902600 후루케어캡슐200mg/1캅셀	1	3	3	
643900710 슈다페드정/1정	0.5	3	3	
644102110 베스티딘정20mg/1정	1	2	3	
				조제시 참고사항

주사제 처방내역(원내조제 ☐, 원외처방 ☐)

사용기간 | 교부일로부터 (3)일간 | *사용기간내에 약국에 제출하여야 합니다.

의약품 조제 내역			
조제내역	조제기관의명칭		처방의 변경, 수정, 확인대체시 그 내용 등
	조제 약사	성명 (서명또는날인)	
	조제량 (조제일수)		
	조제년월일		

식전, 식후, 식간 복용

약을 복용하는 경우 식전이란 식사 시작 30분 전, 식후는 식사 종료 30분 후, 식간은 식사 종료 2시간 후를 말한다. 일반적으로 수용성 약물은 식전이나 식간에 복용하는 것이 흡수가 잘 되고, 지용성 약물은 식후 복용하는 것이 흡수가 잘 된다.

처방전이란 의사가 작성한 의약품 교부 명세서를 말한다.

약은 신체를 정상적인 상태로 되돌려주는 화학물질을 말한다.
처방전은 환자에게 작성한 의사 지시서의 일종이다.

▶ **처방전을 쓸 수 있는 사람은 의사뿐이며, 간호사나 약사가 써서는 안 된다.**

처방전은 환자뿐만 아니라 약사 등에게 정보를 전달하는 수단이기도 하다.

일반적인 내복약의 처방전에는 다음과 같은 사항이 기재되어 있다.

환자의 성명, 생년월일, 성별
의료기관명, 연락처, 처방한 의사의 이름
처방: 약명, 분량, 복용 횟수, 복용 시기, 복용 일수
복제의약품으로 변경, 리필 처방에 대하여

▶ **환자의 생년월일은 약의 양을 검토할 때에 참고가 된다.**

특히 소아나 고령자의 경우에는 중요하다. 동성동명 환자의 확인에도 도움이 된다.

▶ **의사의 이름에는 도장이 필요하다.**

자필이라면 인감은 필요 없다.

▶ **약명에는 제제명, 제형, 규격 단위가 기재되어 있다.**

▶ **제제명은 일반명이든 제품명이든 둘 다 좋다.**

같은 약품이라도 제조사에 따라 함유량 등이 다를 수 있다.

▶ **제형이란 정제나 캡슐 등을 말한다.**

예를 들면 항불안제의 CERCINE®의 경구제에는 정제, 가루약, 시럽이 있다.

▶ **규격 단위란 1정의 함유량을 말한다.**

예를 들면 CERCINE®의 정제에는 2 mg정, 5 mg정, 10 mg정의 세 종류가 있다.

▶ **분량에는 최소 기본 단위인 1회량을 기재한다.**

가루약 및 액상 제형※의 경우는 제제량(처방된 용량이 아닌 제제로서의 중량)을 기재한다.

▶ **복용 횟수와 복용 시기는 정보 전달 오류를 일으킬 수 있는 표현 방법을 배제하고 한글로 명확히 기재한다.**

예를 들면 1일 몇 회, 언제(아침 식사 후나 취침 전 등) 복용한다는 것을 명확히 알 수 있도록 기재한다.

▶ **복용 일수에는 실제 투여 일수를 기재한다.**

▶ **국민건강보험을 이용하는 경우에는 복제의약품으로의 변경 및 리필 처방전에 대한 기재도 필요하다.**

민간의료의 경우 불필요함. 복제의약품은 p.227 참조. 리필 처방전은 일정한 기간 내에 의사의 재진 없이 반복적으로 사용할 수 있는 처방전을 말한다.

▶ **마약 처방전에는 환자의 주소와 마약 투여자의 등록 번호도 기재한다.**

등록 번호란 의사 면허증 번호를 말한다.

▶ **마약 취급자에는 마약 투여자와 마약 관리자가 있다.**

마약 투약자는 의사이며, 마약 관리자는 약사 또는 의사이다. 또한, 의사에는 치과 의사, 수의사를 포함한다.

▶ **주사용 마약은 마약 청구 전표를 통해 마약 관리자로부터 수령한다.**

역자주 ※액상 제형: 액체 상태로 제조된 약제를 의미함. 일반적으로 시럽, 용액, 현탁액 등이 있음.

2 약의 정의

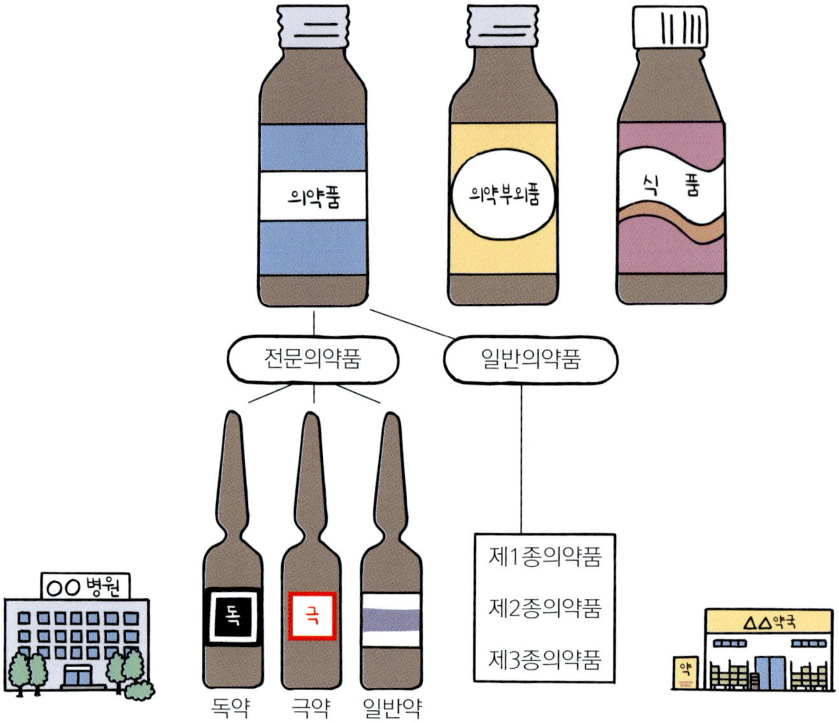

약에는 의약품과 의약외품이 있다. 의약품은 전문의약품과 일반의약품으로 나뉜다. 또한 전문의약품은 독극물, 극약, 일반약으로 나뉜다. 일반의약품도 제1종, 제2종, 제3종으로 나뉜다. 또한, 시판되는 음료제 등은 의약품인 것, 의약외품인 것, 약이 아닌 것(즉 식품)으로 분류된다(역자 주: 한국에서는 '약사법'에 의해 정의된다).

제1종, 제2종, 제3종 의약품

일반의약품은 처방전 없이 카운터 너머(Over the counter)로 판매되므로 OTC의약품이라고도 한다. 그 위험성에 따라 크게 세 가지로 분류되며, 각각의 판매방법이 정해져 있다. 제1종은 약사의 설명이 의무이다. 제2종은 약사 또는 등록 판매자의 설명 노력 의무, 제3종은 특별히 설명 의무는 없지만, 모두 상담이 있는 경우에는 정보 제공에 응해야 한다. 제2종 중에서 고위험인 것은 지정제2종의약품으로 추가 분류되어 있다.

- **독약의 경구용 항부정맥제:** 아미오다론(Ancaron®)
- **극약의 경구용 항부정맥제:** 이소피라미드(Rythmodan®)
- **일반약인 경구용 항부정맥제:** 퀴니딘, 프로카인아마이드(AMISALI®)
- **전문의약품인 위장약:** 오메프라졸, 에소메프라졸, 라니티딘, 파모티딘, 프로카네딜, 레바미피드
- **일반의약품인 위장약:** 겔포스, 트리겔(Trigel), 베아제
- **의약외품인 위장약:** 활명수, 베나치오, 까스명수, 리큐어벤
- **의약품 음료제:** 정로환 액상, 활명수, 박카스
- **의약외품 음료제:** 비타500, 리포비탄
- **식품 음료제:** 오로나민C

약은 신체를 정상적인 상태로 돌려놓는 화학물질을 말한다.

▸ **신체에 어떠한 작용을 하는 화학물질을 약물이라고 한다.**

신체에 도움이 되든 안 되든 상관없이 작용만 하면 약물이다. 예를 들면 복어독(tetrodotoxin)은 약물이지만, 몸에 유익하지 않다.

▸ **약물 중에서 신체에 좋은 작용을 하는 것이 약이다.**

▸ **약은 병의 원인에 직접 효과가 있다고는 할 수 없다.**

약에는 발열이나 불편함을 가라앉히는 것뿐인 것도 있다. 이것을 대증요법이라고 한다. 이 경우 병을 고치는 것은 자신의 자기회복력이며, 약은 도와주는 것에 불과하다.

▸ **약의 형태를 가공한 것을 약제라고 한다.**

약제란 약의 형태를 생체에 투여할 수 있는 모양으로 가공한 것을 말한다. 예를 들어 정제로 만들거나 5% 용액을 병에 담거나 하는 것이 약제이다. 즉 '약(藥)'은 화학물질이고, '제(劑)'는 모양을 가공한 약을 의미한다.

약은 의약품, 의료 기기 등의 품질, 유효성 및 안전성 확보 등에 관한 법률에 따라 규제되고 있다.

의약품의료기기등법으로 약칭되며, 의약품, 의약외품, 화장품 및 의료용구에 관한 사항을 규제하며 이들의 품질, 유효성 및 안전성을 확보하는 것을 목적으로 한다.

▸ **약전은 주요 의약품의 성상 및 품질을 규정한 규격서이다.**

약사법에 근거하여 정해진 정부의 법령이 약전이다. 이 규격서에 수록(리스트업)되어 있는 의약품의 수는 약 1,300여 개이다. 거즈나 탈지면, 심지어 일반적인 물(수돗물)도 수록되어 있으며, 이것들도 법적으로는 의약품에 포함된다.

의약품이란 진단·치료·예방에 사용되는 약을 말한다.

정확한 법률상 정의는 좀 더 세분되어 있다.

▸ **의약품은 일반의약품과 전문의약품, 의약외품으로 구분한다.**

작용이 강한 것이 전문의약품, 약한 것이 일반의약품이다. 전자는 그 구입이나 사용에 의사의 처방전이나 지시서가 필요하지만, 후자는 필요하지 않다. 후자는 이른바 '대중약'으로 동네 약국에서 자유롭게 구입할 수 있다.

▸ **의약품 중 작용이 강한 것은 독약이나 극약으로 지정되어 있다.**

약사법에 규정이 있다. 작용이 심하여 생명유지에 지장을 주는 것이 독약, 독약보다 독성이 적은 것이 극약이다.

▸ **독약과 극약의 보관과 라벨에 대한 규정이 있다.**

독약은 독약 선반에 보관하고 자물쇠로 잠가야 한다. 라벨은 검은색 바탕에 흰색 테두리, 흰색 글씨로 약품명 및 '독'이 기재되어 있다. 극약은 극약 선반에 보관하고 자물쇠는 필요 없다. 라벨은 흰색 바탕에 빨간색 테두리, 붉은색으로 약품명 및 '극'이 기재되어 있다.

▸ **의약외품은 의약품보다 작용이 약하다.**

의약외품은 메스꺼움, 체취 등의 방지, 땀띠 등의 방지, 탈모방지 · 발모 · 제모, 쥐 · 파리 · 모기 등의 방제를 목적으로 하는 것 등이다. 의약외품도 약사법의 규제 대상이다. 약사법이 개정될 때마다 규정의 재검토도 이루어지고 있으며, 의약품에서 의약외품으로 재분류하는 방안도 검토되고 있다.

3 약의 보관

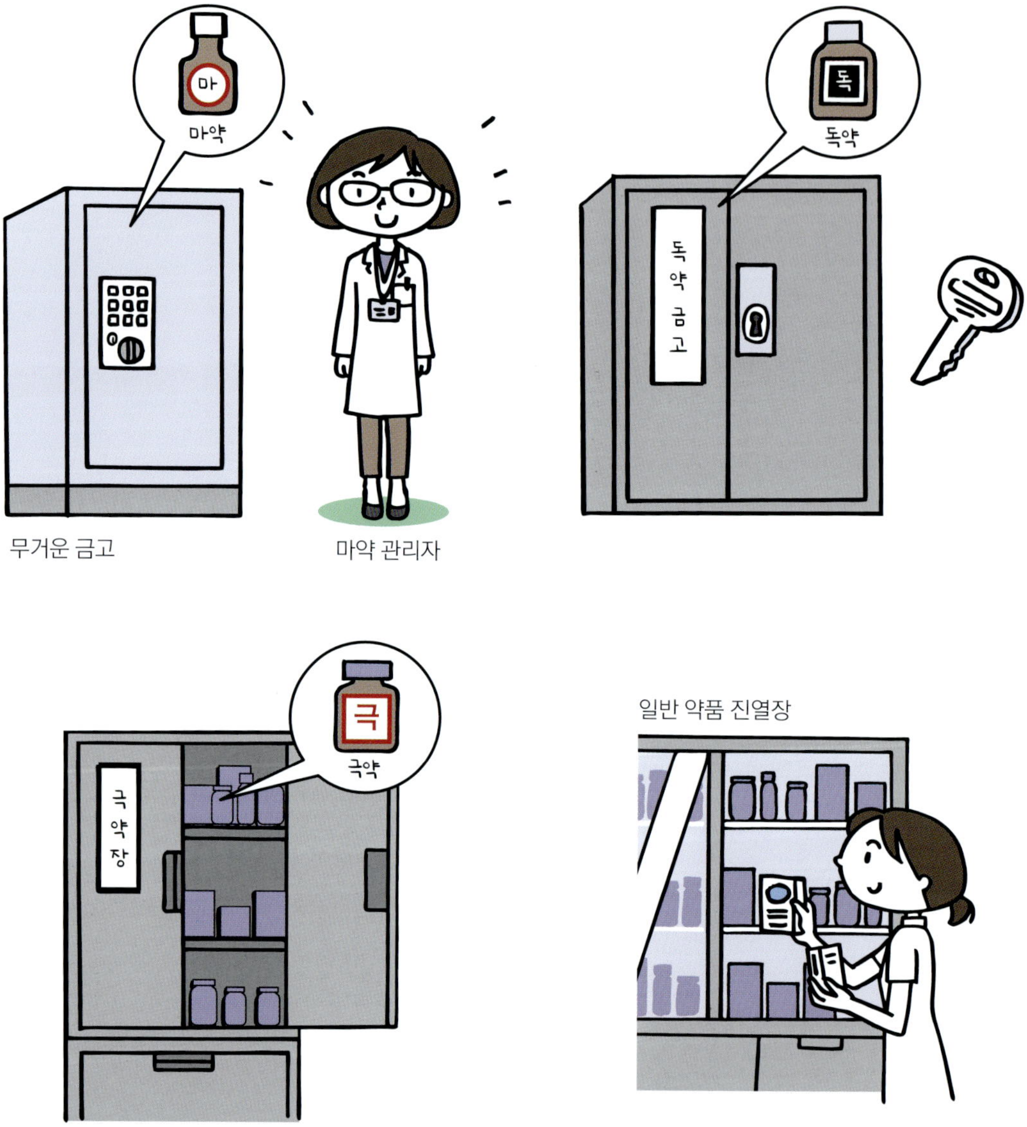

마약은 잠금장치가 있는 휴대할 수 없는 금고(마약보관 금고)에 보관하고 마약관리자가 관리한다.
독약은 잠금장치가 있는 독약 금고, 극약은 극약장(잠금장치가 없어도 됨)에 보관한다.

기타 주의가 필요한 약물

- **각성제 예:** 암페타민, 메스암페타민(philopon®)
- **마약 예:** 모르핀, 펜타닐, 페치딘, 코카인, 인산코딘 10%산
- **비마약 예:** 인산코딘 1%산, 펜타조신
- **향정신 의약품 예:** 펜타조신, 벤조디아제핀계 약물, 바르비튜르산계 약물
- **냉장 보존약 예:** 농축 적혈구, 인터페론제제, 인플루엔자 HA백신
- **냉동 보존약 예:** 신선동결사람혈장, 경구생폴리오백신

마약은 마약류 및 향정신성 의약품 관리에 관한 법률에 그 취급이 규정되어 있다.

향정신 의약품이란 약리학적으로는 정신기능에 관여하는 모든 약물의 총칭이지만, 법적으로는 특정 수면제 등을 말한다. 항정신병약과 혼동하지 말 것.

▸ **각성제는 각성제단속법에 의해 그 취급이 규정되어 있다.**

각성제는 의료용으로는 우선 사용하지 않는다.

▸ **대마는 대마단속법에 의해 규제를 받는다.**

대마는 의료용으로는 사용하지 않는다.

▸ **LSD도 법적으로는 마약과 같은 규제를 받는다.**

인공 환각제이다. 의료용으로 사용하지 않는다.

마약은 잠금장치가 있는 견고한 설비에 보관한다.

견고한 설비란 휴대할 수 없는 무거운 금고를 말한다.

▸ **마약 보관함 안에는 다른 의약품이나 현금 등을 함께 넣어서는 안 된다.**

각성제만 이 안에 마약과 함께 넣어도 된다.

▸ **마약은 사용할 때마다 필요한 양만큼만 받고 빈 앰플도 버려서는 안 된다.**

사용하고 남은 마약은 마약 관리자에게 반납한다.

▸ **펜타조신은 법적으로 마약이 아니다. 그러나 향정신 의약품이다.**

약리학적으로는 마약과 유사한 작용을 하고 있기 때문에 병원 내 규정으로 마약과 동일하게 취급하는 시설이 많은 것 같다.

독약은 독약 금고에 보관하고 자물쇠로 잠근다.

▸ **극약은 극약장에 보관하고 자물쇠를 채우지 않아도 된다.**

모든 약은 그 독성의 강도에 따라 독약, 극약, 일반약으로 구분된다.

약의 기본적인 보관 장소는 낮은 실온과 어두운 곳이다.

▸ **모든 약품은 직사광선이 닿지 않는 곳에 보관한다.**

차광 보관이라고 특별히 기재되어 있지 않더라도 직사광선을 피하는 것이 좋다.

▸ **혈액 제제나 백신은 냉장보관(4-6℃)이 일반적이다.**

얼려서는 안 된다. 주성분이 단백질인 약품은 변성되기 쉽다.

▸ **혈장과 혈소판액의 보존 조건은 특수하다.**

신선동결혈장은 -20℃ 이하에서 냉동 보관한다. 농축 혈소판은 20-24℃에서 흔들면서 보관한다.

▸ **사용 기한이 지난 약은 사용하지 않는다.**

약은 사용 기한까지 사용할 것. 비록 사용 기한 이내라도 외관 등에 변화가 발견되면 사용하지 말아야 한다.

희귀약과 복제약

환자 수가 적은 질병의 치료제는 제약회사의 수익성이 적어 개발이 진행되기 어렵다. 이런 약을 '희귀약'(희귀 질병용 의약품)이라고 하며, 공급 확보를 위해 국가에서 30종 이상을 승인해 지원하고 있다. 대사성 질환이나 열대성 질환에 대한 치료제가 많다. 한편, 범용되는 의약품의 특허가 만료되어 다른 제약회사가 만들게 된 약을 후발의약품(복제약, 속칭 '짝퉁약')이라고 하며, 같은 약효인데도 개발 비용이 들지 않아 약값이 저렴하므로 보건복지부도 그 사용을 권장하고 있다.

Coffee Break

약의 화학명, 일반명, 상품명

약에는 여러 명칭이 있다. diazepam을 예로 들면 화학명은 '7-Chloro-1,3-dihydro-1-methyl-5-phenyl-2H-1,4-benzodiazepin-2-one'이며 '다이아제팜'이 일반명이다. 판매될 때는 T약품에서는 CERCINE®, A제약에서는 Horizon® 등 해당 제약회사 고유의 상품명이 붙는다. 즉 'CERCINE®'과 'Horizon®'은 만드는 회사만 다를 뿐, 내용물은 같은 화학물질이다. 상품명에는 ®(등록상표)를 붙인다.

제1상 임상시험, 제2상 임상시험, 제3상 임상시험

의약품을 새롭게 개발할 경우, 그 효과와 안전성을 확인해야 한다. 먼저 동물을 통해 확인한 후, 사람을 대상으로 3단계 시험(임상시험, trial case)를 한다. 먼저 정상인을 대상으로(제1상 임상시험), 다음으로 소수 환자(제2상 임상시험), 그리고 다수 환자(제3상 임상시험)로 시행된다. 제3상 임상시험까지 진행하여 효과와 안전성이 확인되어야만 약으로서 승인된다.

문제

다음 중 옳지 않은 것은?

1. 독약은 반드시 잠금장치가 있는 곳에 보관해야 한다.
2. 극물 취급은 산업안전보건법, 화학물질관리법 및 화학안전기본법에 규정되어 있다.
3. 마약의 취급은 마약류관리법과 약사법, 형법에 규정되어 있다.
4. 마약관리자는 마약사고가 발생했을 때는 보건복지부에 신고해야 한다.

해설 1. 맞다. 2. 맞다. 3. 맞다. 4. 틀리다. 보건복지부가 아닌 가까운 보건소를 경유하여 도지사에게 신고해야 한다. **정답** [4]

문제

약사 관련 법규에서 용기·포장에 표시가 규정된 문자의 예로 다음 중 옳은 것의 조합은?

a. 마약 b. 습 c. 향정신 의약품 d. 극 e. 의약용외 자극물

1 (a, c) 2 (a, e) 3 (b, c) 4 (b, d) 5 (c, d) 6 (d, e)

해설 a. 마약 기호는 마약. b. 습관성의약품은 '습관성'이라고 기재한다. c. 향정신 의약품 기호는 향정. d. 맞다. e. 맞다.
정답 [6]

PART

18

투약 오류

1. 흔히 발생하는 투약 오류
2. 약물 혼동 오류
3. 투약 방법의 오류

1 흔히 발생하는 투약 오류

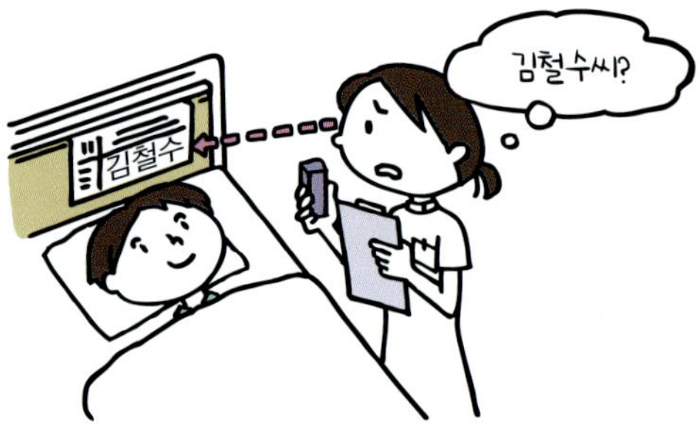

같은 이름?　비슷한 이름?

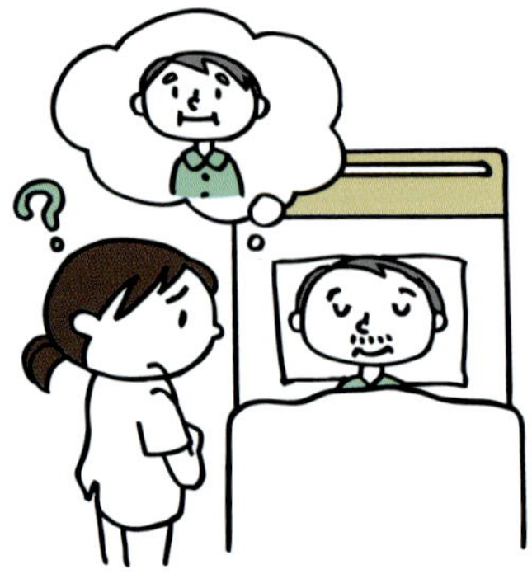

체형도 병명도 같아?

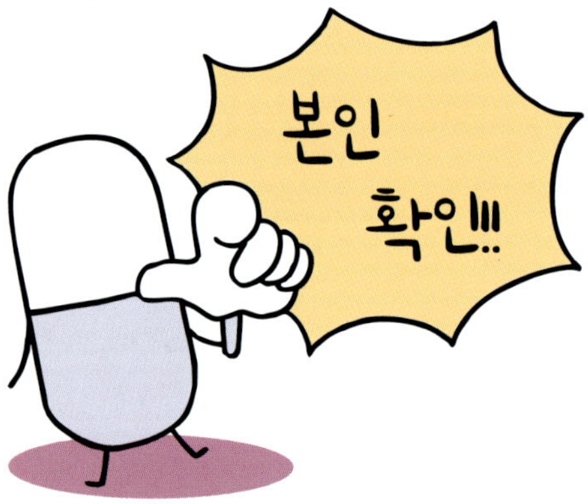

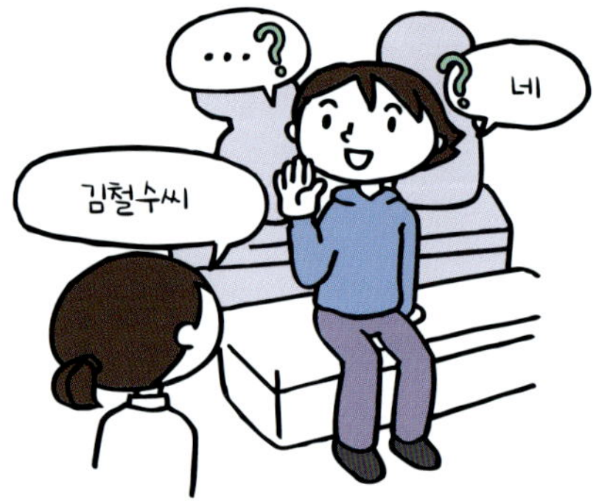

이름을 불렀더니 다른 환자가 대답

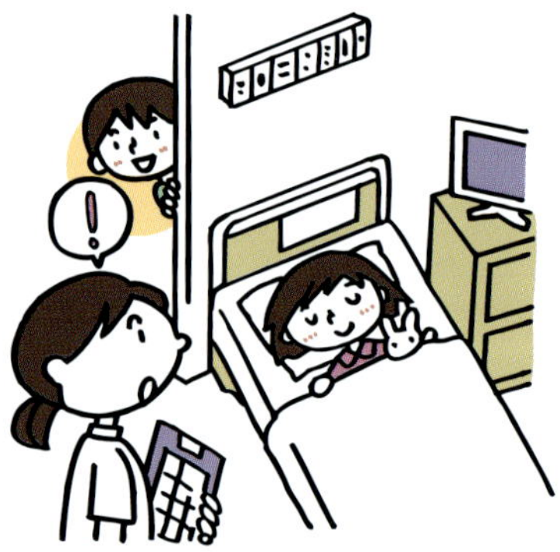

환아가 침대를 교환!

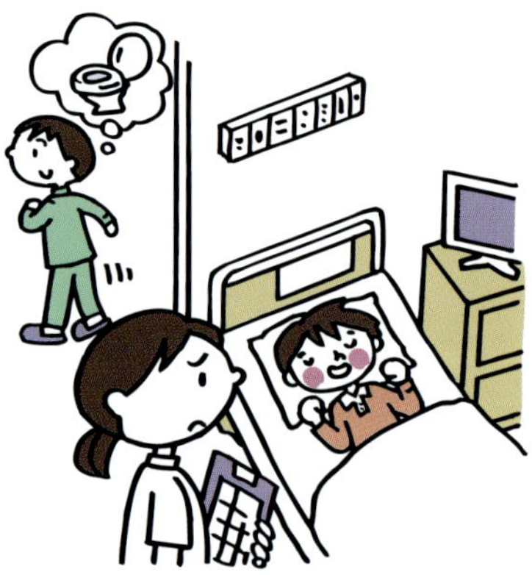

병문안 온 형제가 침대에

아찔한 일

모든 일이 그렇듯이 의료 업무에서도 수행상의 실수는 일정 확률로 반드시 발생한다. 이 실수도 중대한 것부터 경미한 것까지 다양하다. 아찔한 일의 실수는 다음에 중대한 문제로 이어질 수 있으므로, 아찔한 일의 실수를 줄이는 것이 심각한 실수(사고)를 줄이는 것으로 이어진다.

환자의 이름은 반드시 확인해야 한다.

▶ **환자 착오는 절대 해서는 안 되는 실수이다.**

본인 확인은 기본 중의 기본이다.

▶ **동성동명, 비슷한 이름, 형제자매, 부부가 동시에 입원하는 환자는 착각하기 쉽다.**

동성동명 환자는 생년월일, 신분증 등으로 확인해야 한다. 외국인 환자도 이름만으로는 착각하기 쉬우므로 주의가 필요하다.

▶ **비슷한 체형, 같은 병명 등의 환자도 혼동하기 쉽다.**

반드시 이름이나 신분증 등으로 확인한다. 같은 병동이나 같은 외래에는 비슷한 질환을 가진 환자가 많다. 따라서 외모나 연령대도 비슷한 환자가 많아지므로 주의가 필요하다.

▶ **이름을 부르면 다른 환자가 대답하는 경우도 있다.**

본인이 대답했다고 해서 100% 믿어서는 안 된다. 어떤 환자에게 다른 이름으로 "○○씨!"라고 불렀을 때, "……네."라는 대답은 일상적으로 자주 접할 수 있다.

▶ **소아청소년과에서는 환아들이 마음대로 침대를 바꿔 쓰는 경우가 있다.**

환아가 다른 환아의 침대에서 자는 경우가 있다. 침대 명찰만 보고 판단하지 말 것.

▶ **소아청소년과에서는 병문안을 온 가족이 환아의 형제자매를 환아의 침대에 눕히는 경우가 있다.**

낮잠 시간에 겹치면 환아의 침대를 빌리는 경우가 있다. 외모가 비슷하기 때문에 주의가 필요하다.

왜 그 약을 투여해야 하는지를 항상 생각해야 한다.

약은 지시대로 기계적으로 투여해서는 안 된다. 그 약 투약의 의의를 항상 의식하면 투약 오류를 쉽게 발견할 수 있다. 그러기 위해서는 약물의 약리작용을 알고 있어야 한다.

▶ **기재 실수나 전사 실수 등과 같은 단순 실수는 언제든지 일어날 수 있다.**

수기 실수 외에도 컴퓨터 화면에서 약물을 선택할 때 옆에 나열된 전혀 상관없는 약물을 클릭 실수로 선택해 버리는 경우도 있다.

▶ **구두 지시는 정확하게 전달되지 않을 수 있다.**

구두로 지시할 때는 복창 등으로 재확인해야 한다. 약제명뿐만 아니라 용량, 투여 방법 등도 재확인할 필요가 있다.

▶ **라벨 부착 실수도 있다.**

약제뿐만 아니라 검사 검체 등 어떤 경우에도 실수가 발생할 수 있다. 라벨을 맹신하지 말 것.

시간이 촉박한 상황에서는 오류가 발생하기 쉽다.

▶ **시간이 촉박한 업무의 예로써는 응급 환자 내원 시, 응급 상황, 업무 교대 시 등이 있다.**

▶ **시간에 쫓기는 업무에서는 특히 주의가 필요하다.**

▶ **작업 도중에 중단되면 오류가 발생하기 쉽다.**

작업 중단의 원인으로는 다른 업무 의뢰, 간호사 호출, 전화, 환자의 호출 등이 있다. 원래의 작업으로 돌아갔을 때는 의식적으로 주의를 기울일 필요가 있다.

▶ **오류가 발생하면 반드시 보고해야 한다.**

그 오류에 대해 정확하고 신속하게 대처하기 위해서, 그리고 다음에 유사한 오류가 발생하지 않도록 하기 위해서다. 오류를 숨겨서는 안 된다.

2 약물 혼동 오류

혼동되기 쉬운 약

약제명이 유사한 약제

탁솔®
탁소텔®

버퍼린®
와파린®

브레디닌®
PREDONINE®
PREMARIN® (→p.237)

DDP
PPD
DPP-4억제제

바이알·앰플 색상·형태가 유사한 약제

CERCINE®
ISOZOL® (마취제)
MEYLON®
Primperan®
라식스®
비졸본®

바이알·앰플 라벨의 글자나 뚜껑의 색상이 유사한 약제

내복액(Laxoberon®)
피부과용 로션
점안약
점이약

바이알·앰플에 담긴 외용제(정맥주사 금기!)

트롬빈®
폴리믹신B
Intal®
Mucofilin®

약제명의 약칭이 유사한 약제

항균제
CFX와 CTX
CMZ와 CEZ

여러 규격이 존재하는 약제

SOLITA®-T1
SOLITA®-T3

SOLITA-T3 200 mL
SOLITA-T3 500 mL

5%포도당
10%포도당

같은 장소에 보존(정수 보관)※ 장소가 인접한 약제

인슐린
헤파린
냉장고 보관

Atarax®-P
아트로핀®
정수 보관

부스코판®
프로타노롤®
정수 보관

약효가 유사한 약제

CERCINE®
Serenace®
모두 중추신경 작용제

GLYCEOL®
만니톨®
모두 뇌부종 경감약

프로카인®
키실로카인®
모두 국소마취제

Inovan®
Dobutrex®
모두 승압강심제

페르디핀®
HERBESSER®
모두 칼슘길항제

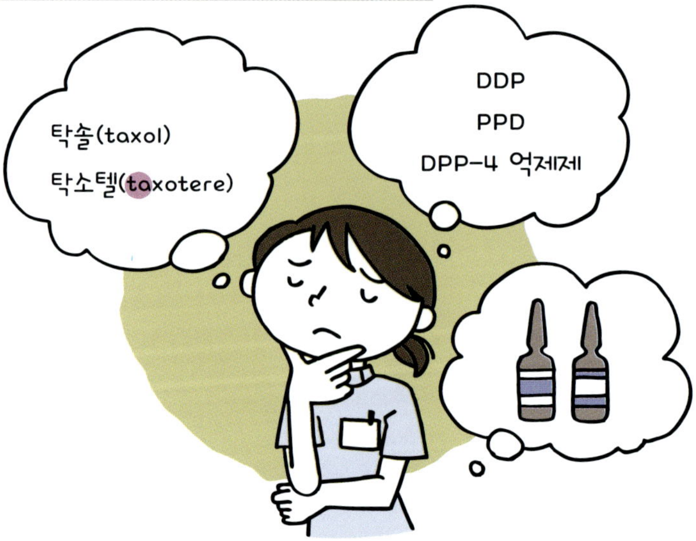

역자주 ※정수 보관: 정해진 수량으로 항상 일정하게 유지하며 보관하는 것

약제명이 비슷하면 착각하기 쉽다.

▶ **Saxin®과 SAXIZON®이 대표적인 착각하기 쉬운 약품이었다**

그래서 Saxin®은 Suxamethonium®으로 상품명이 변경되었다. 실수하기 쉬운 약의 예는 왼쪽과 p.236에 실었다. 실수하면 별 영향이 없는 것부터 심각한 영향을 미치는 것까지 다양하다. 치명적인 실수의 대표적인 예는 알아두자.

▶ **약제명의 약칭이 비슷한 약제도 착각하기 쉽다.**

CMZ와 CEZ, CFX와 CTX 등이 그 예이다.

바이알·앰플의 색상·모양이 비슷한 약제도 착각하기 쉽다.

▶ **그 예로 CERCINE®와 라식스®와 Primperan®과 비졸본® 등이 있다. 모두 차광 앰플에 들어 있다.**

▶ **앰플이나 바이알 라벨의 글자나 뚜껑의 색이 비슷한 약품도 착각하기 쉽다.**

Dobutrex®와 HERBESSER® 등이 그 예이다.

▶ **여러 규격이 존재하는 약품도 착각하기 쉽다.**

SOLITA-T® No. 3®-T3 200 mL와 500 mL, 포도당 5%와 10% 등이 그 예이다.

정수 보관 장소가 인접하면 실수하기 쉽다.

구급용 선반 등에 상비하고 있는 약제는 몇 개씩 구분해 두고 있는 것이 많다. 서둘렀을 때 실수하기 쉽다. Atarax-P와 아트로핀® 등이 그 예이다.

▶ **정수 보관 장소에 다른 약이 놓여 있는 경우도 있다.**

사용 후 보충할 때 실수로 다른 약을 넣는 경우가 있다.

▶ **약효가 비슷한 약도 착각하기 쉽다.**

약효가 비슷한 약은 인접 장소에 보관된 경우가 많아서 급할 때 실수하기 쉽다. CERCINE®과 Serenace® 등이 그 예이다.

▶ **냉장고처럼 같은 장소에 보관하고 있는 약품도 혼동하기 쉽다.**

인슐린과 헤파린 등이 그 예이다.

여러 개의 수액병을 조제할 때에는 다른 환자와 혼동하기 쉽다.

철저하게 환자별로 작업하는 것이 원칙이다. 그러나 동시에 여러 환자의 수액병을 조제할 때에는 다른 환자에게 사용해야 할 약물을 잘못 혼합하기 쉬우므로 주의가 필요하다.

▶ **약제의 용해액도 착각하기 쉽다.**

용해액의 종류에 따라 약효에 차이가 있을 수 있다. 특히 항임제나 항균제는 주의가 필요하다. 증류수와 식염수 등 지정된 용해액을 사용해야 한다.

정맥주사는 매우 무섭다.

정맥주사는 매우 무서운 의료행위임을 인식해야 한다. 정맥주사 순간에는 혈중농도가 매우 높아지기 때문에 약물을 잘못 투여하지 않더라도 쇼크나 의식장애 등이 발생할 수 있다. 더군다나 약물을 잘못 투여하면 사망에 직결될 수도 있다. 정맥주사로 투여할 때에는 환자명, 약품명, 용량, 투여 방법 등을 재확인하고, 정맥주사 자체는 가능한 한 천천히 시행하며, 환자 관찰을 게을리하지 않는다.

3 투약 방법의 오류

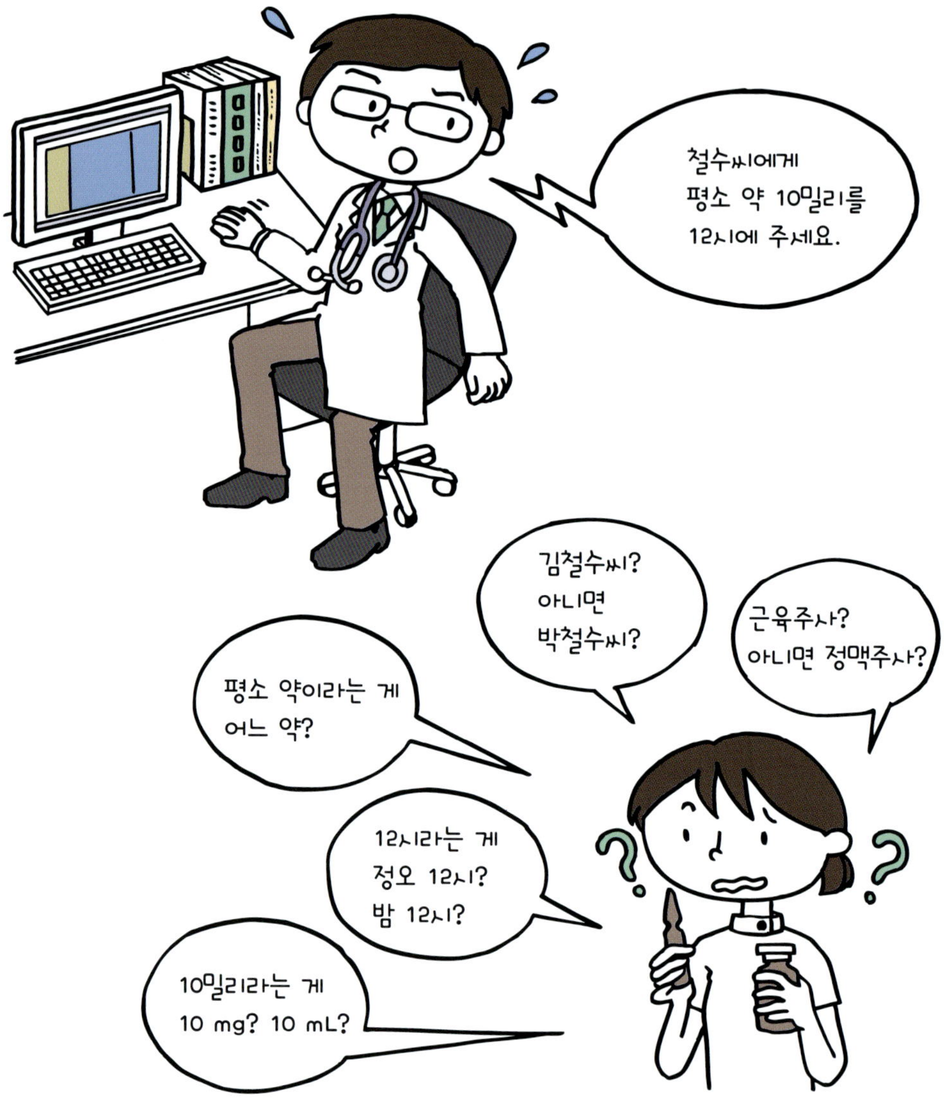
철수씨에게
평소 약 10밀리를
12시에 주세요.
김철수씨?
아니면
박철수씨?
근육주사?
아니면 정맥주사?
평소 약이라는 게
어느 약?
12시라는 게
정오 12시?
밤 12시?
10밀리라는 게
10 mg? 10 mL?

주사 약물의 혼용

주사 약물을 다른 약물과 혼합하면 침전되거나 분해되는 경우가 있다. 예를 들면 다이아제팜(CERCINE®)은 유기 용매에 용해되어 있어 생식 등으로 희석하면 침전된다. 프로세미드(라식스®)는 알칼리용액에 용해되어 있어 중~산성 용액과 혼합하면 침전된다. 또한, 시스플라틴(란다®)은 5%포도당액과 혼합하면 분해되어, 효과가 저하된다. 다른 약제에서도 다양한 변화가 일어나기 때문에 주사제의 혼합에는 충분한 주의가 필요하다.

주사 지시 사항은 반드시 확인해야 한다.

▶ **일반적으로 주사 지시서에는 ① 투여 방법, ② 투여 경로 또는 부위, ③ 약품의 명칭과 제품의 '주성분량'과 '용량', ④ 투여량, ⑤ 투여 시간 및 투여 속도, ⑥ 비고 등이 순서대로 기재되어 있다**

투여 경로가 여러 개인 경우 주의가 필요하다. 약품의 명칭은 상품명을 한글로 기재한다. 약호나 영어는 사용해서는 안 된다. 주성분양과 용량은 ○○ mg/○○ mL의 형식으로 기재한다.

▶ **투여량은 1일양이 아니라 1회량을 '○개'로 기재한다.**

투여 시각은 24시간제이며, 투여 속도는 'mL/h'로 기재한다.

▶ **구두 지시는 원칙적으로 하지 않는다.**

구두 지시는 의사소통의 오류를 발생시키기 때문에 모든 지시는 필기해서 전달한다는 원칙을 준수한다.

위관 주사용 약물을 정맥라인에는 절대로 넣어서는 안 된다.

유동식뿐만 아니라 맹물*, Laxoberon®, Alloid®G, 반코마이신 등은 위관을 통해서 주입한다. 절대로 정맥 라인에 넣어서는 안 된다.

▶ **여러 개의 라인이 있는 경우 투약 오류가 발생하기 쉬우므로 주의가 필요하다.**

정맥 라인 외에 위관, 경막외 튜브, 담관 튜브(PTCD), 복강드레인 등의 라인이 있다. 어떤 약물을 어떤 라인에 넣어야 하는지 실수하지 않도록 한다.

점적은 mL/시인지 방울/분인지 확인할 것.

점적세트의 성인용과 소아용은 같은 1방울의 유량이 다르다. 소아용은 1분간 방울수가 그대로 mL/시가 된다. 성인용은 그 약 3배 이상이다. 자연 점적에서는 유량이 체위에 따라 변동하기 쉽다.
예를 들어 아래팔에 점적 시 팔꿈치를 구부리면 유량이 감소하고, 점적 쪽을 아래로 하여 옆으로 누운 자세에서도 유량이 감소한다. 또한 환자가 고의로 스스로 유량을 변경하는 경우도 있다.

▶ **수액 펌프는 설정을 재확인할 것.**

유량의 소수점 오류나 시작 버튼을 누르지 않는 등의 오류가 발생하기 쉽다. 또한 여러 개의 수액 펌프를 사용하는 경우, 설정이 잘못되기 쉽다.

정맥 라인의 피하 누출에 주의할 것.

▶ **특히 소아나 항암제 투여 시에는 피하 누출에 주의할 것.**

항암제의 누출은 조직괴사를 일으킨다. 또한 소아는 안정을 취하지 못하거나 누출이 발생해도 스스로는 말하지 못할 수 있다. 성인 불안 환자나 의식 장애 환자도 마찬가지다.

▶ **정맥 라인의 연결부 이탈이나 응고로 인한 폐색도 주의해야 한다.**

중심정맥 라인의 연결부 이탈은 대출혈로 이어질 수 있다. 삼중포트나 클램프를 조작할 때는 닫힘/열림을 재확인해야 한다.

주사약물은 i.m.(근육주사), s.c.(피하주사), i.v.(1회용 정맥주사), d.i.v(점적정맥주사), 측면주사, 병내 주입인지 확인할 것(→p.6).

▶ **투약 시각을 확인할 것.**

오전과 오후나 14시와 4시, 그리고 자정과 정오는 실수하기 쉽다. 또한 점적 백 교체 시 다음에 사용해야 할 점적 백을 먼저 사용한 사례도 보고되었다.

역자주 ※ 아무것도 첨가하지 않은 끓인 물.

부록 실수하기 쉬운 약

투여량을 실수하기 쉬운 약

염화칼륨(KCl)	고농도의 염화칼륨은 절대로 1회용 정맥주사하지 않는다(→p.67).
Neophyllin®	기관지천식 발작 치료제(→p.94)이지만 서둘러 정맥주사하면 혈중농도가 너무 높아진다(→p.6). 특히 소아에서는 과량이 되기 쉬우므로 주의가 필요하다.
탁솔® 탁소텔®	둘 다 같은 톡소이드계 항암제(→p.198)이지만, 그 용량은 전혀 다르다.
인슐린	과부족이 되기 쉽다(→p.120).

실수로 정맥주사할 수 있는 약물

바이알에 담긴 외용제·내복약	트롬빈®(지혈제), 황산폴리믹신B(외용·내용항균제), PFD® 내복액(췌외분비 기능 검사약)
앰플에 담긴 외용제	무코필린흡입액(거담제), Intal흡입액(항알레르기제)

매우 비슷한 이름의 약

오인하기 쉬운 약은 다음과 같다. 사용 시 주의가 필요하다.

GLIMICRON® GLYCYRON®	링거 아세테이트액 강압제
아스피린® ASVERIN® Aspenon®	NSAIDs 기침약 항부정맥제
아트로핀® 아타락스®	항콜린제 항히스타민제
알레락® ATELEC®	항알레르기제 강압제
에브란실® Elaszym®	강압제 항이상지질혈증약
엑세그란® EXCELASE®	항간질약 소화효소제
Evamyl® EPADEL®	최면·진정제 혈소판응집 억제제
Osten® Osban®	골다공증약 소독약
OSTELUC® 올메텍®	NSAIDs 강압제
KALGUT® 울굿®	심부전 치료제 항궤양제
GASTROM® 가스터®	항궤양제 H_2수용체 길항제
Glycoran® 글루코바이®	바이구아나이드제 α글루코시다제억제제
GLIMICRON® GLYCYRON®	경구혈당강하제 글리시리진제약
Cardenalin® CARNACULIN®	강압제 순환장애 개선제
크라비트® 클래리시드®	항균제 항균제
Silece® Serenace® SERENAL® CERCINE®	수면제 항정신병약 항불안제 항불안제
Ciproxan® 자이프렉사®	항균제 항정신병약
세파메진® 세파졸린® CEFMETAZON®	항균제 항균제 항균제
Selectol® Cerocral® 쎄로켈®	β차단제 항현기증약 항정신병약
Cefzon® SEPAZON®	항균제 항불안제
Zesulan® SESUDEN®	항알레르기제 항궤양제
졸라덱스® Zovirax®	LH-RH제제 항바이러스제
DIACORT® DIART®	부신피질 스테로이드제 이뇨제
탁솔 탁소텔®	항암제 항암제
타치온® 타리온®	글루타치온제제 항알레르기제
테그레톨® THEODUR®	항간질약 기관지천식 치료제
테노민® 데노신®	교감신경차단제 항바이러스제

뉴로탄®	강압제
NEULEPTIL®	항정신병약
놀바덱스®	유방암약
노바스크	칼슘길항제
노바스탄하이®	항트롬빈제
NOVANTRON®	항암제
Novamin®	항정신병약
Novact M®	제IX인자 제제
Neurotropin®	NSAIDs
뉴트로진®	항응고제
Neurovitan®	비타민제
버퍼린®	NSAIDs
와파린®	항응고제
Panaldine®	혈소판응집 억제제
PARAMIDIN®	요산배설 촉진제
반코마이신®	항균제
PANIMYCIN®	항균제
Hirnamin®	항정신병약
HIRTONIN®	시상하부 호르몬제제
푸로스탄딘®	혈류 개선제
푸로스타몬에프®	진통촉진제
프로스탈®	항암제
프로타노롤®	교감신경작용제
Pursennid®	완하제
PREDONINE®	부신피질 스테로이드제
브레디닌®	면역억제제
PREMARIN®	여성호르몬제제
페노바르비탈®	항간질약
페니토인®	항간질약

Persantin®	항혈소판제
페르디핀®	강압제
보스민®	교감신경작용제
FOSMICIN®	항균제
PONTAL®	NSAIDs
BONZOL®	생식샘자극호르몬 억제제
Myslee®	수면제
MYSTAN®	항간질약
미오날®	중추성 근이완제
Myocor®	협심증약
MYOCALM®	근간대경련 치료제
MUCODYNE®	거담제
무코스타®	항궤양제
MEYLON®	산증 보정용 제제
메로펜®	항균제
MEDICON®	기침약
메프친®	기관지확장제
메이액트®	항균제
MEILAX®	항불안제
라스텟트에스®	항암제
lactec®	젖산링거액
레스타스(Lestas)	항산화제
RESLIN®	항우울제
류코보린®	메토트렉세이트 길항제
LEUCON®	조혈 응고제
ROCORNAL®	협심증약
LOCHOL®	항이상지질혈증약

찾아보기

한글

ㄱ

ㅅ

ㅇ

ㅈ

ㅊ

ㅋ

ㅌ

ㅍ

ㅎ

영문

R

S

T

X

약제 찾아보기

한글

ㄱ

ㄴ

ㄷ

ㄹ

ㅁ

ㅎ

영문

A

B

C

D

E

M

N

O

P

W

X

Z

처음 배우는 약리학

2025년 2월 7일 인쇄
2025년 2월 20일 발행

저자 | 田中 越郎
역자 | 예 상 규

임프린트 | 도서출판 대한의학
발행인 | 신은주
책임편집 | 황인애
출판등록 | 2003년 9월 27일 제 25100-2014-000011호
발행처 | ㈜에스앤씨퍼블리싱
주소 | 서울특별시 구로구 디지털로 288 대륭포스트타워1차 1209호
전화 | (02)921-0653
e-mail | medbook2000@daum.net
홈페이지 | www.dhmbook.co.kr
www.medbook.co.kr

정가 | 25,000원
ISBN | 979-11-5590-301-8 93510

Authorized translation from the Japanese language edition, entitled,
イラストでまなぶ薬理學 第4版
ISBN 978-4-260-05121-7
著者：田中 越郎